Belle et en forme
après un cancer du sein

La méthode **rose pilates**

Aux éditions Frison-Roche

Reconstruire sa vie après un cancer, M.-A. Garcia-Bour.

« Les autres pensent peut-être trop vite à tourner la page. Vous, vous devrez vous reconstruire et ce livre vous en donne les clefs jusqu'à la reprise du travail ou de vos occupations d'avant. Important carnet de ressources à la fin avec descriptif, adresses, téléphone et mail. »

La Part de l'ombre. Les aspects psychologiques des maladies potentiellement mortelles, B.-M. Sourkes, traduit de l'anglais par Liora Osinski.

Barbara Sourkes est professeur de psychiatrie et de sciences du comportement à l'université de Stanford et à l'hôpital pour enfants Lucile Packard à Palo Alto, Californie.

Dictionnaire historique des cancers, d'Hippocrate à nos jours, B. Hœrni, J. Rouëssé.

Aux éditions Ellébore

Accompagner le cancer du sein avec la sophrologie, M.-A. Auquier.

Photographies : François Pham
Graphisme : Charlotte Thomas et Julia Jacquet

19 rue des Lyanes • 75020 Paris
infos@editions-frison-roche.com
www.editions-frison-roche.com

5, rue de Charonne • 75011 Paris
ISBN 979-10-230-0223-2

Jocelyne Rolland

Belle et en forme
après un cancer du sein

La méthode **rose pilates**

18
exercices
de gymnastique pour
se reconstruire
en douceur

Ellébore

frison roche

« Que c'est bien d'être,
mais l'important c'est de devenir. »

Antoine Bourdelle

Sculpteur, 1861-1929

SOMMAIRE

Chap 3 • Belle et en forme en Rose Pilates 49

Chap 4 • Mon cahier d'exercices : le Rose Pilates pas à pas 71

PRÉFACE

Céline Lis Raoux [1]

Le développement du Rose Pilates en France, qui doit beaucoup à l'engagement et à la ténacité de Jocelyne Rolland, est une bonne nouvelle pour les corps des malades – corps malmenés, blessés, ressentis comme diminués par le cancer – mais aussi pour leur moral.

Les corps, d'abord. Lorsqu'on sort d'une période où le cancer a envahi la vie, le corps n'a été, souvent, qu'une série de souffrances : mastectomie, reconstruction plus ou moins lourde, chimiothérapie, radiothérapie, hormonothérapie.

L'idée même de « reprendre un sport » avec ce passif de fatigues, de douleurs, d'épuisement général paraît déjà un pensum. Le sport, dans son acception générale, c'est encore de la fatigue, c'est « pousser » les muscles pour avancer, c'est finalement un supplément de souffrances à un moment où on a terriblement besoin d'un supplément de douceur.

Heureusement que le Pilates existe ! Le Pilates est venu ringardiser le « sport-transpiration », cette ascèse de la souffrance qui faisait dire à nos profs d'EPS que « si ça ne fait pas mal, ça ne sert à rien ».

Au Pilates on respecte son corps, ses sensations, son propre rythme. On est à l'écoute de sa respiration. On rejette l'injonction du toujours plus vite, plus fort ou plus haut pour adopter la posture du toujours plus juste.

1. Directrice de la rédaction du magazine *Rose*.

Le Pilates appelle chacun à renouer avec son corps, non en le changeant mais en le connaissant à nouveau (en le re-connaissant donc !), en l'accompagnant dans une dialectique globale de mieux-être. Le Pilates nous aide à renouer avec nous-mêmes.

Le moral ensuite. La traversée du cancer dure des mois, des années pour certaines. La chirurgie une fois passée, commence une longue période de traitements agressifs, souvent, dans le cas de cancers du sein, couronnés par une hormonothérapie qui dure de 5 à 7 ans. Pendant cette presque décennie, hors de question de vivre en apnée ! Prendre rapidement des séances de Rose Pilates après une opération permet aux femmes de garder un lien social hors de l'hôpital et surtout de préparer « l'après ». Et se projeter dans l'après, c'est intérioriser l'idée que l'on va guérir. S'en sortir. Que le cancer a un début mais surtout une fin.

Ne pas abandonner son corps - et son esprit - à la maladie, préparer sa sortie victorieuse, se (re)découvrir, alléger les souffrances… Le Rose Pilates devrait être remboursé par la Sécu !

PRÉFACE

Dr Florian Scotté[1]

Belle et en forme, Jocelyne Rolland l'est pour apporter autant à ses patientes, à nos patientes, jour après jour.

Plus qu'un témoignage d'une soignante engagée auprès des personnes souffrant d'une maladie cancéreuse, il s'agit là d'un véritable outil de travail pour revendiquer une reprise d'autonomie, d'intégrité corporelle après la maladie. Cette phase à présent identifiée par nos tutelles françaises comme la phase « Après Cancer » et par les Américains comme le « *Survivor Care* ».

À travers la découverte d'une maladie, de ses séquelles et des cicatrices sur le corps comme sur la vie laissées par les traitements, l'auteure nous mène vers une technique du soin pour soulager par le physique l'ensemble des maux du corps traumatisé.La réappropriation d'une image meurtrie, du « corps mutilé à l'issue d'un protocole médical implacable » donne une leçon de vie et impose le regard sur tout ce qu'il est possible de réaliser pour rejeter la fatalité de la blessure.

Plus qu'une thérapeute, Jocelyne nous enseigne et nous dévoile sa technique, ses secrets pour agir au quotidien vers la réadaptation. Comme d'autres thérapeutes ont porté certaines méthodes de réhabilitation (on pensera par exemple à Thierry Bouillet et Jean-Marc Descotes dans le cadre des arts martiaux au service de l'activité physique adaptée), Jocelyne Rolland soutient la pratique du Pilates en lien avec le cancer du sein, pathologie qui touche de nombreuses personnes,

1. Responsable de l'unité fonctionnelle de soins oncologiques de support à l'Hôpital européen Georges Pompidou, Assistance publique – Hôpitaux de Paris.

afin de permettre à chacune et à chacun de retrouver sa place dans sa vie, intime et sociétale.

La réalisation de cet ouvrage, qui repose sur plusieurs années d'écoute, de regard, de formation et d'expérience, permet de comprendre cette technique du Pilates afin de pouvoir en appliquer les programmes de base ou, tout au moins, entendre qu'il existe des solutions aujourd'hui pour dépasser les handicaps générés par cet accident de la vie.

Oui j'ai été malade. Oui j'ai droit à mon corps. Oui je peux de nouveau vivre avec mon corps.

Bon retour au bien-être.

INTRODUCTION

La beauté malgré tout

Le jour où Joëlle R. a franchi le seuil de mon cabinet, je ne me doutais pas qu'elle allait me faire découvrir une facette passionnante et insoupçonnée de mon métier de kinésithérapeute. Joëlle, 58 ans, avait été opérée 4 mois auparavant pour une mastectomie[1] dans un service parisien d'oncologie ; sa cicatrice manquant de souplesse, son chirurgien lui avait proposé de suivre des séances de kinésithérapie et de massage à l'aide du Cellu M6. Bien que travaillant depuis une vingtaine d'années avec cette technique[2], bien que familiarisée avec le traitement des cicatrices avec ce même outil, je restais perplexe devant cette femme davantage préoccupée par l'inesthétisme de sa cicatrice que par son manque de souplesse. À ce moment-là, le cancer du sein représentait pour moi un domaine peu connu, essentiellement limité à la prise en charge thérapeutique du « gros bras[3] ». Avec sa demande légitime d'avoir une « jolie » cicatrice, cette patiente me faisait appréhender ce contexte dramatique sous un angle qui aurait pu paraître secondaire. En fait, au fil des mois qui allaient suivre, cette façon de voir le cancer du sein allait s'avérer fondamentale pour une prise en charge différente de ce qui existait déjà. La demande naturelle de Joëlle d'aimer à nouveau son corps me donnait envie de m'intéresser à cette pathologie qui a touché en 2013 plus de 50 000 femmes en

1. Ablation du sein.
2. Rolland Jocelyne, *10 minutes par jour pour remodeler votre silhouette*, Paris : Albin Michel, 2010.
3. Le gros bras est la conséquence de la chirurgie des ganglions lymphatiques de l'aisselle ; le lymphœdème qui s'installe correspond à une augmentation du périmètre de l'avant-bras et/ou du bras de plus de 2 cm par rapport au côté non opéré.

France[1] soit 1 femme sur 8 (dans les tranches d'âge concernées) ; son envie de retour vers la féminité orienterait mes gestes et mes techniques de kinésithérapeute vers tout ce qui pouvait aider ces femmes en souffrance à se sentir à nouveau bien dans leur corps pour être belles et en forme.

Parmi ces techniques, la gymnastique Pilates[2] que j'enseigne à mes patients et patientes dans mon cabinet allait devenir le centre de ma méthode. Adaptée à ce véritable parcours du combattant que les femmes opérées du sein doivent affronter avant le retour à la vie normale, le Rose Pilates que je venais d'imaginer allait occuper le cœur de ma prise en charge. Ces femmes opérées bénéficieraient, à tout moment de leur parcours, de cette remise en beauté et en mouvement du corps pour un véritable mieux-être. Le Rose Pilates que j'imaginais allait d'abord aider mes patientes puis, grâce à la formation d'autres professionnels de l'activité physique, d'autres femmes en France, en Belgique ou au Luxembourg. Au cours de la chimiothérapie ou de la radiothérapie, avant ou après une chirurgie d'ablation de la tumeur aboutissant parfois à la disparition du sein, et enfin pour accompagner une éventuelle reconstruction chirurgicale (comme le choix de ne pas se faire reconstruire), le Rose Pilates allait devenir le compagnon de leur reconstruction au sens large.

Le cancer du sein touche les femmes de 20 à 95 ans avec un fort pourcentage (70 %) après la ménopause[3] ; quel que soit l'âge du diagnostic (63 ans en moyenne en France) la maladie s'attaque à des femmes toutes différentes ; ces femmes sont sédentaires ou sportives, elles sont plus ou moins actives, plus ou moins musclées, plus ou moins souples ; mais elles veulent se battre contre la maladie et retrouver une vie normale. Elles vont survivre, 80 % d'entre elles sont même ce que l'on appelle des « longues survivantes », avec une espérance de vie comparable à celle des autres femmes ; tout naturellement elles veulent retrouver le bien-être et la beauté avec, en filigrane, l'élégance et la féminité. Elles ont en outre besoin de rééduquer toutes les zones du corps touchées de près ou de loin par le cancer et ses traitements, qu'ils soient chirurgicaux, radiothérapiques, chimiothérapiques, (anti) hormonaux[4]. Les régions concernées sont bien plus larges qu'il n'y paraît. Elles « entourent et englobent » le sein : l'épaule et l'ensemble du membre supérieur, la colonne vertébrale et la cage thoracique, le creux de l'aisselle, souvent le ventre et le dos en raison des reconstructions qui « endommagent » ces régions pour créer un nouveau sein. Toutes ces zones sont impliquées dans la prise en charge car

1. **http://lesdonnees.e-cancer.fr/les-fiches-de-synthese/21-epidemiologie/28-donnees-essentielles/5-epidemiologie-du-cancer-du-sein-en-france-metropolitaine-donnees-essentielles.html**
2. Voir annexe 1 : pour en savoir plus sur Joseph Pilates et sa gym Contrology.
3. Mais ce chiffre est en train d'évoluer avec le nombre croissant des cancers du sein de la femme jeune diagnostiqués autour de la quarantaine ou bien après une grossesse et après un allaitement.
4. Le traitement anti-hormonal appelé aussi hormonothérapie (Tamoxifène, Anti-aromatases ou inhibiteurs d'aromatases : Fémara, Aromasine, Arimidex) vise à supprimer l'action des hormones sexuelles lorsque le cancer est dit hormono-dépendant. La femme est alors placée chimiquement en état de ménopause avec des effets secondaires plus ou moins marqués.

elles risquent de présenter des modifications importantes pouvant compromettre l'avenir physique et psychique de ces femmes insatisfaites de leur nouveau corps, vieilli et transformé, qu'elles ne reconnaissent pas.

Le conseil n°1 qui leur est donné pour sortir plus vite du lourd contexte du traitement est de se mettre au sport et plus précisément d'avoir une activité physique dynamique et musclante, 1 heure par jour, 5 jours sur 7[1]. Cette injonction suffit-elle à voir ces femmes se diriger vers un gymnase, une piscine, un club, elles qui parfois n'ont pas fait de sport depuis des années ? D'après une étude, seules 37 % des femmes après un cancer suivent ces recommandations[2].

Ces femmes qui redoutent de mettre à l'épreuve un corps affaibli, qui ne savent pas par où commencer, se sentent souvent abandonnées. Elles ont besoin de professionnels qui vont leur permettre de retrouver leur corps tout en le préservant de gestes mal faits et dangereux, de reprises trop violentes avec à la clé, le découragement. Quand un programme d'activité physique est proposé avec un soutien logistique, l'adhésion des femmes est importante, de l'ordre de 78 à 90 %[3]. Des programmes existent dans les centres de traitement du cancer, des professionnels de l'activité physique sont formés à l'Activité Physique Adaptée (APA) et exercent dans des structures telles que la CAMI[4], les réseaux régionaux proposent souvent des activités physiques dans des associations. Nombreux sont les clubs aujourd'hui qui vont ouvrir des sections spécifiques pour faire découvrir certains sports comme l'escrime, le tir à l'arc, le karaté, l'aviron mais en adaptant ces sports à une pratique spécifique dite « sport santé ». Les « dragon ladies » avec leur bateaux peints en Rose[5] ont démontré que même les sports qui *a priori* semblaient interdits aux femmes opérées d'un sein sont praticables avec en plus une notion de compétition à la clé. La fondation menée par Christine Janin, À chacun son Everest[6] initie les femmes à l'escalade ; cette femme médecin a choisi le défi de l'alpinisme pour que les femmes puissent au travers de leur reconstruction, se surpasser.

En amont de cette reprise du sport, il existe une étape incontournable. Permettant la prise de conscience puis l'automatisation du (bon) positionnement du corps dans l'effort, elle permet aussi de poursuivre la réadaptation des zones concernées de près ou de loin par la chirurgie et les traitements. Le Rose Pilates, gymnastique Pilates adaptée aux femmes opérées d'un cancer du sein, apporte les ingrédients nécessaires pour aboutir à une reconstruction de la féminité en beauté :

1. 150 minutes par semaine selon l'American Cancer Society.
2. **http://www.sifmed-sport-sante.fr/** : Sport, activité physique dans l'après cancer du sein. Carole Maître. Service médical de l'INSEP.
3. Idem.
4. CAMI **http:/www.sportetcancer.com**
5. **http://www.drolesderames.com**
6. **http://www.achacunsoneverest.com**

- souplesse articulaire sans douleur,
- force et endurance musculaire de l'ensemble du corps, y compris du membre supérieur du côté opéré,
- port de tête et posture infatigables,
- galbe de la silhouette malgré les traitements,
- allure et élégance pour rester femme avant tout.

Initialement destinée aux danseurs classiques, la gymnastique Pilates offre tous les moyens de retrouver des jolis gestes avec un gainage spécifique qui redonne solidité au corps.

La combinaison du renforcement musculaire, de l'automatisation de la position corrigée (appelée par Joseph Pilates la Position Neutre), de la recherche de la coordination et d'une respiration adéquate est particulièrement bienvenue après les traitements du cancer du sein, où les corps féminins sont tellement déconstruits.

« En 10 séances vous sentez la différence, en 20 vous la voyez et en 30 séances votre corps est différent » disait Joseph Pilates, l'inventeur de la gym Pilates en 1926 à New York. Le Pilates est une gymnastique rigoureuse qui donne des résultats rapides. La correction du corps en Position Neutre est certes difficile à appréhender globalement pour un débutant. Mais comme les consignes sont sans cesse renouvelées et ce, dans différentes situations, l'apprentissage se réalise peu à peu et la « Position Neutre » est automatisée au fil des répétitions. Cette automatisation doit être encouragée dans les situations de la vie quotidienne ; être assis, se baisser, faire un effort, porter un enfant, pousser un meuble, devraient être réalisés en bonne position (la Position Neutre) pour éviter tout surmenage des muscles, de la colonne et des articulations (voir en annexe le chapitre pour en savoir plus sur Joseph Pilates).

Très pratiqué dans le monde, le Pilates a fait l'objet de nombreuses études, montrant son efficacité contre le mal de dos, pour les seniors ou durant la ménopause[1].

Le Rose Pilates n'est pas plus facile que le Pilates mais il s'intéresse spécifiquement à ce qui déconstruit le corps ; pas à pas, séance après séance, le Rose Pilates redonne vie à des régions meurtries et à des gestes oubliés.

Les appuis délicats sur la main ou sur le sein, traumatisé ou manquant, les amplitudes limitées réellement ou par appréhension, les zones difficiles à contrôler car ressenties comme asymétriques ou encore étrangères au schéma corporel, celles qui sont encore anesthésiées, douloureuses, les muscles affaiblis, « inexistants », les cicatrices qui bloquent, qui « saucissonnent » le corps, la liste est longue de tout ce qui perturbe le corps ainsi déconstruit. La reconstruction chirurgicale, quand elle existe[1], nécessite un temps d'adaptation du corps et de l'esprit pour qu'elle soit ressentie positivement. Les douleurs des traitements d'hormonothérapie font vieillir le corps prématurément. Se remettre à l'exercice est capital pour ces femmes souvent dans la fleur de l'âge, mais la motivation fait parfois défaut. La fatigue post-cancer peut décourager les plus courageuses et pourtant il a été démontré maintes et maintes fois que le seul traitement efficace de ces douleurs et de cette fatigue est l'activité physique.

Le Rose Pilates permet une pratique gymnique, à la maison ou en salle de remise en forme, effectuée seule ou dans un groupe emmené par un instructeur ou un kinésithérapeute formé[2] ; son rôle est de redonner des fondations solides au corps. Mais le Rose Pilates ne s'arrête pas là puisqu'il doit être présent, rivé aux mouvements du corps. Ainsi ce corps à nouveau solide et fort acceptera-t-il plus facilement la reprise des activités de loisirs, des activités ménagères, puis des activités sportives, considérées *a priori* comme impossibles voire dangereuses. Le programme hebdomadaire d'activités d'endurance mis en place autour du Rose Pilates (marche, bicyclette, natation ou course à pied) pourra ainsi s'enrichir d'activités encore plus sportives (aviron, escalade, escrime, etc.) mais qui seront, grâce à l'acquisition des automatismes adéquats, toujours réalisées sans conséquences néfastes sur l'organisme.

Grâce au Rose Pilates qui réapprend le bon usage du corps au quotidien, des conseils judicieux permettent d'en finir avec les idées reçues comme de « ne plus porter », de « ne plus bouger » ou encore de penser que « l'exercice mène au gros bras ». Ces préjugés encore trop souvent prononcés comme des dogmes peuvent à eux seuls constituer des limites à la réappropriation du corps. « L'interdit n'est plus d'actualité[3]. »

Ce cheminement vers une véritable réconciliation avec son corps, dans lequel le Rose Pilates a une place centrale, est donc l'objet de ce livre dans le contexte si violent du cancer du sein qui n'interdit cependant pas de redevenir belle et de retrouver sa forme.

L'environnement du cancer du sein mérite d'être connu pour imaginer ce que vivent les femmes et comment les techniques et les conseils avisés d'une kinésithérapeute peuvent vraiment les aider dans leur reconstruction vers la beauté et le bien-être.

1. Seulement 1/3 des femmes ayant subi une mastectomie choisissent la reconstruction.
2. Retrouver toutes les adresses sur **www.reconstruireendouceur.com**
3. **http://www.sifmed-sport-sante.fr/** : Sport, activité physique dans l'après-cancer du sein, Dr Carole Maître, service médical de l'INSEP.

1

Le cancer du sein : la féminité blessée

« J'avais placé ma féminité dans mes longs cheveux blonds », me confie Yvonne lors d'une séance de kinésithérapie réalisée pour l'aider à se sentir mieux pendant sa chimiothérapie. Sans cheveux, avec une perruque blonde mais courte, Yvonne était l'image même de la femme blessée qui doit accepter, j'avais envie de dire « encaisser », tout ce que les traitements lui infligeaient. Si la féminité est très souvent associée au sein, organe féminin par excellence, elle n'est pas toujours placée là où on l'imagine. Chaque femme est différente, chaque femme vit ce parcours délicat de la chirurgie et des traitements avec son histoire d'avant, ce qu'elle est, ses forces et ses faiblesses. Quel que soit le lieu d'élection de la féminité c'est l'identité de la femme qui est atteinte et meurtrie.

Le cancer du sein est en nette progression ; l'institut de veille sanitaire (INVS) alerte sur des chiffres inquiétants, toujours en hausse. Plus de 50.000 nouveaux cas par an, soit une femme sur 8 (+ 97 % en 20 ans). Alors que ce cancer est la première cause de mortalité chez la femme[1], c'est aussi un cancer dont on guérit de plus en plus et de mieux en mieux. Grâce au dépistage, le taux de mortalité diminue depuis 15 ans ; grâce à la volonté de désescalade dans les traitements (de moins en moins invasifs et tenant de plus en plus compte du résultat esthétique), les femmes ont un avenir où la féminité garde toute sa place.

Au regard de ces chiffres, les femmes seront de plus en plus nombreuses à toutes les étapes de ce qu'il faut bien appeler un parcours du combattant : chirurgie d'exérèse[2], avec ou sans chirurgie de reconstruction, suites de chimiothérapie, de radiothérapie, effets secondaires des traitements d'hormonothérapie[3]. Une fois l'étape de ces traitements spécifiques franchie, c'est le temps de l'après-cancer ; ces femmes redeviennent des femmes, comme les autres, avec dans leur histoire de vie des traces physiques (douleurs séquellaires de l'épaule, du dos, de la nuque, de la cellulite ou des surcharges localisées, une fonte musculaire, une asthénie[4] et/ou des tensions musculaires), avec des conséquences psychiques (anxiété, dépression, perturbation de l'estime de soi, culpabilité, etc.) plus ou moins marquées. Quelles que soient ces séquelles, les femmes ont en commun le désir de retrouver leur féminité blessée.

Il y a mille façons d'exprimer sa féminité à laquelle est attachée la possibilité de « concevoir et mettre au monde des enfants ». Dans les caractères sexuels féminins, on trouve le sein, avec ses deux aspects : l'un organique, c'est le sein de la maternité et de l'allaitement mais aussi celui des sensations, éventuellement du plaisir ; l'autre, symbolique, c'est le sein de la séduction, du désir, qui accompagne l'histoire personnelle et émotionnelle, le sein dans lequel la femme a investi une partie de sa féminité. Ces deux fonctions sont indissociables ; lorsqu'une maladie puis une chirurgie viennent attaquer une région corporelle si riche de sens, de sensations, de sensibilité, ces deux fonctions entremêlées sont touchées chacune de manière différente selon les femmes et le type d'intervention. Le Dr Dominique Gros[5] précise que «l'impact du bistouri n'est pas proportionnel à la quantité de chair enlevée », ce qui permet de comprendre le traumatisme que vivent toutes

1. Entre 35 et 65 ans (11.500 décès suite à ce type de cancer en 2011).
2. Chirurgie d'ablation de la tumeur ou du sein.
3. 2/3 des cancers du sein sont hormonodépendants c'est-à-dire que les hormones féminines (œstrogènes et progestérone) activent les cellules cancéreuses, d'où l'idée de supprimer l'action de ces hormones pour éviter les récidives ; ce traitement de suppression prend le nom d'hormonothérapie ou d'anti-hormonothérapie.
4. Asthénie : sensation subjective de fatigue anormale généralement chronique, sans cause immédiate (absence d'effort ou effort minime) non améliorée par le repos et cliniquement significative. Elle peut être à la fois physique : asthénie prédominant généralement le soir ou en fin d'après-midi, et psychique : asthénie prédominant généralement le matin et souvent accompagnée de symptômes psycho-pathologiques.
5. Gros Dominique, « Comment aimer avec un sein en moins et un cancer en plus ? », *Revue francophone de Psycho-oncologie*, 2005, 3, 145-150.

ces femmes. Assumer une atteinte physique liée à la chirurgie du sein en même temps qu'une agression symbolique contre le sein et ce qui lui est attaché à laquelle s'ajoute une angoisse de mort liée au cancer lui-même, est une tâche rude qui ébranle la personnalité et donc la féminité. Même si l'organe sein n'est pas en soi un organe vital, toute agression contre lui attaque l'image que la femme a d'elle-même et de ce qu'elle représente aux yeux des autres ; le sein, les seins, organes sexués, symbolisent la femme aux yeux des hommes (la séduction, les fantasmes), aux yeux des enfants (la maternité, l'allaitement). L'atteinte de cette zone corporelle s'attaque donc à l'image de la femme qui, blessée à cet endroit précis, doit entamer non seulement un long chemin pour se débarrasser de cette maladie mais qui doit aussi réapprendre à vivre sa vie de femme. Au début du parcours c'est l'instinct de survie qui prédomine, il faut guérir et se débarrasser des cellules indésirables. Plus tard, qu'il soit question de reconstruction, qu'il y ait un refus de reconstruction chirurgicale et même quand le sein n'est que partiellement touché, la femme se retrouve peu à peu dans la quête d'une nouvelle féminité. Une fois franchis tous les obstacles, la féminité pourra peu à peu reprendre ses droits et trouver sa place au quotidien, avec une féminité réinventée, d'autant plus réaffirmée qu'elle aura été malmenée et que son importance aura peut-être été de nouveau révélée à l'occasion de l'épisode cancer, douloureux et gravissime. Mais parfois il se passe de longs mois avant que cette féminité lourdement éprouvée soit totalement réinvestie. « J'étais devenue une tumeur sur pattes » est le genre de réflexion que peuvent faire les patientes qui ne se sentent plus exactement un être humain, ni une femme, tant les investigations et les traitements malmènent la personne et ses qualités au plus profond de son identité.

À regarder au plus près cette féminité et cette fois avec un regard de kinésithérapeute, les caractéristiques physiques peuvent se résumer à :

- **l'allure,** façon de se tenir (c'est la posture obtenue grâce à un corps souple, capable de se redresser face à la pesanteur et grâce à des muscles toniques capables de tenir une attitude corrigée sans effort en position assise, debout, lors de la marche ou lors des efforts) ;
- **l'élégance,** façon de se mouvoir avec fluidité (grâce à des articulations souples et indolores, aucune appréhension ni gêne ne venant perturber les gestes simples comme les plus complexes) ;
- **la silhouette** d'un corps tonique (malgré les traitements passés ou actuels perturbant le métabolisme et diminuant la masse musculaire).

Quoi qu'il en soit, les questions que les femmes se posent à ce moment précis de leur histoire ou à retardement peuvent se résumer à une seule interrogation: « Comment sera mon corps après cette épreuve, vais-je pouvoir faire tout ce que je faisais avant, vais-je pouvoir aimer à nouveau mon corps ? ».

Un parcours de combattante

Si l'attaque symbolique que la femme ressent à l'endroit de ses seins crée une souffrance avec une perturbation de l'image et de l'estime de soi et une remise en cause de sa féminité, l'atteinte du sein en tant qu'organe ne peut qu'ajouter son cortège de troubles. Il faut dire que les zones anatomiques qui entourent et englobent le sein sont touchées par les différents traitements et principalement par la chirurgie. L'épaule, le thorax, l'omoplate, l'aisselle et l'ensemble du membre supérieur risquent de subir des dommages collatéraux aux conséquences plus lourdes qu'il n'y paraît. Et malgré ce constat, les conséquences physiques et mécaniques des traitements médicaux et chirurgicaux du cancer du sein doivent céder le pas au traitement du cancer lui-même avant de revenir au premier plan à la fin du processus de guérison.

> « Quels que soient les produits, la structure mécanique du corps garde pendant plusieurs mois les séquelles du passage de toutes ces molécules hautement toxiques. »

En effet, la chimiothérapie et les produits qu'elle contient entraînent des douleurs musculaires (myalgies) et des raideurs articulaires (arthralgies) persistant longtemps après les cures. Si les organes émonctoires comme le foie, les reins, la peau ou les intestins subissent également des dommages au passage de cette véritable « guerre chimique », les tendons, les aponévroses, le derme, en somme tous les tissus conjonctifs très riches en capillaires ne sont pas épargnés. Quels que soient les produits, la structure mécanique du corps garde pendant plusieurs mois les séquelles du passage de toutes ces molécules hautement toxiques. La perte des poils et des cheveux, les ongles cassants, la peau qui desquame, les douleurs de neuropathie, viennent s'ajouter à la fatigue, aux œdèmes et à la fonte musculaire pour malmener un corps peu enclin aux activités physiques alors qu'elles sont recommandées même a minima et au début avec douceur et lenteur. Sous le poids des symptômes induits par les traitements, la posture elle aussi est attaquée et rester « droite » et forte face à l'adversité relève du miracle. Le corps se transforme ; que la chimiothérapie précède[1] ou complète la chirurgie, elle déstructure le corps et les femmes se demandent souvent s'il y aura un « après » acceptable, autrement dit si leur corps pourra ré-exister après cette étape et dans quel état il sera. La génétique ne favorise pas la masse musculaire chez la femme ; après un

1. On parle alors de chimiothérapie néo-adjuvante effectuée avant la chirurgie pour diminuer la taille et la virulence des tumeurs.

cancer du sein avec chimiothérapie, les muscles doivent retrouver leur tonus et réapprendre gainage, posture et endurance. En fonction de leur âge, les femmes ne seront pas toutes sur un pied d'égalité. On peut admettre que l'élégance, l'allure se conjuguent difficilement avec des moments d'abattement et de grande fatigue ; penser à se redresser, mettre en valeur son corps, faire quelques exercices, aller marcher ne sont pas les préoccupations du moment et d'autant moins que le quotidien des femmes ne permet pas toujours d'inclure dans l'emploi du temps « un temps pour soi ». Tout faire pour que cette période soit la moins traumatisante possible sur le plan corporel est l'un des rôles attribués à la kinésithérapie et à la gymnastique.

La chirurgie et ses suites

La chirurgie entraîne des cicatrices, de petite taille, si l'on s'est limité à l'ablation de la tumeur, beaucoup plus large si le chirurgien a procédé à l'ablation totale de la glande mammaire. Ces cicatrices jouent directement ou indirectement sur la mobilité de l'épaule. Directement car une cicatrice n'est pas une structure naturelle ; elle peut « rétrécir » la peau comme un fil tiré dans un tissu qui le plisserait ; elle peut aussi se coller aux éléments qui se trouvent en dessous, les muscles, la graisse, les os, constituant un véritable frein au mouvement. Indirectement aussi, par la position adoptée par la femme opérée se refermant sur cette zone opérée. Que ce soit à cause de la peur de voir la cicatrice se ré-ouvrir ou plus logiquement, par crainte d'un choc sur une région éminemment traumatisée, ou enfin et tout à fait inconsciemment pour cacher la zone atteinte, une attitude de protection du sein (APS) se met peu à peu en place. Épaule enroulée et bras immobile collé au thorax limitent au minimum le recours au côté opéré dans les gestes de la vie courante et cela, d'autant plus que le bras opéré n'est pas le bras dominant. Au fur et à mesure cette attitude va désorganiser l'épaule qui peut voir ses principaux tendons devenir douloureux car enflammés et comprimés par le mauvais positionnement de l'omoplate ; l'élévation du bras déjà peu sollicitée se raidit peu à peu, rendant difficiles certaines activités de la vie courante ainsi que la pratique des loisirs ou sports habituels. Si la décision de reprendre une activité physique est prise juste après l'intervention, elle devra tenir compte des séquelles laissées par ce mauvais positionnement ou par la présence des cicatrices. Assouplir l'épaule, la repositionner et rendre les cicatrices souples et indolores, discrètes quand cela est possible, grâce aux massages, drainages et étirements, aidera les femmes à mieux accepter leur corps. Une cicatrice est rarement « belle» aux yeux des femmes. Parfois, le chemin sera long avant de pouvoir regarder ce corps défiguré, de pouvoir le toucher, de pouvoir accepter le contact de l'autre. Comme elles le relatent souvent, les chirurgiens sont souvent fiers de leur travail ; il est pourtant facile de concevoir que dans l'esprit féminin, rarement une cicatrice de sein et *a fortiori* de mastectomie pourra être qualifiée de « belle ».

Souvent le contact thérapeutique du massage sera le seul supporté et parfois pour longtemps, le temps du deuil de la peau indemne. Car le frein mental n'est pas le seul en cause dans le refus ; les troubles sensitifs ont pu changer la sensation

> "Parfois le chemin sera long avant de pouvoir regarder ce corps défiguré, de pouvoir le toucher, de pouvoir accepter le contact de l'autre, du compagnon, de la compagne."

du contact qui est alors ressenti différemment. En coupant la peau, le chirurgien interrompt l'influx nerveux et les zones de la chirurgie voient leur sensibilité diminuée, altérée, exacerbée. Peau cartonnée, sensation floue comme dans de la ouate, ou au contraire douloureuse et hyper-réactive, tous ces états aboutissent à la non-acceptation du contact et prolongent un refus de toute accession à une zone étrangère. La repousse des filets nerveux, la réappropriation des zones anesthésiées par les nerfs, encore indemnes, le temps qui passe, la stimulation quotidienne de la peau par l'application d'un lait corporel empiétant peu à peu sur la zone interdite, toutes ces actions viendront peu à peu aider à la reconnaissance des zones taboues avant leur réappropriation et leur réintégration dans le schéma corporel. Dernière étape, les caresses, les stimulations sexuelles, quand elles seront autorisées (par la femme à nouveau désirante qui s'autorise au plaisir et par le compagnon qui ne ressent plus de crainte), permettront d'apporter la dernière main, mais en dernière phase, à cette reconstruction du toucher.

À cause des ganglions lymphatiques parfois atteints par la maladie, la chirurgie est étendue au creux de l'aisselle par le prélèvement d'un ganglion sentinelle[1], voire par l'ablation d'une plus grande quantité de ganglions, le curage axillaire. Cette chirurgie génère d'autres cicatrices qui entravent un peu plus encore les mouvements de l'épaule et qui constituent autant de causes d'anesthésie, d'hypoesthésie ou de dysesthésies du creux axillaire ou du dessous du bras. Dans l'aisselle se mêlent graisse, ganglions et de nombreux vaisseaux sanguins et lymphatiques multipliant les risques d'adhérence. Une complication survient fréquemment dans ce contexte bien particulier de l'aisselle, ce sont les cordes axillaires ou throm-

1. Le ganglion sentinelle est le ganglion le plus proche de la tumeur et donc le premier sur le chemin de la propagation du cancer. Ce ganglion est prélevé et aussitôt analysé. Si le cancer n'est pas arrivé jusqu'à lui, aucun autre ganglion n'est prélevé. Si des cellules cancéreuses sont présentes, le geste axillaire se poursuit par un curage qui retire jusqu'à une dizaine de ganglions voire plus en cas de suspicion d'envahissement axillaire important. C'est grâce à cette technique du GS (ganglion sentinelle) que le gros bras a presque disparu des séquelles habituelles de la chirurgie du cancer du sein.

boses lymphatiques superficielles (TLS). Certains vaisseaux lymphatiques qui ont été traumatisés par le bistouri du chirurgien s'enflamment, se durcissent et se raccourcissent. Même si la chirurgie n'est pas seule en cause, la radiothérapie ou la chimiothérapie constituent des risques supplémentaires de voir apparaître ces « cordes de guitare ». À fleur de peau, déclenchant des douleurs irradiant dans l'ensemble du membre supérieur, ces cordes rendent le bras « trop court » et tout effort de mouvement se traduit par une brûlure intense. Retrouver des mouvements normaux, une posture à la fois tonique et décontractée est illusoire alors que ces douleurs aiguës de mise en tension menacent à chaque instant de revenir. Réduire ces cordes pour faciliter la vie courante et si la femme doit subir une radiothérapie est l'un des objectifs de la kinésithérapie. Donner des conseils de mouvements, de posture et d'étirements pour que cet effet sur les cordes soit pérenne en est le corollaire car rien n'est acquis définitivement.

Quand la chirurgie du creux axillaire a réduit le nombre de ganglions, quand les douleurs et l'immobilité du bras ont freiné le flux lymphatique, quand les cicatrices et la fibrose de la radiothérapie ont créé des barrages sur les flux, quand l'apport de produits médicamenteux toxiques a surchargé et ralenti la circulation sanguine et lymphatique, tous les éléments sont alors réunis pour que le drainage lymphatique physiologique soit perturbé avec pour conséquence un risque de survenue d'un lymphœdème que la kinésithérapie devra drainer puis contenir par des manchons ou des bandages. Même si les femmes opérées sont souvent inquiètes du risque de survenue de ce que l'on appelle le « gros bras », son incidence a fortement diminué grâce à la technique dite du ganglion sentinelle permettant à bon nombre de femmes de ne perdre qu'un ou deux ganglions, avec très peu de risques alors de voir le bras devenir lourd. Quand le curage axillaire a concerné 10 ganglions ou plus, le risque est plus élevé mais la survenue du lymphœdème du membre supérieur n'est pas une fatalité. Une bonne hygiène de vie, la pratique d'une activité physique, les étirements, sans parler de la lutte contre le surpoids et la prévention des blessures, tout concourt alors à éviter cette complication très invalidante. Interdire le sport de peur de voir apparaître le « gros bras » ne devrait plus avoir cours car il a été démontré que c'est plutôt l'absence d'activité physique qui le favorise en association avec la raideur des tissus axillaires. On favorisera plutôt une posture étirant les épaules en arrière, des exercices mobilisant le creux de l'aisselle, des efforts physiques comme la natation pour favoriser le drainage qui sera réalisé par un professionnel et des contentions adaptées, en sachant que le recours à ces techniques avec des conseils appropriés augmenteront la sensation de confort et favoriseront la réduction du volume du membre supérieur pour une meilleure réintégration corporelle.

La radiothérapie chauffe violemment les tissus du sein, la glande elle-même, la peau ou la paroi du thorax après une mastectomie et les rayons s'infiltrent souvent jusqu'au muscle grand pectoral. À la suite d'une chirurgie ou d'une chimiothérapie, l'objectif est de débarrasser l'organisme des cellules indésirables qui pourraient encore être présentes. Il faut savoir que soumis à une température intense les tissus se durcissent, se fibrosent et se rétractent si rien n'est fait pour les entretenir et les étirer. Au plus profond de ces tissus trop denses la circulation lymphatique tellement fragile et vulnérable est comme prise au piège ; des œdèmes s'y développent et ne disparaîtront qu'après plusieurs mois de soins. Il est sûr que les traitements malmènent le corps mais on peut prévenir la transformation des tissus afin d'en limiter les effets pervers. La prévention de l'attitude de protection du sein (APS) de même que le drainage, la mobilisation de l'épaule, la gymnastique, la respiration, avec leurs effets sur l'impact secondaire des rayons aideront à retrouver plus vite une région apaisée et libérée.

De la reconstitution à la restitution du sein

C'est un autre parcours du combattant qui va commencer ici ; bien qu'empreint d'optimisme puisqu'il y est question du retour à une vie normale ; c'est néanmoins un long chemin de deuil[1] qui s'annonce. Deux, voire trois interventions chirurgicales jusqu'à la reconstruction du mamelon, sont souvent nécessaires ; certains troubles rencontrés avant la reconstruction pourront apparaître à nouveau (raideurs, douleurs, œdèmes) et le résultat esthétique ne sera pas toujours conforme à ce que l'on attendait. La cicatrice de mastectomie est toujours présente quand d'autres cicatrices peuvent avoir été créées. Le parcours de la reconstruction n'est pas si simple et explique que seulement un tiers des femmes ayant subi l'ablation d'un sein se font « reconstruire ». D'ailleurs, dans le langage des femmes opérées du sein, le lapsus le plus couramment entendu est l'emploi du mot « reconstitution » à la place de « reconstruction » ; l'ablation du sein est donc ressentie comme un crime et une agression par la plupart des femmes et on ne peut que partager ce point de vue.

Plusieurs types de reconstruction sont proposés en rapport avec le type de cancer et les traitements qui vont faire suite à l'ablation de la tumeur. Soit la glande mammaire est immédiatement remplacée lors de son ablation par un implant mammaire, par un muscle (souvent un muscle du dos, le lambeau du muscle grand

1. **Le Choc** : C'est une phase courte réalisant une sorte de sidération. – **Le Déni** : C'est le refus de croire l'information. – **La colère** et le marchandage : C'est la confrontation avec les faits qui va engendrer une attitude de révolte, tournée vers soi et vers les autres. – **La tristesse** : C'est un état de désespérance. – **La résignation** : C'est l'abandon de cette lutte au cours de laquelle la personne peut avoir le sentiment d'avoir tout essayé pour revenir à la situation perdue. – **L'acceptation** : Dans cette étape, la personne accepte la perte. Etape 7 – **La reconstruction** : l'acceptation seule ne suffit pas. Il faut se reconstruire progressivement. La personne en deuil prend conscience qu'elle est en train de se réorganiser pour répondre aux obligations liées à toute vie en société.

dorsal) ou par une greffe de peau et de graisse venant de l'abdomen (le DIEP[1]) ; on parle alors de reconstruction immédiate. Ce type de reconstruction est réalisé en général quand aucune chimiothérapie ni aucune radiothérapie ne sont prévues car l'une comme l'autre pourraient compromettre la réussite complète de la reconstruction en endommageant les tissus transplantés. Le sein ne disparaît pas vraiment car il est immédiatement remplacé. Ce crime sans victime peut a priori paraître idéal mais le deuil est paradoxalement plus difficile à faire parce le sein ayant été substitué, manque l'étape de la prise de conscience de l'absence.

Quand des traitements complémentaires ont été prévus, la reconstruction est alors différée. Elle peut donc se faire en ayant recours aux mêmes techniques que celles décrites précédemment : une prothèse, un lambeau de graisse et de peau prélevés sur l'abdomen (le DIEP), ou encore un lambeau de muscle et de peau prélevé sur le dos (technique du lambeau dorsal). Quoi qu'il en soit, ces reconstructions secondaires gardent l'empreinte de l'ablation car la cicatrice de la mastectomie, barrant horizontalement le sein reconstruit reste visible. Dans le cas du DIEP ou du lambeau dorsal ces techniques reportent le dommage sur une autre région du corps, le ventre ou le dos, siège d'une nouvelle cicatrice.

Si on a recours à la technique du DIEP, c'est la peau et la graisse du ventre qui sont prélevées pour remplir le volume du nouveau sein. Une cicatrice barre complètement l'abdomen comme l'élastique d'un sous-vêtement, ce qui va inévitablement faire surgir la question de la nudité qui n'apparaît plus envisageable. Il faut savoir que cette intervention chirurgicale est proposée à une femme présentant suffisamment de graisse abdominale et généralement avec une peau assez distendue. Après la chirurgie, le volume naturel du sein sans prothèse satisfait généralement les patientes mais alors l'abdomen doit être re-tonifié du fait de l'opération et de l'âge de la femme qui coïncide souvent avec celui de la ménopause.

Aujourd'hui d'autres techniques chirurgicales voient le jour et on va prélever de la peau et de la graisse dans la fesse (technique PAP) ou bien une portion de muscle de l'intérieur de la cuisse (technique TMG)[2].

Il faut savoir que dans les reconstructions utilisant le muscle dorsal, la cicatrice pourra être dissimulée dans le soutien-gorge au niveau du dos mais elle est souvent longue de plusieurs centimètres, une vingtaine habituellement. Elle peut être souple mais parfois un véritable « coup de hache » se dessine à son niveau et le muscle au-dessous, affaibli, empêche une posture élégante et étirée. Le sein ha-

1. DIEP : *Deep Infra Epigastric Perforator* Flap sigle anglophone qui reprend le nom de l'artère qui sert à la transposition du lambeau de peau et de graisse : artère épigastrique perforante profonde ; en général on rajoute le mot Flap qui veut dire lambeau en anglais.
2. Zweiferl-Schlatter M., Barandun M., « Reconstruction mammaire autologue », *Forum Med Suisse* 2014, 14(26), 497-502.

bituellement reconstruit sans implant peut néanmoins nécessiter cette adjonction de volume artificiel en cas de poitrine forte.

Dans ces deux options de reconstruction, qu'elle soit immédiate ou secondaire, l'appropriation du nouveau sein doit être associée à l'acceptation d'un dos ou d'un ventre remaniés et parfois violemment déstructurés. La cicatrice du lambeau du grand dorsal, comparée à un « fil de fer barbelé enserrant le dos » n'est pas rare, le « ventre cartonné » zone de prélèvement du DIEP non plus. Aimer à nouveau son corps passe alors par une double ré-appropriation, celle d'un nouveau sein où figurent toujours les cicatrices de la mastectomie et parfois celle de la reconstruction, celle d'un nouveau corps avec des déficits réels touchant le ventre et son maintien ou le dos et sa souplesse.

Lorsque que la reconstruction est réalisée avec un implant mammaire, il faut savoir que celui-ci est placé derrière le muscle grand pectoral contrairement aux implants esthétiques posés en avant du muscle et en arrière de la glande. Ce muscle, mis en tension anormalement, réagit souvent à ce corps étranger en devenant douloureux. Parfois l'épaule est enraidie car le muscle déjà étiré ne possède plus assez d'élasticité pour permettre l'élévation du membre supérieur à la verticale. Parfois lorsque la peau qui a subi une radiothérapie manque d'élasticité, un expandeur, c'est-à-dire un implant à remplissage progressif de sérum physiologique est posé ; à chaque étape du remplissage la peau s'étire sous l'effet du gonflage de cette prothèse provisoire. Après quelques semaines, lorsque le volume désiré est atteint, la prothèse définitive est mise en place. Mais dans un cas comme dans l'autre, la tension de l'éventail pectoral est forte, aggravant l'attitude de protection du sein (APS) et figeant toute une région du corps qui bouge en bloc jusqu'à limiter la souplesse du thorax pourtant si nécessaire à la respiration.

La phase de réappropriation

Dans ces 3 techniques de reconstruction l'appropriation du nouveau sein passe par plusieurs étapes : l'acceptation visuelle, se regarder dans un miroir ; le désir de toucher ce sein dont la peau et le mamelon ont une sensibilité souvent imprécise, trompeuse ou qui fait défaut ; enfin la mise en mouvement sans appréhension et sans limitation des régions concernées, épaule, dos, ventre sans oublier l'appui sur le sein, étape difficile mais décisive prouvant l'intégration du sein dans le nouveau schéma corporel de toute femme reconstruite ; cette dernière étape ne peut se faire que passé un délai assez important. S'appuyer sur son sein fait se poser de nombreuses questions : le sein va-t-il résister ? Va-t-il exploser ? S'écraser ? Vais-je avoir mal ? Les femmes se posent fréquemment ces questions et elles retardent le temps de la détente, se laisser aller à dormir sur le ventre ou à recevoir un massage du dos, pour enfin lâcher prise…

La reconstruction du sein manquant se termine par la création d'une nouvelle aréole et du mamelon. Pour ce faire deux solutions existent : le tatouage qui dessine une aréole et un mamelon sans relief mais sans cicatrice ou bien la greffe à partir de peau prélevée soit sur l'autre mamelon, soit dans la partie haute et interne de la cuisse. Quelle que soit la zone de prélèvement il existera une cicatrice autour de la nouvelle aréole, et une autre dans le pli de l'aine ou au niveau du mamelon donneur. Autres zones atteintes, autres zones sensibles que certaines femmes refusent d'offrir une nouvelle fois au bistouri, préférant quelquefois ne pas terminer la reconstruction ; rejet des anesthésies à répétition, exaspération et crainte de retourner au bloc opératoire, les raisons sont légitimes et le corps saturé de coupes et de transferts n'en peut plus. La liste des zones à reconquérir s'agrandit, le deuil du corps indemne devient de plus en plus difficile et avec lui, les zones à réadapter deviennent de plus en plus nombreuses.

Les explications sur le comment de la reconstruction ne seraient pas complètes si l'on ne parlait pas d'une technique plus récente : le lipofilling ou lipomodelage. Cette intervention consiste à prélever de la graisse par liposuccion là où elle peut être en excédent dans le corps (comme aux hanches, aux genoux, autour du ventre) pour l'injecter dans les zones qui manquent de capitonnage : un thorax trop plat avant reconstruction par prothèse pour un arrondi plus naturel, un relief irrégulier après la pose d'une prothèse qu'il faut harmoniser. Les cellules graisseuses ainsi transplantées s'éliminent en partie, environ 30 % d'entre elles ne survivent pas mais les autres 70 % s'installent et se mettent à vivre normalement ; elles grossiront ou maigriront en fonction du mode de vie comme les autres régions graisseuses du corps.

Ces techniques de reconstruction du sein utilisant la graisse du corps peuvent paraître plus légères que les interventions mettant à mal d'autres régions du corps comme le dos ou le ventre en y laissant des cicatrices importantes ; ici seule la liposuccion laisse des traces, ecchymoses, douleurs, rapidement effacées. Le lipofilling pour compléter une reconstruction est toutefois rarement utilisé seul.

La désinflation des traitements médicaux pourrait être suivie de traitements chirurgicaux de plus en plus légers. Comme on le fait déjà dans la chirurgie des tumeurs cherchant à respecter au mieux la forme du sein, on pourrait imaginer des reconstructions plus « légères » ne touchant pas une partie indemne du corps. Déshabiller une partie du corps pour recréer un sein n'est pas une action facile à accepter pour les femmes. Le corps est reconstruit mais il est parfois diminué, amputé, déconstruit[1]. Une nouvelle étape de reconstruction doit alors être entreprise pour que le corps retrouve son intégrité et son identité, avec l'idée de se réapproprier un corps devenu étrange, voire étranger. Une reconstruction sans

1. Rolland Jocelyne, « Sexualité et cancer du sein : reconstruire sa féminité après une chirurgie mammaire : place et rôles du kinésithérapeute », *Profession Kiné*, Supplément au n°33. Déc 2011 : 11.

nouvelle cicatrice, sans déficit surajouté, sera plus facilement acceptée, mentalement et physiquement, avec la technique du lipofilling, qui permet de retrouver un aspect, une souplesse et une sensibilité du sein proche de la normale. Certains chirurgiens proposant cette technique ont d'ailleurs choisi de remplacer le terme de reconstruction par celui de restitution du sein…

Quoi qu'il en soit, reconstruction et mastectomie vont ensemble contrairement à une tumorectomie qui ne nécessite pas de geste pour remplacer le sein manquant. Cependant, les femmes qui ont subi une mastectomie[1] même partielle ne sont pas épargnées par le deuil du sein indemne. La cicatrice, la perte d'une partie du volume mammaire remplacé par une zone cicatricielle plus dense et dure que la normale, une sensibilité diminuée, affectent le sein atteint qui est différent de ce qu'il était auparavant. Faire son deuil permet de se reconstruire dans un long mais nécessaire cheminement même si l'atteinte physique est relativement circonscrite puisque le sein lui-même n'a pas disparu.

Enfin, la reconstruction du sein atteint s'accompagne très fréquemment d'une chirurgie de l'autre sein. Des techniques d'implant total ou partiel ou encore de pexie[2] apportent une symétrisation du sein « sain ». L'autre côté peut donc lui aussi présenter temporairement une tendance à l'enroulement de l'épaule qui en général ne persiste pas plus de quelques jours et sauf cas particuliers, peut même passer totalement inaperçu.

Des traitements au long cours

En parallèle des traitements d'attaque comme la chirurgie, la radiothérapie et la chimiothérapie, l'immunothérapie et l'hormonothérapie sont des traitements au long cours, qui peuvent durer respectivement entre 1 an et 5 ans[3].

Lors du diagnostic puis de la chirurgie, l'analyse des prélèvements de cellules cancéreuses permet de préciser le type de tumeur et ses spécificités ; aujourd'hui il est classique de dire qu'il n'existe pas « un » mais « des » cancers du sein tant la variété de caractéristiques des cellules tumorales est grande. Parmi celles-ci deux paramètres peuvent entraîner, lorsqu'ils sont positifs, la mise en place de traitements spécifiques ayant démontré leur efficacité.

1. Terme remplaçant parfois le terme de tumorectomie.
2. Rehausser le sein pour remettre au même niveau.
3. Congrès d'oncologie de San Antonio, USA, novembre 2012 : « Cinq ans de tamoxifène adjuvant est déjà un excellent traitement qui réduit le risque de récidive à 15 ans et les décès par cancer du sein ER+, mais l'étude ATLAS (Adjuvant Tamoxifen - Longer Against Shorter) montre maintenant que 10 ans de tamoxifène est encore plus efficace », Dr Christina Davies, auteur de l'étude (Université d'Oxford, Royaume-Uni).

Certaines patientes reçoivent une chimiothérapie ciblée (appelée aussi immunothérapie) qui consiste à injecter dans le site implanté pour la chimiothérapie, le cathéter, une molécule appelée Trastuzumab, commercialisée sous le nom d'Herceptin®. Ce produit vise à débarrasser de la membrane des cellules cancéreuses, une protéine appelée Her2 ; dans environ 20 % des cancers du sein cette protéine est fortement surexprimée, ce qui active la tumeur et la rend très agressive; attaquer ces protéines permet donc de réduire la virulence du cancer. Utilisé aujourd'hui dès que le marqueur est présent, en « adjuvant » après l'intervention, ce traitement diminue de 50 % le risque de rechute d'un cancer du sein.

À raison d'une injection par mois, pendant une année, l'immunothérapie peut présenter des effets secondaires pulmonaires et cardiaques ; c'est pour cette raison qu'un bilan extrêmement précis et une surveillance sont mis en place pour éviter de voir s'installer des déficits qui se traduisent par des essoufflements et des troubles du rythme cardiaque. Lors de la reprise de l'activité physique liée à une bonne hygiène de vie, le feu vert de l'oncologue et du cardiologue s'impose et le respect des conseils de progressivité est là encore impératif.

À la fin de la chimiothérapie, ces ultimes injections, même si elles représentent un atout décisif dans la prévention des récidives, allongent le traitement et font perdurer les signes visibles ; le cathéter laissé en place en est un. Souvent apparent dans le décolleté ou à la naissance du bras, ce petit boîtier permet de recevoir les perfusions et les seringues. Les produits, jugés trop toxiques pour les veines des bras, passeront ainsi directement dans les veines proches du cœur. Ce site aux noms multiples[1] reste donc présent au moins un an pour l'Herceptin® et parfois plus longtemps tant que le risque de récidive ne s'est pas éloigné. Utile mais inesthétique car placé juste sous la peau et parfois dans le « sein social[2] », il est précieux mais perturbe quelquefois les mouvements de l'épaule ; il est en un mot indispensable mais il rappelle sans cesse la maladie et le recours possible à la chimiothérapie. Corps étranger, ressenti désagréablement surtout juste après son installation (qui parfois s'avère être un moment particulièrement douloureux), il peut meurtrir un peu plus le corps dont la féminité est blessée.

Enfin l'hormonothérapie vient clore cet inventaire des traitements. Redoutés des femmes à cause de leurs effets secondaires tellement décriés, ces traitements à base d'antihormones dispensent de la castration chirurgicale des ovaires qui se pratiquait avant leur découverte. Aujourd'hui les femmes avec des tumeurs hormonodépendantes reçoivent ce traitement afin de bloquer ce qui fait réagir les cellules cancéreuses, c'est-à-dire les œstrogènes et/ou la progestérone. 2/3 des cancers du sein ont cette spécificité qui peut toucher les femmes ménopausées ou

1. Port à cath PAC, cathéter, site, dispositif implantable DIP, chambre implantable, etc.
2. La partie du sein et du décolleté que le vêtement laisse voir.

non. Plaçant la femme traitée dans un état semblable à la ménopause (suppression des hormones féminines), ces traitements d'hormonothérapie par le Tamoxifène® ont des effets identiques à une ménopause naturelle même si nombre de femmes décrivent des troubles majorés : bouffées de chaleur, rétention d'eau voire prise de poids, modifications de l'endomètre (partie interne de l'utérus), sécheresse vaginale, phlébites. Avec les femmes déjà ménopausées, les traitements viseront à bloquer la production par les corticosurrénales des androgènes, transformés en œstrogènes dans la graisse et le foie grâce aux enzymes appelés aromatases. À noter que ces androgènes / œstrogènes sont les bienvenus chez une femme ménopausée sans cancer du sein ; ils permettent pendant de nombreuses années de maintenir les marqueurs de la féminité à travers l'hydratation, la lubrification et la souplesse vaginales. En cas de traitement par des anti-aromatases ou des inhibiteurs d'aromatases[1] (qui permet d'annuler cette capacité de transformation d'androgènes en œstrogènes), la ménopause s'intensifie. Aux troubles déjà cités, s'ajoutent des douleurs musculaires et articulaires, des troubles de la minéralisation osseuse voire une ostéoporose alors que la sécheresse vaginale et l'atrophie vaginale s'intensifient.

Prescrits pendant 5 ans mais de plus en plus conseillés pour une durée de 10 ans, ces traitements sont pour les unes très invalidants, pour les autres presque totalement silencieux. Quoi qu'il en soit il est admis aujourd'hui que l'activité physique reste le meilleur antidote contre l'ensemble de ces troubles même si au passage féminité et conscience corporelle sont une fois de plus fortement affectées.

Si la ménopause est ressentie par un grand nombre de femmes comme un moment de vieillissement programmé, il est facile d'imaginer que lorsque celle-ci survient dans le contexte du traitement déjà lourd du cancer du sein, il s'agit alors d'une double peine qui s'abat sur les femmes qui auront en plus d'un sein meurtri ou reconstruit, à rebâtir leur nouvelle identité de femme.

Reconstruction de l'autre sein

Sauf si le cancer du sein est bilatéral[2] l'autre sein est l'objet d'une chirurgie dans le parcours de la chirurgie reconstructrice. En effet la taille du sein reconstruit est souvent plus petite que son homologue et il est fréquemment ascensionné. Une chirurgie mammaire controlatérale, du côté sain donc, sera alors réalisée pour un objectif de symétrie. Le sein qui est « sain » doit être aminci, rehaussé, remodelé pour que la poitrine soit harmonieuse.

1. Aromasine, Arimidex, Fémara.
2. 3 à 13 % selon les sources bibliographiques.

En cas de découverte d'une mutation BRCA 1 ou 2[1], l'ablation du sein non encore touché par la maladie pourra faire l'objet d'une mastectomie dite prophylactique pour sauver le sein non atteint avant l'éventuelle déclaration du cancer.

En cas de mastectomie emportant la plaque aréolo-mamelonnaire (Pamectomie), celle-ci sera recréée de différentes façons : soit grâce à un tatouage complet, plaque et mamelon ; soit avec un tatouage de la plaque et une greffe de peau « en relief » pour le mamelon ; soit avec une greffe de peau pour le mamelon et la plaque. Le greffon de peau sera prélevé soit sur le lobe de l'oreille, sur la peau de la partie toute supérieure de la région interne de la cuisse ou encore aux dépens du mamelon sain. Cette dernière possibilité est souvent mal acceptée des patientes qui voient là une autre mutilation. La prise de greffe en région interne de la cuisse est aussi une agression proche d'une zone intime souvent mal tolérée. Quoi qu'il en soit la sensibilité du mamelon reconstruit a disparu ; toucher l'autre sein représente alors une atteinte de trop, souvent refusée. Le choix n'est donc pas simple ; une intervention de plus, des douleurs, des cicatrices et des soins supplémentaires, un parcours alourdi pour que la reconstruction soit la plus aboutie possible.

Le toucher et la nudité

L'opération du sein est un traumatisme dont l'impact varie d'une femme à l'autre selon l'importance symbolique que la femme donne à sa poitrine et selon la taille de la lésion du sein organique (emportant une partie du sein ou sa totalité). Il existe souvent une distorsion entre la réalité de la cicatrice et de la chirurgie et le ressenti de la patiente ou de son entourage. Souvent, la mastectomie est vécue comme une véritable amputation, alors que la tumorectomie est apparemment moins traumatisante or parfois c'est l'inverse. La mastectomie peut donner la sensation qu'on s'est débarrassé de la maladie de manière franche et totale et sera vécue comme une libération, certaines femmes allant jusqu'à souhaiter l'ablation prophylactique de l'autre sein pour « être tranquille ». La tumorectomie qui laisse un sein diminué, parfois « cabossé », à la sensibilité diminuée, pourra être paradoxalement plus traumatisante. « L'impact du bistouri n'est pas proportionnel à la quantité de chair enlevée[2]. » Personne n'est capable d'anticiper les réactions de la femme après la chirurgie. Toutes les interventions des professionnels autour de la femme concernée doivent donc être menées avec la même prudence sans que l'on puisse anticiper les réactions que pourra présenter chaque femme en particulier.

1. Les mastectomies prophylactiques bilatérales sont 3 fois plus importantes aux USA et en Hollande qu'en France. Metcalfe, Int J Cancer 2008.
2. Gros Dominique, « Comment aimer avec un sein en moins et un cancer en plus ? », *Revue francophone de Psycho-oncologie*, 2005, 3, 145-150.

Que ce soit pour se réapproprier son corps grâce à la gymnastique Rose Pilates ou pour mener à bien les séances de rééducation, la patiente doit peu à peu accepter de regarder son corps (avec ou sans volume, avec ou sans cheveux), de le montrer aux autres (vestiaire, habillage, déshabillage, douche) sans compter que la kinésithérapie et les massages nécessitent un contact des cicatrices du sein atteint ou perdu avec une tierce personne. Ces étapes sont aisément franchies par certaines, plus difficilement par d'autres. Parfois le kinésithérapeute est le premier à regarder, à toucher et à traiter, bien avant le conjoint, bien avant la personne elle-même. Les injonctions, « massez-vous », « placez-vous devant le miroir » doivent être utilisées avec empathie et pédagogie tant il peut être difficile de passer ce cap, pourtant indispensable à la reconstruction de l'estime de soi.

Le sein reconstruit parfois à partir d'un lambeau musculaire (abdominal ou dorsal), ou avec une prothèse aura la forme d'un sein mais pas forcément sa consistance. Certaines femmes parlent de sein en plastique lorsque la sensation de la prothèse artificielle est trop prégnante. Le toucher ne sera pas évident et spontané ; l'appui sur le sein non plus dans la position « plat ventre » qui ne sera pas spontanément ressentie de manière positive. De longues semaines seront parfois nécessaires pour que cet appui soit toléré et les paroles rassurantes du chirurgien ou du kinésithérapeute sur la solidité de la reconstruction faciliteront ce retour de la confiance.

Les femmes reconstruites seront satisfaites de pouvoir s'habiller avec des formes féminines retrouvées, arborant enfin un joli décolleté ; mais elles hésiteront encore à se déshabiller face au conjoint ou par exemple dans un vestiaire face à d'autres femmes. Celles qui délibérément ont choisi de ne pas se faire reconstruire vivent des situations différentes. Parfois plus militantes, comme les femmes « amazones », qui revendiquent fermement le droit à une nouvelle féminité sans sein[1], elles peuvent afficher plus sereinement cette image d'une nouvelle condition féminine. Quoi qu'il en soit, le temps peut être long avant que la femme ne se retrouve à l'aise et accepte sa nudité ; cette étape aura très certainement un impact important dans la réappropriation d'un corps accepté.

La ré-acceptation de la double image, organique (concrète) et symbolique (imaginée), l'une ne pouvant compenser l'autre, passe par ces deux phases à un toucher sensuel puis sexuel. L'affichage de la zone traumatisée, reconstruite ou pas, pour accepter d'être vue par soi, puis par les autres, amies, conjoint, enfant, marque la fin de la réappropriation.

1. **http:/www.lesamazones.fr**

[Témoignage]

“La pratique du Rose Pilates au lendemain d'un épisode physiquement et psychologiquement violent participe à la nécessaire réappropriation d'un corps mutilé à l'issue d'un protocole médical implacable. Sentir ses membres, ses muscles, ses articulations dans un effort mesuré, grâce à des exercices rendus ludiques par l'utilisation d'accessoires variés, permet petit à petit de faire sien à nouveau un corps définitivement transformé par la maladie.”

Diane (54 ans)

2

Le cancer du sein : le corps déconstruit

Dès la première séance j'ai l'habitude de poser à mes patientes la question suivante : « Qu'est-ce que vous ne pouvez plus faire aujourd'hui et que vous aimeriez faire très bientôt. » Les femmes ont souvent des inquiétudes concernant leur corps et sa mécanique et c'est normal qu'elles le verbalisent face à un(e) kinésithérapeute. Plutôt que de leur demander si elles souffrent et où, j'ai choisi cette question plus globale et davantage tournée vers l'avenir de leurs capacités physiques. Je me suis rendu compte que ce qui est important pour la plupart des femmes n'est pas ce qu'elles ressentent ici et maintenant mais bien ce que leur corps va devenir après les traitements. Yvonne pensait qu'elle ne pourrait jamais plus danser le flamenco car elle avait des difficultés à lever un de ses bras ; Laurence me disait que si le golf et le tennis lui étaient interdits, la vie ne vaudrait pas la peine d'être vécue. Valérie n'avait qu'un désir, recommencer le surf et Nicole se demandait si sa reconstruction allait lui permettre de peindre et de sculpter comme avant. Avec chacune de ces femmes j'avais envie de connaître leurs gestes préférés, pour envisager l'impact que pouvaient avoir sur eux la chirurgie ou les traitements. Quand

la mécanique du corps fonctionne parfaitement, il est difficile d'imaginer sur quoi repose telle ou telle fonction, à quoi sert tel ou tel mouvement. C'est lorsque la mécanique se découvre des failles que la complexité du geste apparaît, les paramètres invisibles devenant visibles quand ils manquent à l'appel. Et même si le sein n'est ni un muscle, ni un os, ni une articulation, il est bien le point central de la déconstruction du corps. Reconstruire des gestes quotidiens, ceux des loisirs et du sport, est ce qui me motive, tant pour la prévention à venir que pour le moral et la qualité de vie des patientes.

Le sein est synonyme de féminité, de sensualité et de sexualité ; organe de l'allaitement, il est sollicité si on veut s'allonger sur le ventre ou porter un enfant contre soi. À regarder de plus près, le sein, dans la vie quotidienne, fait partie de la fonction mécanique du corps. Compressés dans une foule dense, les seins amortissent les contacts entre les corps dans les transports en commun où la station debout ballotte les gens les uns contre les autres. D'ailleurs ce sont souvent dans ces lieux que peut naître l'angoisse d'un coup violent rappelant le traumatisme initial que la femme anticipera en se repliant sur elle-même pour se protéger. L'agression physique de la chirurgie a fait appréhender tout contact sur le sein comme dans la position couchée sur le ventre. Parfois le contact même des caresses du conjoint ne cherchant pourtant qu'à apaiser par la tendresse, sera mal ressenti sur un corps considéré comme meurtri.

À la fois mobile et stable, la zone du sein correspond à la région de l'accroche du bras sur le thorax. Cette accroche est double ; en avant au niveau du grand pectoral, il y a une attache musculaire et en arrière au niveau de l'omoplate, il y a une attache osseuse flottante. La force du membre supérieur est donc tributaire de ces points d'attache qui, s'ils sont instables, raides ou douloureux répercutent leur faiblesse sur un bras « à la dérive ». Le grand pectoral est souvent trop raide du fait de la radiothérapie, l'omoplate est souvent décollée du thorax à cause de l'APS et parfois de la faiblesse des muscles fixateurs. Un bras bien arrimé au thorax est solide et stable, alors qu'un bras instable en avant, en arrière et qui plus est, au-dessous, à cause de la chirurgie axillaire, devient vite inutile pour le moins, douloureux pour le pire.

Douleur, raideur, appréhension...

Que ce soit à cause de la chirurgie et de ses différentes localisations (sein, thorax, creux de l'aisselle) ou des traitements adjuvants immédiats ou prescrits sur le long terme, le corps féminin subit de plein fouet et à tout niveau, les conséquences des agressions directes ou indirectes qui gênent ou empêchent sa mécanique de fonctionner.

La chirurgie par exemple ne devrait pas entraîner de raideurs directes et pourtant celles-ci sont fréquentes tant les femmes appréhendent le plus petit mouvement de cette zone devenue très sensible. Les mouvements de l'épaule et du bras se font en bloc et d'autant plus que la position antalgique ou l'attitude de protection du sein (APS), déstabilisent l'omoplate en rendant le bras lourd car attaché à une omoplate flottante, mal fixée. Redoutant de voir ces cicatrices se réouvrir, avec des muscles affaiblis et atrophiés par la chimiothérapie, une peau irradiée, irritée (et au-dessous d'elle le grand pectoral) qui ne se laisse pas déplisser facilement, on peut comprendre pourquoi l'autre bras est le plus souvent choisi pour effectuer les gestes de la vie quotidienne. Pour fixer les déficits et l'attitude, le grand pectoral trop fort enroule l'épaule en avant et les muscles postérieurs de l'omoplate s'affaiblissent en conséquence. Tout contribue ainsi à limiter peu à peu les amplitudes des articulations avec l'apparition secondaire de l'adhérence des cicatrices ou leur rétraction (du fait du manque d'étirement), de la constitution de cordes lymphatiques (attachant de manière trop courte le bras au thorax), d'un lymphœdème du sein ou du membre supérieur. Les douleurs (autant que les peurs), limitent aussi les appuis sur la main, le sein, l'absence de sein, le coude du côté opéré. Le poids du corps est ressenti comme risquant d'occasionner des dommages potentiels alors que contrairement à une fracture, rien ne contre-indique la situation d'appui. Un déconditionnement à l'effort s'installe dont l'origine est tout à la fois mentale et physique, le sein symbolique et le sein organique étant ici totalement indissociables.

Tendre ses seins en avant par une posture altière et redressée, bouger avec des gestes fluides, s'appuyer sans y penser sur le côté atteint, sont des activités mises en sommeil ; tous les paramètres de la déconstruction sont visibles dans les gestes au quotidien et dans la posture qui s'affaisse peu à peu. Sans rapport direct avec la mécanique mais totalement liées aux notions d'élégance et de féminité, les lésions des ongles, la chute des cheveux, des cils et des sourcils, sans parler de la disparition des poils (pubiens), dressent la figure d'un corps encore un peu plus mutilé qu'il n'est en réalité.

Les lymphœdèmes qui peuvent survenir ne font qu'aggraver le problème ; engluées dans la lymphe, les articulations du coude, de l'avant-bras, du poignet et des doigts, sont moins mobiles. La sensibilité est amoindrie et les gestes ralentis du fait du gonflement des tissus, le tout faussement attribué au mouvement qui serait censé générer le « gros bras » ou à tout le moins l'aggraver.

D'ailleurs les recommandations souvent assénées après la chirurgie de « ne plus porter », de « ne plus lever le bras en l'air » génèrent des réticences au mouvement alors que l'apprentissage du « bon » porter ou de la « bonne » élévation du bras, permettrait de rétablir une fonctionnalité avec des gestes sécurisés car correctement réalisés.

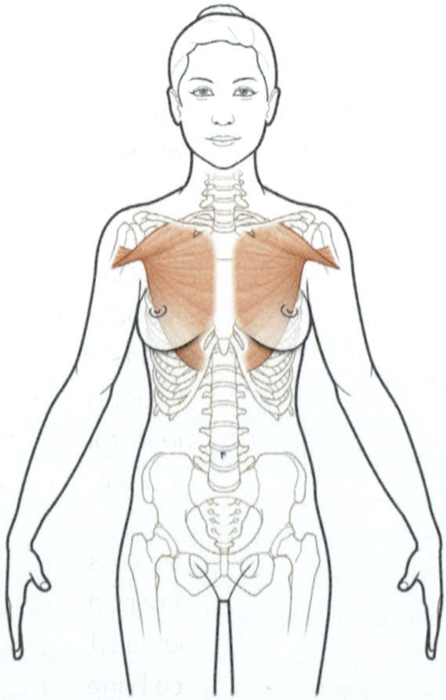

Muscles pectoraux situés en avant du thorax
Muscles trop forts, sans cesse raccourcis voire rétractés, épaule enroulée, APS (Attitude de protection du sein)

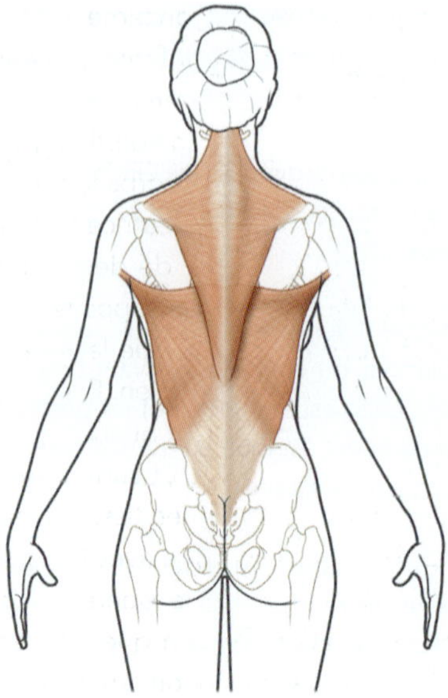

Muscles du dos et de l'omoplate
Muscles trop faibles, sans cesse étirés par la posture enroulée en avant, APS

Ce tableau très négatif n'est fort heureusement pas toujours la règle ; parfois il passe « inaperçu » et ça n'est qu'*a posteriori*, une fois les lésions installées, lorsqu'une activité physique souhaitée ne peut être réalisée, que l'alarme est sonnée auprès du médecin traitant ou lors d'une visite de contrôle chez le chirurgien, l'oncologue ou le radiothérapeute.

Quoi qu'il en soit, pendant ce temps, le désamour du corps s'installe ; le vieillissement anticipé, réel ou ressenti, à cause des douleurs post-chimiothérapie, de la fatigue post-cancer[1] qui persiste ou des raideurs de l'hormonothérapie, contrecarre les conseils de reprise de l'activité physique. La maladie est surmontée, sous contrôle, mais le corps ne répond pas comme le souhaiterait une femme, vivante, désireuse de retrouver la vie au sens large en étant et en restant une femme.

Que dire alors de la reconstruction qui en soi est aussi un facteur de déconstruction ; le sein est reconstruit mais c'est parfois au détriment du ventre ou du dos. La faute au lambeau cutané et graisseux de l'abdomen pour le DIEP qui laisse un ventre retendu, à la peau souvent cartonnée et avec une cicatrice barrant le bas ventre de part en part. Le nombril est en place au niveau de la ligne blanche mais son empreinte sur la peau a été recréée. L'absence de prélèvement musculaire laisse un abdomen intact du point de vue de la fonction, mais il va falloir le tonifier, comme devrait le faire toute femme ayant pour objectif le maintien d'une silhouette svelte au ventre plat.

La situation n'est pas la même en ce qui concerne le lambeau du grand dorsal, muscle capital du dos pour la posture et la force des membres supérieurs ; car c'est ce muscle qui est sollicité quand on cherche à soulever son corps ou à faire reposer le poids de son corps sur ses bras. Une partie du muscle découpé et transposé avec la peau et la graisse en avant du corps laisse le dos raide, douloureux dans un grand nombre de cas, barré d'une cicatrice sous tension. Cette suture ne doit pas être mobilisée trop tôt sous peine de déclencher un lymphocèle c'est-à-dire une accumulation de lymphe dans une poche créée par le décollement du muscle. Il est alors préférable d'attendre que la zone opérée et les différents niveaux de tissus s'accolent ; un mal pour un bien. Pas de lymphocèle mais un dos raide et une peau collée enserrant le tronc et beaucoup de séances de kinésithérapie pour récupérer un dos solide, souple et surtout indolore. Toujours à l'actif de ce lambeau musculaire, la contraction des tissus dans le sein lors des efforts mettant en jeu ce muscle. Se lever d'un siège avec des accoudoirs est une action simple impliquant le grand dorsal ; du côté opéré survient alors une sensation bizarre, dérangeante, de contraction du sein que bon nombre de femmes vont appréhender avant que cette sensation ne soit familière et acceptée.

1. La fatigue post-cancer existe selon les études chez 60 à 96% des patientes après un cancer du sein.

Les reconstructions faites avec des implants mammaires ont au moins l'avantage de ne pas traumatiser une autre zone du corps sauf lorsqu'il s'agit de greffer une nouvelle aréole et un nouveau mamelon, sauf lorsqu'il est nécessaire d'utiliser la graisse aspirée pour rendre plus harmonieux les contours de la prothèse. Même si ce choix de reconstruction par prothèse est choisie de manière consciente (mais les autres possibilités de reconstruction sont-elles tentantes ?), il n'est pas rare que les femmes ressentent longtemps ce corps étranger dans leur sein, se sentant « en plastique » ou « en kit ». Placée derrière le grand pectoral sous tension, la prothèse est ressentie comme manquant de souplesse. Si une coque s'installe autour de l'implant et qu'elle se durcit, la sensation du sein devient alors rigide, voire pierreuse. L'aspect du sein reconstruit n'est donc pas le seul paramètre à retenir dans ce qui préoccupe les femmes ; sa texture, sa souplesse sont importantes pour le toucher de la femme comme pour la personne qui partage son intimité. Un aspect acceptable debout est parfois contrarié par une sensation surprenante au toucher et un aspect en « obus » en position couchée sur le dos.

Enfin, à la longue liste de tout ce qui motive et accompagne la déconstruction doivent s'ajouter les troubles de la sensibilité gênant la réalisation des gestes de la vie quotidienne et la pratique d'une activité physique mais générant aussi de l'inconfort voire des douleurs durables. Ces troubles, comme les anesthésies en lien avec la chirurgie, ne sont pas seulement situés du côté de l'intervention, sous le bras, dans le creux de l'aisselle, sur le thorax ou le sein ; ils sont aussi en lien avec la chimiothérapie à cause des neuropathies qui font naître des fourmillements le long des doigts ou des orteils, et les reconstructions qui peuvent interférer sur le sein non atteint. Réinvestir sa féminité sera facilité pour la patiente si les deux seins et le corps tout entier sont dans le meilleur état trophique possible avec une parfaite sensibilité. Le temps qui passe, en permettant la repousse des nerfs interrompus par la chirurgie, sera le meilleur allié ; comme un non-voyant qui développe sa sensibilité digitale par l'entraînement à lire le Braille, la femme sera encouragée à ré-entraîner les zones sensuelles, sein, aréole, mamelon, par le toucher et les auto-caresses en associant à la thérapeutique mécanique un soin plus sensuel.

Fatigue, asthénie et déconditionnement musculaire

La notion de fatigue est souvent associée au cancer puisqu'elle peut constituer l'un des symptômes annonciateurs d'une pathologie lourde. La fatigue post-cancer est moins connue et pourtant 80 % des patients la subissent. Comme elle peut perturber la qualité de vie et persister jusqu'à 10 ans pour 1/3 des personnes touchées elle doit être absolument diagnostiquée. Elle n'est pas toujours évidente mais une morosité, une absence de reprise des activités antérieures ou des troubles du sommeil doivent y faire penser. Cette fatigue se caractérise par l'association d'une asthénie[1] physique (asthénie prédominant généralement le soir ou en fin d'après-midi) et d'une asthénie psychique (asthénie prédominant généralement le matin et souvent accompagnée de symptômes comme la déprime, l'anxiété, l'angoisse, etc.)[2].

Plus cette fatigue sans raison apparente se prolonge, plus elle risque de mener à une désadaptation ou à un déconditionnement à l'effort, c'est-à-dire à la diminution réelle et mesurable des capacités physiques et/ou psychologiques affectant à leur tour la vie quotidienne, la motivation à bouger faisant de plus en plus défaut.

Après avoir rassuré la patiente qui souvent associe ce symptôme à une éventuelle rechute, il est bon de préciser que le repos n'aide en rien à la diminution de la fatigue et que le temps utilisé pour une sieste est du temps gâché alors qu'il aurait pu être utilisé pour marcher, avoir une activité physique en salle ou de plein air et que le mouvement est la meilleure thérapie contre les séquelles de la maladie.

Le mouvement est d'autant plus salvateur que la fatigue n'est pas seule en cause dans ce déconditionnement. Indépendamment des déficits musculaires de la région du sein, du thorax, des omoplates et de l'épaule qui expliquent le frein à leur utilisation et font appréhender tout mouvement, le corps déconstruit subit un affaiblissement musculaire qui trouve son explication dans plusieurs étapes du traitement. Les chimiothérapies font perdre en moyenne 1,3 kg de masse musculaire, cette fonte se majorant jour après jour. L'hormonothérapie entraîne aussi un affaiblissement musculaire identique à celui qui se produit naturellement chez la femme ménopausée, en particulier au niveau des bras, du dos, du ventre et des membres inférieurs. Peu à peu c'est donc un autre type de déconditionnement musculaire qui, associé au déconditionnement post-cancer immédiat, rend illusoire tout retour à une activité physique sans aide et sans préparation spécifique.

Idées reçues à combattre

Après une chirurgie axillaire, curage en particulier, la femme opérée reçoit la consigne de ne plus soulever de poids. Le « gros bras » étant le symptôme le plus redouté, la majorité des femmes se résignent et s'interdisent les gestes qui font partie de la vie quotidienne des femmes comme celui de porter des courses, soulever un enfant ou encore reprendre une activité physique pourtant préconisée. Ces injonctions très handicapantes sont encore fréquemment faites aux femmes après la chirurgie. Et pourtant !

1. Sensation subjective de fatigue anormale généralement chronique, sans cause immédiate (absence d'effort ou effort minime) non améliorée par le repos et cliniquement significative.
2. Bouillet T., Zelek L., « Utilité et mécanismes de l'activité physique et sportive en oncologie mammaire », *La Lettre du Sénologue*, 2015, 69, 10-14.

Des études scientifiques récentes ont montré que les femmes participant à un programme de musculation progressive et contrôlée ne déclenchaient pas plus et même déclenchaient moins de lymphœdèmes que celles qui suivaient les consignes habituelles et ne faisaient aucun effort[1]. De même celles qui présentaient un « gros bras » le voyaient diminuer grâce à des exercices correctement réalisés sous contrôle de kinésithérapeutes et en portant une contention, un manchon ou un bandage. Heureusement les idées reçues sur la genèse des lymphœdèmes sont aujourd'hui en voie d'extinction.

En effet, on connaît mieux les raisons de la survenue du lymphœdème : la prise de poids, l'immobilité et les blessures semblent être responsables de ces fameux lymphœdèmes. Certes, l'activité physique trop intense, reprise trop vite et sans entraînement, n'est pas sans conséquence sur le système lymphatique. Fatiguant les muscles, l'effort inconsidéré surcharge le système lymphatique. Une lymphostase pourrait même survenir juste après et si elle n'était pas drainée, elle pourrait s'aggraver et évoluer vers un lymphœdème si les consignes d'hygiène de vie n'étaient pas respectées. Mais si l'exercice est repris peu à peu après un réentraînement du geste, alors ni la lymphostase ni le lymphœdème ne devraient apparaître ni subsister.

Cela signifie que des gestes aussi fondamentaux que soulever et porter un enfant, faire du shopping et porter un sac ou supporter tout simplement le poids de son corps, peuvent redevenir la norme, sous réserve de réaliser un réapprentissage progressif de l'effort. Réinvestir son corps passe par la réalisation des tâches essentielles du quotidien car la qualité de vie des femmes va dépendre du retour à la normale de toutes les activités antérieures au parcours, pour pouvoir réinvestir aussi bien les travaux manuels (bricolage, tapisserie, peinture, décoration…) que les activités artistiques (jouer d'un instrument, danser le rock ou le flamenco…).

Une autre idée reçue, à remettre en question, associe la notion de maladie au besoin de rester alité et de se reposer. Il n'en est rien et d'autant plus que la fonte musculaire reflet de la sarcopénie est aggravée par le repos avec des conséquences dommageables pour un corps féminin déjà affaibli. Premièrement, la diminution des protéines constituant les muscles, affaiblit les défenses de l'organisme car les acides aminés de ces protéines ont un rôle important à jouer dans la qualité des défenses immunitaires. Après un cancer du sein, toutes les stratégies visant à booster les défenses de l'organisme sont les bienvenues. Deuxièmement, les muscles atrophiés n'utilisent plus les sucres absorbés par l'alimentation et ce glucose en trop dans le sang circulant risque de provoquer un diabète[2] avec un stockage accru de

1. Johansson K, Klernas P, Weibull A, Mattssonn S.A, « Home-based weight lifting program for patients with arm lymphedema following breast cancer treatment: a pilot and feasibility study », *Lymphology*, 2014 Jun; 47(2):51-64.
2. Normalement, le glucose est capté par les organes grâce à l'insuline. Or les muscles ne peuvent plus le faire correctement : ils développent une résistance à l'insuline, tandis que le taux de glucose augmente : c'est le phénomène du diabète de type 2.

graisse autour de la taille ; cette graisse abdominale, facteur de risque des troubles cardio-vasculaires, est aussi un risque supplémentaire qui joue contre la prévention du cancer et de ses récidives. Enfin la masse musculaire moins dense, moins solide et non sollicitée aggrave la prédisposition à la déminéralisation osseuse due à l'âge ou aux traitements d'hormonothérapie. Ce cercle vicieux de la sarcopénie[1] générant l'immobilisme et cette attitude générant elle-même une sarcopénie doit absolument être combattu pour que le corps déconstruit puisse se recomposer.

Que ce soit donc pour lutter contre la fatigue, contre l'affaiblissement musculaire ou contre le lymphœdème, l'activité physique est reconnue comme une activité capitale si elle est réalisée progressivement, avec une éducation au bon geste, celui qui renforce le corps tout en le préservant de l'usure inévitable du temps qui passe. Porter ses enfants, ses courses, marcher, courir, nager, tout redevient possible grâce aux conseils biomécaniques de préservation du corps, conseils qui devraient d'ailleurs être dispensés à tous les individus, hommes et femmes, soucieux du bien-vieillir.

[Témoignage]

“On va aux séances de Rose Pilates en toute confiance car le "coach" connaît nos meurtrissures ; il est là pour nous protéger de la douleur, ce qui est déjà beaucoup, quand on nous a laissé croire que le cancer nous a "diminuées" sur le plan sportif. Rose Pilates réorganise en douceur notre maintien et nous remet d'aplomb, au sens propre comme au sens figuré, même à un âge avancé. Ce travail se fait en profondeur et en concentration. C'est une belle façon de relever la tête et de repartir du bon pied.”

Marie (72 ans)

1. Sarcopénie : fonte de la masse musculaire accompagnée d'une détérioration de la force musculaire et des performances physiques.

3

Belle et en forme en Rose Pilates

[Témoignage]

“Le Rose Pilates c'est — pendant le traitement — le côté "rose" du cancer. Il atténue les douleurs articulaires engendrées par les médicaments, il diminue le stress et l'anxiété grâce à la respiration. On se muscle en douceur. Sans oublier ce moment pour soi entre nous, nos petits conseils, nos rires et le bonheur d'être toutes ensembles."

Olivia (36 ans)

Le Rose Pilates est né de la rencontre entre des femmes opérées et la gymnastique Pilates. Pour favoriser cette rencontre et créer le Rose Pilates, il a fallu la prise de conscience des besoins spécifiques des femmes confrontées à la chirurgie et aux traitements médicaux qui fatiguent et déconstruisent le corps en le rendant douloureux. Il a fallu aussi que certaines de ces femmes m'avouent leurs complexes ou leurs craintes face à la reprise de l'activité physique au sens large. Ces patientes avaient, elles aussi, comme les adeptes du « Pilates », le désir de tonifier leur corps, de s'entretenir à nouveau pour passer les étapes tellement dures des traitements pour retrouver leur beauté d'avant ; elles voulaient en parallèle reprendre une activité physique qui leur était présentée comme LE moyen de lutter contre la fatigue et la douleur, évitant la prise de poids, luttant contre les effets indésirables de l'hormonothérapie et limitant le risque de récidives.

Le Pilates : une méthode mondialement reconnue qui doit son nom à son inventeur, Joseph Pilates (1880-1967). Autrefois appelé « *Contrology* », le contrôle, cette gymnastique renforce les muscles profonds du corps pour la force, la souplesse et le maintien. Initialement destinée aux danseurs de ballet classique, la gym Pilates s'est démocratisée dans les années 70 aux USA puis en France dans les années 2000. Des exercices répertoriés précisément en font une gymnastique rigoureuse avec différents niveaux de difficulté, mais toujours effectuée avec élégance. Idéal pour la reconstruction du corps en force et en souplesse, le Pilates a de nombreuses indications comme le mal de dos, la grossesse et ses suites, la prévention du vieillissement, etc.

Mais ces femmes étaient aussi retenues par leurs réticences ; certaines n'osaient pas intégrer ces cours parce qu'elles ne s'en croyaient pas capables, d'autres parce qu'elles étaient trop éprouvées par les traitements, quelques-unes parce qu'elles avaient pris du poids, parfois parce qu'elles n'avaient pas fait de gym depuis longtemps, d'autres parce qu'elles portaient une perruque et enfin très souvent parce qu'elles pensaient que leur bras atteint ne pouvait plus supporter leur poids (le gros bras qui menace) ou bien parce qu'elles étaient persuadées que leur épaule endolorie ou leurs cordes lymphatiques limiteraient leurs mouvements…

Pourtant, pour retrouver un corps qui a été meurtri, mutilé, abîmé, pour revenir à la vie une fois les traitements terminés, la gymnastique Pilates semblait tout indiquée. Avantage non négligeable, le Pilates proposait des exercices sollicitant les amplitudes articulaires, en particulier des épaules, avec une recherche constante du bon positionnement de l'omoplate ; le Pilates incorporait dans son programme des exercices en appui sur les mains, sur le ventre, sur les coudes, faisant écho aux inquiétudes des femmes fraîchement opérées qui n'imaginaient plus être capables de s'appuyer sur leur bras opéré, leur main, leur coude mais aussi sur leur ventre (et donc sur leur buste). De plus le Pilates mettait l'accent sur la respiration et donc la cage thoracique, zone d'intervention de la chirurgie, ce qui était encore une fois tout à fait indiqué dans l'histoire de son évolution en Rose Pilates. Enfin la sollicitation musculaire et articulaire globale du Pilates et son recentrement sur l'élégance et la fluidité des mouvements terminent s'il en était besoin la liste des rapprochements pertinents entre Pilates et cancer du sein.

Respecter les réticences et les complexes des femmes tout en leur réapprenant à bouger avec fluidité, sans crainte, sans douleur, pour se réapproprier leur corps, pour réapprendre à l'aimer, était devenu un projet qui devait aboutir ; aboutir pour le bien des femmes, aboutir en définissant une méthode et en la diffusant largement.

La première étape de création du Rose Pilates fut la constitution d'un groupe spécifique. Le cancer du sein impose des traitements lourds et durs qui agressent le corps et le laisse meurtri ; avoir partagé les mêmes difficultés rapproche les femmes. Ainsi les plus « nouvelles » dans le parcours obtiennent des réponses à leurs inquiétudes bien légitimes sur la suite des traitements, profitant par exemple de l'expérience des « déjà reconstruites » pour ces « pas encore ». Se côtoyer à des étapes différentes dans ces parcours si rudes apporte aux femmes de l'empathie et de la compassion ce qui favorise leur reconstruction. Les liens d'amitié qui se créent dans ce genre de situation, et les longues discussions dans le vestiaire une fois le cours terminé, en sont le témoin. Enfin, avec des femmes ayant suivi le même parcours, les complexes s'effacent et place est faite aux échanges et à l'émulation comme en témoigne Claire (37 ans) : ***« Quand on sort d'une séance de Rose Pilates on est « reboostée » et plus légère, c'est addictif, et même plus... maintenant j'ose même enlever ma perruque. La première fois j'avais l'appréhension du regard des autres, de leur faire peur; chose absurde car les Roses Pilateuses sont presque toutes passées par là. Tout le monde m'a rassuré et leur regard n'a changé en rien. On me dit que le crâne rasé me va super bien, en tout cas en pleine canicule c'est super pratique ! C'est donc dans la bonne humeur qu'on se libère de ces petites futilités de la vie... sans craindre le jugement des autres. C'est ça aussi le Rose Pilates. »***

Mais pour que ce Pilates soit vraiment teinté de Rose et qu'il aide les femmes à progresser dans leur reconstruction il fallait aussi adapter les exercices à leur état, et faire qu'ils soient à la fois plus progressifs tout en restant toniques et dynamiques, voire de plus en plus acrobatiques.

Les objectifs Rose Pilates pour retrouver la forme

Yvonne (48 ans) apporte son ressenti du Rose Pilates commencé pendant sa chimiothérapie : ***« En sortant du Pilates, je me sens toujours plus légère et remplie d'une nouvelle énergie, plus tonique. J'ai plus de courage pour entreprendre des choses et penser positif alors qu'à mon arrivée, j'étais souvent fatiguée et parfois un peu abattue. Bouger en mode Pilates m'aide à vivre en mode normal. »***

L'étendue des zones corporelles concernées par la maladie et ses traitements est très large avec un « point d'orgue » au niveau du buste et de l'épaule. À partir de là et en raison des reconstructions aux impacts de plus en plus éloignés topographiquement du sein (greffons pris aux dépens du ventre, de la cuisse, de la fesse ou du dos), c'est l'ensemble des régions du corps qui sont concernées.

De nombreux gestes de la vie quotidienne vont alors être perturbés ; dès le lendemain de l'intervention chirurgicale (consistant à ôter la tumeur cancéreuse) puis au long cours si rien n'est fait pour restaurer la mobilité, en particulier de l'épaule. Les limitations, les difficultés, les appréhensions s'installent parfois inconsciemment et sont d'autant plus marquées si le côté atteint n'est pas le côté dominant et peut ne pas être utilisé dans la vie courante. Ces déficits deviendront parfois des séquelles résiduelles si rien n'est fait pour accélérer un retour à la normale.

Comment laisser s'installer des séquelles, des douleurs, des gênes alors qu'il n'existe pas de fracture, pas de luxation ou de troubles osseux et articulaires justifiant l'installation de raideurs vraies ? L'appréhension de voir les cicatrices se rouvrir, de voir apparaître un gros bras, de faire lâcher les sutures fragiles de la reconstruction mais aussi la crainte de recevoir un choc sur le sein dans une bousculade etc. tout cela concourt à l'apparition de raideurs et de douleurs empoisonnant la vie au quotidien. À la longue c'est la reprise de l'activité physique tellement salutaire qui pourrait même être compromise.

Le Rose Pilates se fixe comme objectif de remettre en jeu progressivement les secteurs déficitaires, les gestes difficiles, les postures délicates tout en stimulant l'ensemble du corps et la respiration pour une reconstruction en beauté. La progression concerne **l'amplitude** des articulations, **la force** des muscles, **la coordination** entre les membres, en mettant au centre **la respiration**. En parallèle **l'appui sur le sein** (ou son absence) et celui **sur la main du côté opéré** (ou sur l'avant-bras) sont recherchés. Chaque étape est atteinte **en douceur, sans douleur** et **sans appréhension**.

Le Rose Pilates est construit sur la base des gestes de la vie quotidienne transformés en autant d'objectifs biomécaniquement simplifiés ; c'est la répétition des exercices pour tel ou tel objectif au fil des séances dans des situations de plus en plus complexes (voire acrobatiques) qui permettra la récupération de gestes parfaits. Cette perfection atteinte peu à peu servira un objectif plus large, la reprise de l'activité physique. Car si le corps refonctionne normalement il pourra alors se remettre à des activités plus toniques, plus physiques voire sportives.

Le tableau suivant met en parallèle les gestes de la vie quotidienne avec les gestes basiques qui les composent. La colonne de droite propose 10 gestes simples et une synthèse qui peuvent représenter autant d'objectifs mettant en jeu les seins et les membres supérieurs puis plus largement le ventre et le dos. La reconstruction du corps pour une vie normale passe par la ré-acquisition de ces gestes basiques. La colonne « gestes de la vie quotidienne » liste pour chaque item des actions concrètes qui peut-être vous posent problème ; d'autres, non citées mais propres à votre mode de vie, manquent peut-être dans la colonne de gauche. Vous pouvez les ajouter dans la ligne restée libre en regard du mouvement basique nécessaire à cette activité. Par exemple si vous jouez du piano vous inscrirez « jouer du piano » dans la colonne de gauche, à la hauteur de l'objectif 2 qui correspond à l'activité basique « lever les bras ». Mais bien évidemment au piano vous vous tenez bien droite alors vous rajouterez aussi « jouer du piano » dans la ligne 8 « avoir un dos tonique ». Vous pouvez ainsi séquencer chacune de vos activités pour découvrir les gestes basiques qui les composent.

Être en forme implique que les gestes basiques soient réalisés sans contrainte et avec facilité puis sans fatigue, ce qui se fera progressivement et d'autant plus vite que la rééducation aura été accompagnée par un kinésithérapeute et sera poursuivie avec le Rose Pilates. Ces exercices assouplissants et musclants, associés à des activités physiques endurantes, également musclantes, complèteront la remise en mouvement pour le retour à une bonne santé.

Le Rose Pilates devient donc un Pilates par objectifs :

- Être capable de placer les bras en arrière du corps ;
- Être capable de lever les bras de 0 à 90° puis de 90 à 180° ;
- Être capable de s'appuyer sur le sein opéré (ou son absence) ;
- Être capable de s'appuyer sur 2 mains puis sur 1 main (du côté opéré) ;
- Être capable de s'appuyer sur les 2 avant-bras puis sur 1 avant-bras (du côté opéré) ;
- Être capable de s'allonger sur le membre supérieur du côté opéré ;
- Avoir une colonne vertébrale souple ;
- Avoir un dos tonique ;
- Avoir un ventre tonique ;
- Être à l'aise avec son corps.

Les gestes de la vie quotidienne

	Gestes de la vie quotidienne	Gestes basiques
1	Enfiler un vêtement, attacher un soutien-gorge en arrière, une fermeture de robe, tirer une valise à roulette, attraper quelque chose à l'arrière d'une voiture.	Être capable de placer les bras en arrière du corps.
2	Lever le bras pour attraper un objet en hauteur, placer une valise sur un coffre à bagages dans le train ou l'avion, mais aussi se coiffer, faire son brushing, se maquiller, enfiler un vêtement, conduire une voiture.	Être capable de lever les bras de 0 à 90° puis de 90 à 180°.
3	Dormir sur le ventre, se retourner dans son lit, s'allonger sur le ventre pour un massage du dos, pousser un meuble pour le déplacer, porter un enfant dans ses bras.	Être capable de s'appuyer sur le sein opéré.
4	Avoir un bras solide pour s'appuyer dessus, s'asseoir et se lever d'un fauteuil avec accoudoirs, s'appuyer sur une main pour se relever du sol, sortir du bain.	Être capable de s'appuyer sur 2 mains puis sur 1 main (du côté opéré).
5	Se redresser dans son lit pour regarder son réveil, mettre ses coudes sur la table, s'appuyer sur une rambarde, lire dans son lit couchée sur le côté.	Être capable de s'appuyer sur les 2 avant-bras puis sur 1 avant-bras (du côté opéré).
6	Dormir sur le côté, se redresser de la position couchée sur le côté, se retourner dans un lit.	Être capable de s'allonger sur le membre supérieur du côté opéré.
7	Se retourner dans sa voiture pour faire un créneau, s'occuper d'un enfant à l'arrière de la voiture, regarder derrière soi, attraper un objet derrière soi en position assise.	Avoir une colonne vertébrale souple. Être capable d'effectuer une torsion du tronc.
8	Se tenir assise sans fatigue, ramasser des charges lourdes en pliant les jambes dos droit, soulever un enfant, préserver son dos des douleurs et lumbagos.	Avoir un dos tonique. Être capable de garder le dos droit pour vous pencher en avant en pliant les jambes.

	Gestes de la vie quotidienne	Gestes basiques
9	Avoir le ventre plat, porter plus facilement des charges à bout de bras, porter un enfant, faire un effort sans conséquence néfaste sur le périnée, préserver son dos des douleurs et lumbagos.	Avoir un ventre tonique. Être capable de rentrer le ventre en soufflant, région lombaire immobile, et maintenir le ventre serré pendant un effort.
10	Chaque femme a une notion qui lui est propre de la notion « être à l'aise avec son corps » ; ici le but de l'évaluation est de mesurer la situation actuelle : comme avant, moins bien qu'avant ou bien très mauvaise.	Synthèse des gestes basiques : être à l'aise avec son corps.

Belle et en forme grâce aux principes du Rose Pilates

Le Rose Pilates repose sur des principes spécifiques dont dépend son efficacité. Que les cours soient réalisés en présence d'un instructeur ou d'un kinésithérapeute ou seule à la maison, le respect des principes est capital. Respecter les principes de cette gymnastique, comme le proposait son créateur Joseph Pilates, permet d'en tirer tous les bienfaits. De fait, parce que la gymnastique de Joseph Pilates se destinait aux danseurs, adhérer aux principes fondateurs redonne au corps la fonctionnalité qui permet elle-même la maîtrise d'un corps à la fois solide et élégant, sur lequel chaque femme pourra compter. Fort de cette nouvelle gestuelle, le corps saura s'adapter à toute nouvelle activité physique, la seule condition étant de respecter les conseils prodigués par l'oncologue et le kinésithérapeute.

> Body & Mind

La concentration et la focalisation sur l'exercice du corps sont très intéressantes dans ce contexte où le mot cancer et son cortège d'idées noires monopolisent souvent l'esprit. Le « monde s'arrête de tourner » pendant la séance et seules les consignes et la succession des exercices ont une réalité. Cette fixation de l'esprit sur un effort toujours adapté et sur un objectif accessible est totalement positive dans l'esprit de la reconstruction.

Si vous réalisez les séances chez vous, faites-le dans un endroit calme pour vous créer un moment à vous de beauté et de remise en forme. La musique n'est pas obligatoire mais si une musique douce, comme un fonds sonore, vous aide à bouger avec élégance, ne vous en privez pas.

> Mouvements sous contrôle

Après un cancer du sein, une chirurgie et les traitements qui l'accompagnent, le corps de la femme réagit en développant une position de protection du sein opéré ou du sein supprimé, l'APS (Attitude de Protection du Sein). Atteint dans son intégrité, celui-ci se fige comme pour se protéger et certaines zones semblent bloquer leur mobilité ; les mouvements isolés de la ou des parties opérées doivent alors être réappris car l'appréhension, la faiblesse musculaire, la fatigue, les douleurs, les cordes lymphatiques empêchent la réalisation de tel ou tel geste pur. Plusieurs zones bougent ensemble alors qu'il ne faudrait qu'un mouvement isolé pour faire le geste attendu. Ce contrôle pour un mouvement, économique et précis est assez difficile à réaliser en début de programme car il nécessite un équilibre entre les groupes musculaires ; or, après une chirurgie ou une radiothérapie du sein, le plus souvent, les pectoraux sont trop forts et les muscles du dos trop faibles et l'on sait que inconsciemment, chaque geste va dans le sens du muscle le plus fort aux dépens du plus faible. La réalisation précise des exercices permettra de rétablir cet équilibre et d'isoler les mouvements faits sans tricherie ni compensation.

Quand vous réalisez des exercices, ne soyez pas obnubilée par... l'exercice mais plutôt par la façon de le réaliser, précisément, pour contrôler au maximum le mouvement de l'ensemble de votre corps.

> La force vient du ventre

L'apprentissage du placement et du contrôle du ventre est l'étape initiale et fondamentale sans laquelle aucun exercice ne peut être convenablement réalisé. Quand on parle de cancer du sein, le contrôle de cette zone a une grande importance. La fatigue inhérente aux traitements chimiothérapiques et radiothérapiques rend la posture asthénique ; la chirurgie reconstructrice utilisant un lambeau abdominal ou dorsal a souvent des conséquences sur la capacité de l'abdomen à se contracter efficacement. En période de ménopause naturelle ou déclenchée par l'hormonothérapie, la connaissance et le contrôle du périnée sont souvent déficitaires et un temps d'adaptation et de renforcement est nécessaire. Le Rose Pilates est la gym idéale pour un « ventre plat ».

Solliciter ventre et périnée en même temps est la garantie d'un ventre plat. Le transverse, muscle abdominal profond, se contracte en enserrant la taille comme dans une véritable gaine. En bas, le périnée contracté ferme le caisson abdominal pour aider au positionnement des organes du ventre tellement volumineux. Contracter ventre et périnée tout en soufflant, avant même de commencer à réaliser l'exercice, vous garantit le maintien de la Position Neutre avec un ventre plat assuré.

> Élégance et allure

Les exercices se réalisent sans crispation, avec grâce, élégance et féminité, en imaginant les gestes d'une danseuse de ballet; le respect de la progression des exercices permet de progresser sans difficulté ni douleur, ni renoncement non plus. Les exercices Rose Pilates sont respectueux des mouvements du corps et de sa biomécanique, et adaptés aux difficultés propres au contexte. La réalisation de cette gymnastique redonnera confiance pour oser des gestes oubliés, retrouver l'élégance, se dépasser, se redresser.

En dehors des exercices, le maintien d'une posture étirée est tout à fait possible en position assise ou debout. Cette nouvelle élégance affirme la personnalité et gaine de mieux en mieux votre corps.

> « Respirez les exercices »

Ici la respiration se fait souvent *a minima*, ce qui génère des tensions, lesquelles contribuent un peu plus à la fermeture du corps. Le sein, ayant subi une ablation partielle ou une reconstruction éventuelle, interfère sur la qualité et l'amplitude de la respiration. Son impact souvent négatif (baisse d'amplitude, douleur, appréhension) sera combattu peu à peu par les exercices respiratoires réalisés et ressentis sans douleur. Respirer vos exercices, même les plus faciles, sera le premier pas vers la fluidité des gestes et le lâcher-prise.

En Pilates on « respire ses exercices » c'est la formulation consacrée, pour améliorer la relaxation, l'oxygénation du corps, le drainage des œdèmes, la souplesse de la cage thoracique et au total la posture, tout en apportant bien-être et souplesse.

> Pilates au quotidien

C'est l'entraînement qui fera changer le corps et qui permettra de ressentir les bienfaits sur l'ensemble des structures concernées par le cancer du sein et plus globalement sur la silhouette. Les automatismes posturaux et gestuels de qualité acquis pendant vos séances seront rapidement ressentis au quotidien et visibles par des tiers. Cette transformation corporelle, progressive et régulière sera l'un des facteurs de reconstruction de l'estime de soi et de la réappropriation de votre corps dans ce parcours du combattant.

Cet entraînement devra être répété et régulier, à raison d'une fois par semaine. Quelle que soit cette fréquence, la poursuite dans la vie quotidienne des apprentissages acquis en séance est indispensable et sera d'une aide précieuse pour la disparition de toute séquelle et de tout déficit.

> Les bénéfices du Rose Pilates

Êtes-vous convaincue par ce que le Rose Pilates peut vous apporter pour votre reconstruction physique ? Consultez la liste des bénéfices attendus pour y voir plus clair dans vos besoins de reconstruction active.

Le Rose Pilates permet de :

- **se détendre et se relaxer** en apprenant la respiration qui lève les tensions et libère du stress ;
- **lutter contre la fatigue et contre les récidives en association avec d'autres activités pour définir le programme hebdomadaire préconisé ci-contre ;**
- **assouplir les amplitudes articulaires** concernées de près ou de loin par la chirurgie (épaule, colonne vertébrale) et les traitements de chimiothérapie et d'hormonothérapie (orteils, doigts, hanches, colonne vertébrale etc.) tout en respectant leur biomécanique ;
- **reconstruire une silhouette malmenée**, en galbant les muscles affaiblis, victimes d'atrophie, et en renforçant au mieux les zones utilisées pour les lambeaux de la reconstruction ;
- **réutiliser l'ensemble du corps sans appréhension, sans douleur et sans déficience** et ce, dans les secteurs touchés par les différents traitements : s'appuyer sur la main, sur le coude du côté de l'intervention, s'allonger sur le sein, en accepter l'absence, tout en replaçant le tronc et plus précisément le buste au centre du corps ;

- **se réapproprier son corps**, apprendre à gérer les asymétries, les zones étrangères, reconstruites ou non ;
- **automatiser les positionnements biomécaniquement corrects** pour mieux accomplir les gestes de la vie quotidienne (y compris l'activité physique), les rendant indolores et sans danger pour les structures articulaires, discales et musculaires (périnée compris) ;
- **retrouver le plaisir du dépassement de soi ;**
- **progresser** tout en s'adaptant à l'histoire et aux antécédents mécaniques (anciennes fractures, tendinites, douleurs, capsulite, etc.) ;
- **réaliser les mouvements avec élégance et allure**, comme une danseuse de ballet.

Rappel du programme d'activité physique recommandé dans le cadre du Sport Santé[1] :

- séances d'une durée de 45 à 60 minutes ;
- exercices en aérobie (être capable de parler mais incapable de chanter) et contre résistance ;
- fréquence d'au moins 3 fois par semaine ;
- programme d'une durée minimale de 6 mois.

Le Rose Pilates s'intègre dans ce programme d'activité physique pour le rendre encore plus sûr et performant.

1. Médicosport-Santé : le dictionnaire à visée médicale des disciplines sportives, 9 décembre 2015, CNOSF.

Le Rose Pilates en 8 mots clés

Joseph Pilates crée la gym « Contrology » en 1926 à New York.

CONTRÔLE

Le Rose Pilates n'est pas plus facile que le Pilates mais il sollicite progressivement les déficits dus aux traitements et à la chirurgie.

PROGRESSION

Notions clés du Rose Pilates

Jocelyne Rolland crée le Rose Pilates en 2011 à Paris.

Body and Mind

↓

CONCENTRATION

La concentration permet le maintien de la Position Neutre quel que soit l'exercice

Définition du Rose Pilates :

Une gymnastique réalisée toujours en position corrigée, la Position Neutre, et qui permet de récupérer, en force et en souplesse, tous les gestes du corps après un cancer du sein.

Isolation

↓

PRÉCISION

Un geste précis, sans tricherie permet de gagner en souplesse

POSITION NEUTRE

+ Position corrigée contre l'APS

Pour un corps galbé, un ventre plat, des gestes déliés et élégants.

RESPIRATION

Respirer ses exercices

Pour un corps reconstruit, des muscles solides et des gestes sans traumatisme.

RECONSTRUCTION

Pour reprendre une activité physique sans risque.

CENTRAGE

La force vient du ventre

BELLE ET EN FORME

en Rose Pilates

La kinésithérapie, tremplin pour le Rose Pilates

Vous avez envie de vous lancer dans le Rose Pilates ? Si vos traitements viennent juste de se terminer, vos articulations, votre épaule, votre bras, votre état général ne sont pas encore au mieux de leur forme. La question qui se pose alors est : avez-vous besoin de kinésithérapie ? Si vous avez eu la chance d'avoir eu une prescription et que vous avez déjà suivi des séances, doivent-elles être poursuivies ? Si vous êtes passée outre, ne serait-il pas judicieux de rencontrer un professionnel de la rééducation avant de commencer la pratique du Rose Pilates ?

[Témoignage]

“J'ai été opérée d'une tumorectomie du sein gauche il y a 2 mois et ni l'oncologue ni le chirurgien n'ont jugé nécessaire de me prescrire de la kinésithérapie puisque je n'avais pas subi de curage axillaire. C'est mon généraliste qui m'a prescrit des séances et j'ai aussitôt été prise en charge. Les séances se font en douceur, travail de la cicatrice, mobilisation de l'épaule, massage du dos, drainage des membres. Beaucoup de bienveillance et de respect, j'apprends à toucher et à masser mes cicatrices ; cela m'aide à me les approprier, à aller de l'avant et pendant la chimio c'est important. Dans l'intimité de chaque séance je me sens écoutée, soutenue et comprise. Je sais aujourd'hui que je n'aurais pas été en si bonne forme si je n'avais pas bénéficié des séances. Pourquoi ne sont-elles pas prescrites immanquablement ?”

Joanne (50 ans)

Kinésithérapie ou gymnastique, ces deux méthodes ont pour dénominateur commun le Mouvement avec un M majuscule ; côté kinésithérapie c'est le mouvement que le kinésithérapeute réalise ou fait réaliser. Il masse, il draine, il mobilise. Mouvement isolé, simple, prenant en compte une seule articulation, l'épaule par exemple, ou une seule région, le bras, c'est la kinésithérapie que l'on appelle « analytique ». Le but de la rééducation est de rétablir la fonctionnalité du corps au jour le jour pour aboutir à la pratique d'une activité physique voire sportive. Le mouvement rééducatif doit faire place peu à peu à quelque chose de plus complexe pour réenclencher la mobilité simultanée de plusieurs régions du corps. Cette gestuelle est sollicitée par la gymnastique que la personne réalise seule ou éventuellement sous le contrôle d'un professionnel qui donne des conseils.

La kinésithérapie fait partie des soins de support[1] qui apportent aux patients un apaisement et un soulagement dans les moments difficiles comme lors de la prise en charge d'un cancer. Il est admis et c'est particulièrement le cas dans le cancer du sein que les traitements médicaux sont plus douloureux et désagréables que la maladie elle-même ; les soins de support ont donc été développés pour pallier les effets secondaires des traitements pourtant incontournables.

Le sein n'est ni un muscle, ni un os encore moins une articulation. Pourtant, après une intervention chirurgicale avec ablation totale ou partielle de la glande mammaire, et d'un ou plusieurs ganglions, pendant ou après la radiothérapie ou la chimiothérapie, puis au cours de l'hormonothérapie qui accompagne (pendant 5 ans au moins) 2/3 des cancers du sein, nombreuses sont les raisons qui justifient une prise en charge kinésithérapique.

Tout au long du chemin que vous allez parcourir, la kinésithérapie présente des objectifs bien précis dans le but de limiter les séquelles mécaniques dues aux traitements médicaux et chirurgicaux, séquelles générant souvent des douleurs, des raideurs, des œdèmes, accentuant la fatigue et aggravant le déconditionnement musculaire. À la longue, ces troubles, ces déficits ou ces séquelles peuvent gêner la reprise d'une activité physique, de la gymnastique ou du sport.

Une kinésithérapie mise en place précocement après la chirurgie permet donc d'éviter bon nombre de troubles comme par exemple l'installation quasiment réflexe de l'attitude de protection du sein (ou du thorax quand le sein est absent), attitude qui à elle seule génère rétractions musculaires, raideurs et douleurs d'épaule. Des conseils avisés pour prévenir les lymphœdèmes permettent sou-

1. Soins de support : « ensemble des soins et soutiens nécessaires aux personnes malades tout au long de la maladie, conjointement aux traitements onco-hématologiques spécifiques, lorsqu'il y en a » : la kinésithérapie, la sophrologie, l'acupuncture, l'auriculothérapie, la réflexologie, l'hypnothérapie, la psychologie, la diététique, l'ostéopathie et les soins esthétiques sont des soins de support.
Circulaire N°DHOS/SDO/2005/101 du 22 février 2005 relative à l'organisation des soins en cancérologie.

vent d'éviter leur apparition ; l'absence de prise de poids, la mobilité entretenue de l'épaule, la souplesse du creux axillaire sont également des moyens de prévention essentiels des œdèmes que le kinésithérapeute peut conforter tout en donnant les moyens d'y parvenir (voir annexe 5).

Pendant et après la chimiothérapie, les séances de drainage aideront les tissus conjonctifs (derme, tendons, aponévroses) riches en capillaires artériels, veineux et lymphatiques à se débarrasser des résidus toxiques qui se sont accumulés en vous. L'apprentissage des étirements des muscles et des techniques de dérouillage articulaire aidera le corps à retrouver peu à peu souplesse et indolence ; ces séances de kinésithérapie dites de « décrassage » seront prolongées par la réalisation des mêmes exercices à la maison, chaque jour.

Avant la radiothérapie la kinésithérapie a un objectif principal qui est le placement de l'épaule dans la position requise pour un tel traitement. Si cette position, bras élevé, coude fléchi à hauteur de l'épaule, ne peut être prise, la radiothérapie sera reportée. C'est dire l'importance des séances quand une douleur, l'appréhension ou d'autres incidents entravent la souplesse de l'épaule. Pendant et après la radiothérapie, la kinésithérapie a également pour objectif de maintenir puis de redonner de la souplesse non plus seulement à l'articulation mais à la peau et aux muscles irradiés, tout en préservant l'élasticité des cicatrices qui parfois se rétractent et se fibrosent au cours de l'irradiation. C'est cette souplesse des articulations et des tissus qui permet de laisser libre la circulation lymphatique, évitant ainsi les œdèmes survenant après les rayons.

Si des cordes lymphatiques (Thromboses Lymphatiques Superficielles) apparaissent, la kinésithérapie a fort à faire pour éliminer ces véritables brides. Massage, drainage, étirements doux, mobilisations viendront à bout de ces « cordes de guitares ». Pour prévenir leur retour qui peut même survenir quelques années après votre parcours de soin, l'entretien de la souplesse de l'épaule, du coude, du poignet et des doigts par des étirements est toujours profitable ; ils seront enseignés pour une pratique journalière : élever le bras en étirement complet tout en se brossant les dents ou pendant la douche.

L'utilité de la kinésithérapie de l'épaule dans le contexte du cancer du sein n'est plus à démontrer ; pour réhabiliter totalement cette articulation essentielle pour les gestes de la vie quotidienne (famille, loisirs, profession) la kinésithérapie est ici indispensable et ne doit rien laisser passer. Apprendre à corriger une attitude de protection du sein (APS) puis retrouver l'amplitude totale de son épaule sont des impératifs qu'il faut savoir mettre en œuvre pour éviter toute douleur tendineuse de l'épaule et musculaire des trapèzes et de la nuque, et pour pouvoir subir une radiothérapie qui impose une position du bras en chandelier. Les muscles faibles seront renforcés grâce à des protocoles musclant progressifs[1] ; renforcer l'épaule ayant subi un curage axillaire par exemple confèrera à cette articulation une stabilité utile pour la reprise des activités quotidiennes et le développement progressif d'efforts physiques plus intenses.

On sait que toutes les cicatrices doivent être massées et que demander à une femme opérée du sein de se masser elle-même est irréaliste. Pratiquement, l'accès aux cicatrices du sein et du creux de l'aisselle n'est pas facile et masser correctement une cicatrice nécessite l'usage de ses deux mains ; psychologiquement, l'accès, la vue, le contact avec la cicatrice rappellent le traumatisme de l'agression du sein, aussi bien symboliquement qu'organiquement. Certaines femmes refusent catégoriquement d'y toucher, d'autres ne peuvent même pas la regarder. C'est donc le kinésithérapeute qui mobilise, masse, étire, décolle les cicatrices. En complément il enseigne à la patiente les exercices à réaliser au quotidien pour mettre les cicatrices en position étirée sans les toucher et lui prodigue les conseils pour lutter contre l'APS et entretenir la souplesse de l'épaule, ce qui indirectement agit sur sa mobilité. Une cicatrice restera toujours une zone de moindre souplesse ; elle doit donc être entretenue sans jamais laisser le corps se refermer sur elle en raison du contexte, une fatigue récurrente par exemple. Certaines zones comme l'épaule ou le creux de l'aisselle sont des carrefours qui ont une forte capacité à s'enraidir.

Enfin les lymphœdèmes du sein et surtout du membre supérieur constituent une indication historique de la kinésithérapie du cancer du sein ; le drainage lymphatique manuel aide à diminuer le volume des segments en surcharge ; il est complété par la contention des parties de membre allégées. Adaptation de manchons et de gants ou mitaines, apprentissage de la réalisation des bandages multicouches de manière autonome, choix du type de contention, le kinésithérapeute face à un lymphœdème est un acteur majeur préoccupé de votre confort et de votre qualité de vie.

Toutes les actions menées en kinésithérapie permettent de mieux contrôler les douleurs qui ont des origines multiples : tensions musculaires dues au stress et aux positions de protection, cicatrices adhérentes ou rétractiles, repousse des nerfs en cours et sensations erronées qui les accompagnent, fibrose du passage des drains souvent négligées, œdèmes congestionnant le sein. La qualité de vie ne sera pas optimale tant que ces douleurs perdureront.

La fonction du kinésithérapeute repose également sur ses facultés d'écoute face à une femme sujette aux doutes, aux craintes et aux questions concernant son apparence physique aujourd'hui et demain. Ce sera au professionnel de santé de lui apporter des réponses pertinentes, le rééducateur sachant autant encourager et restaurer le « corporel » que soutenir le « mental ».

1. Fiche complète à découvrir sur le site **www.sereconstruireendouceur.com**

« Ici est le seul lieu où l'on me fait du bien » ; cette phrase prononcée par Nicole après une séance de kinésithérapie destinée à parfaire les résultats de sa reconstruction, résonne encore dans ma tête à chaque fois qu'une nouvelle séance débute. Faire du bien sans perdre de vue l'objectif fixé par la kinésithérapie du cancer du sein, un combat de chaque instant. Le parcours de soin, plutôt violent, il faut le dire, justifie une kinésithérapie efficace qui apporte à chaque séance une dose de bien-être, de confort et de réconfort.

On ne peut que regretter que la kinésithérapie ne soit pas systématiquement prescrite après la chirurgie et que certaines femmes doivent attendre de présenter des troubles bien établis pour leur permettre de bénéficier de séances de rééducation. Le temps perdu rallonge les délais de récupération, même si un professionnel averti fera toujours en sorte que le rétablissement de toutes les fonctions soit le plus complet possible pour redonner au physique un avenir.

Si vous souffrez de l'un des troubles évoqués ci-dessus, demandez conseil à votre médecin ou à votre kinésithérapeute qui effectuera une prise en charge adaptée vous permettant de retrouver un « état mécanique » compatible avec la progression de votre reconstruction physique.

Entre la kinésithérapie et le sport, se glisse donc la gymnastique, pour une véritable « reprise en main » progressive du corps, celle-ci incluant la réappropriation du sein opéré, reconstruit ou non[1]. Ici le kinésithérapeute n'est plus l'instigateur du mouvement ; le corps bouge, les exercices s'enchaînent et le corps meurtri redevient peu à peu source de satisfactions : plaisir de l'effort, du dépassement de soi, voire satisfaction de la performance atteinte, quel que soit son niveau mais de plus en plus élevé. La kinésithérapie bien menée rapproche la femme d'une pratique gymnique plus globale, celle du Rose Pilates, complétant, affinant, renforçant ce que la kinésithérapie a préparé. Une fois la Position Neutre obtenue, on peut parler de réconciliation avec un corps différent mais accepté en tant que tel ; cette posture valorise en effet la poitrine, les épaules en arrière, le menton redressé, le ventre étiré, le dos droit[2], prêt à accomplir des efforts plus élaborés. Les exercices réalisés selon des objectifs spécifiques à atteindre rapprochent le corps de la récupération totale sans séquelle ni déficit.

Cette gymnastique renforce les acquis de la kinésithérapie pour une récupération complète des gestes, des muscles, des articulations en proposant des exercices de plus en plus sophistiqués mais répondant toujours aux principes de précision, de fluidité et de contrôle de la Position Neutre de référence. Bouger les bras avec des altères en gymnastique suédoise sans prendre soin ni de la position

1. Rolland Jocelyne, « La prise en charge des suites du cancer du sein », *Kiné Point Presse*, Juin 2012, 28, 24-25.
2. Film de l'ordre des kinés visible sur youtube : http:/www.youtube.com/watch?v=w3A7pve2Fd8

de l'omoplate, ni du gainage du ventre et du périnée serait préjudiciable à la fonctionnalité de votre épaule. N'accepter que le mouvement parfait, « contrôlé », « respiré » est le leitmotiv du Rose Pilates. Bannir les douleurs quelles qu'elles soient, ressentir son corps en valorisant toutes ses possibilités sera capital pour ces femmes que les Américains appellent des ***survivors***[1] mais avec une ambition, celle de retrouver leur qualité de vie ; côtoyer la mort et en réchapper permet de renforcer l'image d'un corps à écouter, à « chouchouter » avec un physique sur lequel il est possible de compter, qu'il est possible de maîtriser et d'emmener assez loin dans la performance.

Réalisée sous le contrôle d'un professionnel de santé, souvent le kinésithérapeute[2] ou dans des groupes contrôlés par des professionnels ayant reçu une formation spécifique ou encore seule à la maison et quel que soit le mode de pratique, la gymnastique est le chaînon indispensable entre la kinésithérapie qui remet le corps en état et la reprise du sport qui optimise les compétences. Car cette reprise de l'activité physique, régulière et répétée, a montré ses bienfaits et pas des moindres : c'est le meilleur moyen pour lutter contre la fatigue post-cancer, le meilleur antidote contre les douleurs liées aux traitements, la meilleure prévention des récidives et ce, jusqu'à 50 %, à condition de suivre les recommandations figurant dans les référentiels[3].

Le Rose Pilates (expression de la rencontre providentielle entre le cancer du sein et le Pilates), permet à la femme « déconstruite » dans son intégrité corporelle de se reconstruire en douceur et dans un temps relativement court. Retrouver une certaine amplitude des articulations touchées par la chirurgie et la force des muscles déconditionnés par des mois de traitements est complété par la réintégration du membre supérieur et du sein meurtri ou manquant dans les gestes de la vie quotidienne puis dans des figures plus acrobatiques impensables avant sa mise en œuvre. Chaque étape est passée en douceur, sans douleur et sans appréhension. Cette véritable « gymnastique par objectifs » est donc progressive et adaptable à toutes les situations, quelles que soient les interventions chirurgicales de reconstruction subies et à tous les moments de ce difficile parcours, pendant la chimiothérapie et la radiothérapie, durant l'hormonothérapie, dans l'environnement de toutes les chirurgies.

Le tableau suivant regroupe les étapes du parcours et les 2 techniques, kinésithérapie et gymnastique. En fonction de votre situation et selon les différents traitements que vous avez à subir, vous allez pouvoir caractériser votre situation pour aller plus loin dans votre reconstruction.

1. « survivantes ».
2. Rolland Jocelyne, « Indications et pratiques de la méthode Pilates en kinésithérapie », *Kinésithérapie Actualité*, 26 juin 2014, 1368, 20-22.
3. Référentiels AFSOS pour l'APA : **http://www.afsos.org**

	Kinésithérapie	Rose Pilates
Chirurgie du sein et chirurgie des ganglions	Oui tant qu'il est nécessaire de lutter de manière analytique contre les conséquences de la chirurgie : cicatrice, douleur, raideur, peurs, œdèmes, appréhension.	Après le délai de cicatrisation pour aller plus loin dans la récupération des objectifs fonctionnels.
Chirurgie reconstructrice	Oui tant qu'il est nécessaire de lutter de manière analytique contre les conséquences de la chirurgie : cicatrice, douleur, raideur, manque d'appropriation.	Avant la reconstruction pour préparer le corps au mieux et/ou après pour récupérer tous les gestes de la vie quotidienne.
Chimiothérapie	Oui tant que vous avez besoin de drainage, de massage pour vous aider à supporter les effets secondaires des produits.	Oui pour retrouver de l'énergie et lutter contre les effets secondaires, en particulier les douleurs et la fatigue.
Radiothérapie	Oui tant que vos cicatrices ou zones de fibrose ou la présence de cordes nécessitent des gestes d'assouplissement spécifiques.	Oui pour maintenir un bon état général en vue de votre récupération totale.
Hormono-thérapie	Oui si vous avez des douleurs non calmées par le Rose Pilates et l'activité physique.	Oui, chaque semaine et le plus longtemps possible en association avec le programme d'activité physique adaptée.
Après-cancer	Oui si vous avez toujours des séquelles à traiter.	Oui comme une partie du programme d'activité physique recommandé.

La kinésithérapie permet d'accéder au Rose Pilates et cette méthode confirme et optimise les acquis de la rééducation. Ensemble, ces techniques reprogramment et reconditionnent le corps et l'esprit à la pratique de l'activité physique. Idéalement celle-ci sera pratiquée régulièrement (3 à 5 fois par semaine), durant 45 mn à 1 heure, avec une intensité modérée à soutenue (8 à 9 MET)[1] associant

1. voir le tableau des activités en fonction des MET en page 194.

des activités d'endurance à des exercices musclants à la fois dans le plaisir et la sécurité[1]. Cette sécurité sera optimale si le placement du corps est conforme aux recommandations du Rose Pilates, le renforcement des différents gainages stabilisant utilement le corps pour des efforts soutenus.

Votre kinésithérapeute et votre oncologue sont à même de vous indiquer si vous présentez des contre-indications à la pratique du Rose Pilates. Vous trouverez en annexe une fiche vous permettant d'informer des spécificités du Rose Pilates celui qui a votre confiance (annexe 2).

Si durant la pratique du Rose Pilates vous ressentez une douleur ou toute autre manifestation désagréable, parlez-en à votre médecin ou à votre kinésithérapeute. Cela veut dire le plus souvent que vous le pratiquez avec trop d'intensité. En effet il ne sert à rien de vouloir griller les étapes ; votre corps a besoin de réapprendre progressivement l'activité physique quelle qu'elle soit.

1. Bouillet T., Zelek L., « Utilité et mécanismes de l'activité physique et sportive en oncologie mammaire. », *La Lettre du Sénologue*, 2015, 69, 10-14.

4

Mon cahier d'exercices : le Rose Pilates pas à pas

Étape 1 : Je souhaite me mettre au Rose Pilates.

Étape 2 : J'évalue mes besoins pour mon programme Rose Pilates et les objectifs à atteindre.

Étape 3 : J'apprends à me placer en Position Neutre.

Étape 4 : Je choisis mes exercices et je les réalise avec les principes Pilates.

Étape 5 : J'utilise le Rose Pilates dans ma vie quotidienne.

Étape 6 : Je réalise une séance complète de Rose Pilates.

Si l'annonce du cancer est pour de nombreuses femmes « le premier jour du reste de leur vie », il se peut qu'une activité, une prise de conscience, une décision inaugure aussi une nouvelle vie. Le Rose Pilates peut être le déclencheur d'un nouveau mode de vie dans lequel le corps aura une place différente.

[Témoignage]

“ J'ai découvert le monde de Pilates après une chirurgie mammaire et une radiothérapie. Pendant les séances quotidiennes de rayon j'avais l'impression que mon corps se désolidarisait de mon cerveau. Le cancérologue m'a immédiatement conseillé le "sport". Ce mot et ce monde m'étaient totalement étrangers jusqu'alors. C'est pendant un froid mois de décembre que j'ai rencontré le Rose Pilates où l'on m'a enseigné entre autres, la respiration. La présence du coach, son écoute, ses conseils ont raccordé les fils entre mon cerveau et mon corps. Grâce à Pilates je pouvais à nouveau sentir mes épaules, j'avais davantage de force dans les bras. Je pouvais tenir en équilibre sur un ballon en centrant ma respiration. C'était formidable car je me sentais à nouveau responsable de moi, de mon corps. Je n'oublierai jamais que lorsque l'on doit faire un exercice il ne faut pas "oublier" de penser. Car même si l'exercice est difficile (beau mouvement, "ranger" ses jambes ou ses bras) on doit rester connectée à son cerveau, en inspirant ou soufflant correctement pendant l'effort. Ce qui me frappe dans le Rose Pilates c'est que j'ai appris à penser avec mon corps. Je n'ai jamais mal après les séances. Je suis fatiguée mais tellement heureuse."

Anne (59 ans)

ÉTAPE 1

Je souhaite me mettre au Rose Pilates

Ça y est ! Vous êtes décidée ; le Rose Pilates est fait pour vous. Avant de démarrer votre évaluation, faites un état des lieux pour définir votre plan d'attaque ; vous devez vous organiser.

Vous devez tout d'abord trouver un espace chez vous, au calme, avec la possibilité de vous allonger au sol ; la taille de cet espace est votre taille à laquelle vous ajouterez la longueur de vos bras et en largeur votre envergure.

Si vous ne disposez pas de cet espace au sol chez vous, vous pouvez vous allonger sur votre lit à condition qu'il ne soit pas trop mou. Si vous êtes au sol évitez le carrelage trop froid et trop dur ; prévoyez un tapis de sol ou une couverture pliée pour adoucir le contact entre votre corps et le sol, surtout utile quand vous serez en appui sur les genoux.

Vous avez ensuite besoin d'accessoires que vous pourrez acheter facilement dans les magasins de sport ou bien trouver chez vous :

- Une couverture pliée ou un tapis de gymnastique.
- Un tabouret, une chaise ou un canapé ou encore un gros ballon.
- Un paréo ou encore une écharpe longue d'au moins 2 m ou bien une sangle élastique.
- 2 petites bouteilles vides en plastique que vous pourrez remplir d'eau en augmentant peu à peu la quantité d'eau, donc le poids, ou 2 balles lestées.
- 2 petits coussins 40 cm x 40 cm ou 2 ballons « paille » (parce que gonflés à l'aide d'une paille).

Vous pouvez réaliser les exercices toute seule mais vous pouvez aussi inviter des amies à se joindre à vous.

Si vous préférez être accompagnée vous trouverez sur le site du magazine Rose, www.rosemagazine.fr, des vidéos Rose Pilates ; enfin vous pourrez aussi vous associer à un groupe de femmes Rose Pilates chez un kinésithérapeute ou dans une salle de remise en forme ou bien encore dans une association.

La liste des instructeurs formés spécifiquement au Rose Pilates se trouve sur le site **www.sereconstruireendouceur.com**

Matériel/Équipement

1 tapis en mousse 1,60 m x 0,60 m	**2 balles lestées** 500 gr et 1 kg	**2 ballons « paille »** Taille souple 25 cm, à gonfler avec une paille

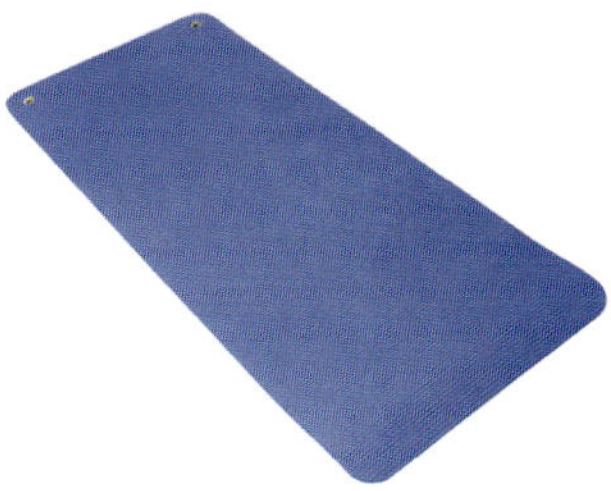

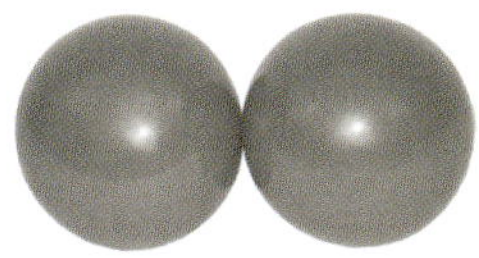

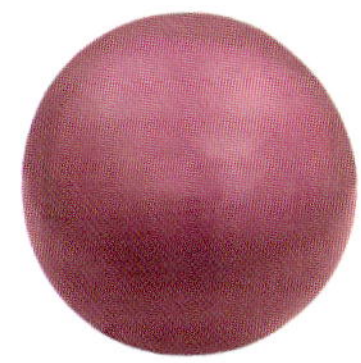

1 gros ballon (swiss ball) Taille 55 cm (si vous mesurez moins d'1,70 m), Taille 65 cm (si vous mesurez plus d'1,70 m), à gonfler avec une pompe	**Sangle élastique avec poignées**

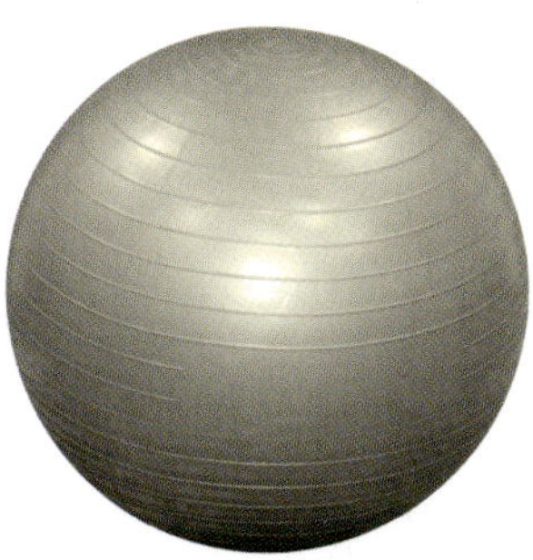

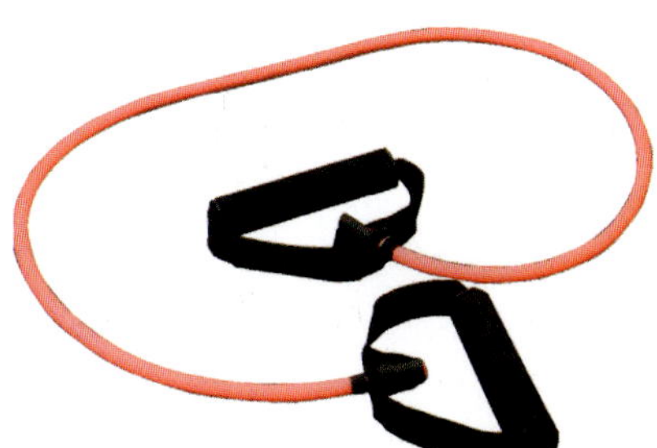

Tous ces accessoires sont disponibles dans les magasins vendant des articles de sport et bien entedu sur Internet.

ÉTAPE 2

J'évalue mes besoins pour mon programme Rose Pilates et les objectifs à atteindre

Faire une évaluation des gestes de la vie quotidienne qui sont perturbés et ceux qui ne le sont pas est le point de départ du programme de reconstruction active, une sorte d'état des lieux pratique et personnalisé. Rappelez-vous que le Rose Pilates est né de ces objectifs fonctionnels qui vous font défaut et autour desquels vont se construire les séances.

Faire cet état des lieux suppose que l'on connaît ce qu'il faut évaluer. Chaque quotidien de femme est différent, les gestes fonctionnels, eux-aussi, sont variés, selon les loisirs, la famille, le sport pratiqué, les activités ménagères..., la liste ne sera jamais exhaustive. Mais les gestes fonctionnels peuvent être regroupés en gestes simples dont la liste sera plus courte, plus simple, et plus facile à utiliser pour l'évaluation. Si un geste simple est douloureux, limité ou difficile, c'est l'ensemble des gestes complexes le mettant en œuvre qui seront perturbés... et la qualité de vie au quotidien menacée. Reportez-vous au tableau qui met en correspondance gestes simples et gestes complexes (voir p. 54-55).

Exemple : vous avez remarqué que vous aviez des difficultés à attacher une fermeture éclair dans votre dos avec vos deux mains à cause d'une douleur dans l'épaule du côté opéré et que tirer une valise comme vous le faisiez avant ne se fait plus spontanément avec la main du côté opéré...

Le tableau proposé en page suivante permet d'attribuer une note en regard de chacun des gestes à accomplir. Les 6 premiers objectifs concernent l'activité mettant en jeu le haut du corps, les bras et le buste. Ce sont les principaux concernés après une chirurgie du sein ou du creux de l'aisselle.

Les 3 objectifs suivants se rapportent davantage à des situations liées au type de reconstruction subi (utilisant le dos ou le ventre) ou bien en rapport avec des difficultés qui préexistaient avant l'épisode de cancer du sein (âge de la ménopause, absence d'activité physique, surpoids, douleurs ou faiblesses préexistantes).

L'objectif 10 concerne la sensation que vous avez de votre corps au moment de cette évaluation, sensation qui accompagne les gestes de l'activité quotidienne, y compris votre activité physique et de loisirs. Il donne une image à un instant précis de votre corps qui pourrait se réduire à deux mots opposés : fragile / solide. Entre les deux, le curseur se situe à un niveau correspondant à la note globale obtenue en additionnant les scores de chaque item.

Faites ce test au début de votre rééducation puis refaites-le après 1 mois de pratique de Rose Pilates, puis encore tous les mois jusqu'à la fin des traitements, et poursuivez-le tous les 3 mois si vous êtes sous hormonothérapie ou si les effets de la chimiothérapie tardent à s'éliminer.

Sur la réglette regardez où votre score vous positionne et notez la date à son niveau.

Objectifs	FRAGILE : 0	Votre Note entre fragile et solide : 1	SOLIDE : 3
OBJECTIF 1 : Être capable de placer les bras en arrière du corps	0	1	3
OBJECTIF 2 : Être capable de lever les bras de 0 à 90° puis de 90 à 180°	0	1	3
OBJECTIF 3 : Être capable de s'appuyer sur le sein opéré	0	1	3
OBJECTIF 4 : Être capable de s'appuyer sur 2 mains puis sur 1 main (du côté opéré)	0	1	3
OBJECTIF 5 : Être capable de s'appuyer sur les 2 avant-bras puis sur 1 avant-bras (du côté opéré)	0	1	3
OBJECTIF 6 : Être capable de s'allonger sur le membre supérieur du côté opéré	0	1	3
OBJECTIF 7 : Avoir une colonne vertébrale souple **Être capable d'effectuer une torsion du tronc**	0	1	3
OBJECTIF 8 : Avoir un dos tonique **Être capable de garder le dos droit pour vous pencher en avant en pliant les jambes**	0	1	3
OBJECTIF 9 : Avoir un ventre tonique **Etre capable de rentrer le ventre en soufflant, région lombaire immobile, et maintenir le ventre serré pendant un effort**	0	1	3
OBJECTIF 10 : Être à l'aise avec son corps	Je me sens FRAGILE		Je me sens SOLIDE

Fragile — Solide

0	1	2	3	4	5	6	7	8	9	10	11	12	13	14	15	16	17	18	19	20	21	22	23	24	25	26	27

Dans le tableau ci-contre entourez le score de chaque item ; la colonne de gauche vous propose des gestes à effectuer simplement.

FRAGILE = note 0 : quelle qu'en soit la cause, appréhension, lourdeur, douleur, raideur ou manque de force musculaire, le mouvement est impossible.

Entre les deux = note 1 : le geste est difficile mais réalisable.

SOLIDE = note 3 : si le mouvement est pour vous facile ou normal, comme avant les traitements.

Exemple : vous appuyer sur votre sein opéré vous paraît encore impossible de peur que quelque chose de violent se passe, entourez la note 0 de l'objectif 3.

Exemple : votre dos est douloureux et le tenir droit quand vous vous penchez en avant est fatigant et difficile, entourez alors la note 1 de l'objectif 8.

Grâce à l'entraînement, votre corps va changer, les objectifs vont peu à peu être atteints avec des qualités propres à la méthode Rose Pilates : élégance, allure, fluidité, précision des gestes. En parallèle, le vieillissement prématuré des structures, vertèbres et disques intervertébraux, périnée et organes abdominaux, tendons, cartilages et ligaments, sera limité.

Effectuer cette auto-évaluation régulièrement vous aidera à retrouver vos compétences d'avant et parfois même à les dépasser. L'élégance et la féminité se nourrissent de ces mouvements primaires (que l'on fait sans y penser) mais essentiels; le corps maîtrisé à nouveau ira plus loin encore en retrouvant ses capacités.

Pour celles qui sont concernées, la reprise du sport de compétition, nécessitera l'exécution de tests plus sophistiqués sous contrôle médical ; parlez-en à votre kinésithérapeute, à votre médecin ou bien consultez un médecin du sport.

Comment retrouver ces mouvements dits primaires mais essentiels ? C'est justement la spécificité du Rose Pilates, une gymnastique par objectifs aux principes bien établis qui donne la possibilité au corps de fonctionner à nouveau en respectant la biomécanique pour passer du geste simple comme lever le bras au mouvement plus élaboré comme frapper dans une balle de tennis ou plus fonctionnel comme tirer une valise à roulettes (la 4e étape de ce chapitre met en parallèle les objectifs avec les exercices Rose Pilates correspondants).

ÉTAPE 3

J'apprends à me placer en Position Neutre

Une fois posés les principes de la pratique du Rose Pilates et avant de réaliser les exercices il est important de bien comprendre la Position Neutre car c'est elle qui va être le fil conducteur de tous les exercices, du plus simple au plus complexe, voire au plus acrobatique. **Cette position corrigée de la colonne vertébrale, puis des ceintures scapulaire (épaules et omoplates) et pelvienne (le bassin), donne un point fixe pour les exercices.** En effet il est nécessaire de savoir stabiliser l'axe du corps pour mieux faire bouger les membres, ce qui paraît logique *a priori* mais qui n'est pas si facile. Bien au contraire, et c'est donc cet apprentissage qu'il faudra faire en premier lieu. Pour cela vous devez imaginer un arbre soumis à un vent violent : les branches sont agitées en tous sens ; si le tronc est solide, bien droit, bien enraciné, les branches ploient mais l'arbre tient bon. Si les racines sont faibles et que l'arbre est un peu bancal, un souffle pourra le déstabiliser. Si au contraire le tronc est gainé, solide avec des tuteurs (vos muscles), le vent ne gagnera pas. Vous êtes un arbre et vous êtes solide, ou le deviendrez grâce à la Position Neutre.

Cette Position Neutre peut être apprise et appliquée lors de votre séjour à l'hôpital ; en effet la douleur, le traumatisme de la chirurgie, la crainte de la fragilité des cicatrices ont tendance à enrouler le corps, le bras restant collé au thorax, l'épaule surélevée et refermée protégeant le sein ou son absence. Prendre une position corrigée, étirée, même si les premiers moments sont difficiles (mais sans risque rassurez-vous), vous permettra une récupération plus rapide.

Le pivot de la méthode Pilates comporte des référentiels de positionnement c'est-à-dire des positionnements bien précis qui seront sans cesse utilisés dans les exercices Rose Pilates. Ces référentiels font l'objet d'un apprentissage précis; ils sont ensuite mis à l'épreuve des exercices toujours plus déstabilisants de cette Position Neutre : davantage de segments mis en jeu, davantage de poids à contrôler et une augmentation du nombre d'exercices à répéter, avec des amplitudes de plus en plus grandes, avec de moins en moins de points de repères. Pour rappeler comment cette position est mise en action et avec quels différents référentiels, on dit en Rose Pilates que l'on « engage » telle ou telle région pour ne pas avoir à répéter les différentes caractéristiques de la position. Après quelques séances « engager » son périnée, son transverse ou ses omoplates devient un ordre familier et un nouvel automatisme corporel s'installe. Le corps déconstruit et malmené du fait de l'opération (ou des opérations) du sein est parfois loin de cette posture idéale. Ramener les différents segments dans un alignement conscient permet de replacer les unes après les autres les pièces d'un puzzle désorganisé.

Des exercices simples dits « éducatifs » permettent de découvrir les différentes composantes de la Position Neutre. Ces « éducatifs » doivent être intégrés avant de passer aux exercices proprement dits.

Descriptif de la Position Neutre

C'est la position idéale à utiliser dans toutes les activités de la vie quotidienne pour de réels bienfaits :

Le bassin en Position Neutre n'est ni en rétroversion (fesses effacées) ni en antéversion (fesses trop ressorties) ; dans cette Position Neutre du bassin, la **colonne lombaire** retrouve son creux naturel. Ce creux n'est pas une véritable cambrure, c'est le creux naturellement présent dans toute colonne lombaire en bon état. La **colonne cervicale** elle aussi retrouve son léger creux physiologique. La colonne est sans cesse étirée vers le haut comme si on poussait contre une toise, comme si on désirait se grandir, le menton n'est ni baissé (double-menton) ni relevé, le regard est horizontal en position assise ou debout.

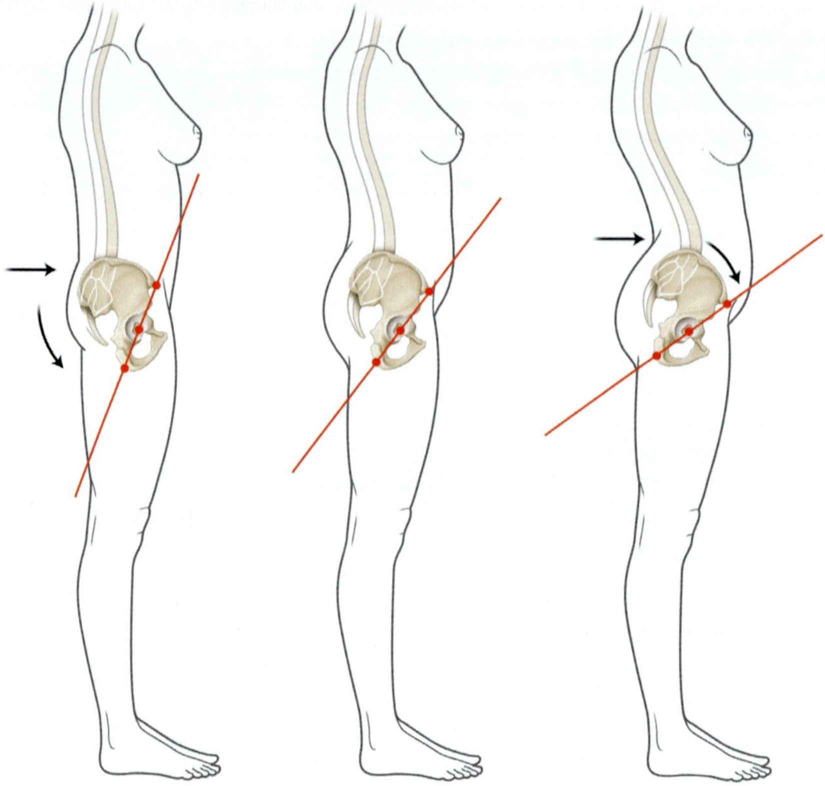

Rétroversion du bassin — Position Neutre — Antéversion du bassin

Éducatif 1

Quand vous êtes allongée sur le sol, jambes repliées, pieds à plat au sol, imaginez que votre bassin est une assiette creuse remplie d'eau. En antéversion vous accentuez votre creux lombaire et l'eau se déverse vers vos talons, entre vos jambes. En rétroversion, la région lombaire se plaque fortement sur le sol et l'eau s'écoule vers votre sternum. La Position Neutre avec un léger creux lombaire (juste la place de l'épaisseur de votre main) permet à l'eau de rester dans l'assiette car votre bassin est alors horizontal... Placez une main sous vos lombaires (la main du côté non opéré pour ne pas tirer trop tôt sur l'épaule) et l'autre main sur votre ventre. Faites basculer votre bassin en antéversion et en rétroversion puis revenez entre les deux positions, bassin horizontal, les lombaires posées sur votre main sans appui.

Éducatif 2

Assise sur une chaise, faites rouler votre bassin en arrière en tassant la colonne puis creusez le dos en vous redressant ; trouvez ensuite la position intermédiaire, bassin vertical, en Position Neutre, en vous servant de vos mains pour ressentir le positionnement des lombaires, en léger creux.

Éducatif 3

Quand vous êtes couchée au sol, évitez de vous dessiner un double menton ; au contraire vous devez recréer un léger creux cervical en plaçant votre visage parallèle au plafond et en relevant légèrement le menton.

Le ventre doit être tenu par une légère contraction du muscle transverse, véritable gaine entourant la taille (imaginez une écharpe haute de 20 à 30 cm que vous auriez enroulée autour de votre taille). Pour contracter ce muscle vous devez rentrer le bas ventre en soufflant bouche ouverte comme pour faire de la buée sur une vitre. Attention, ne bougez ni le bassin ni les lombaires pendant que vous soufflez ; la contraction du transverse emmène le nombril vers la colonne qui reste immobile en léger creux. Votre tour de taille diminue. Si vous rentrez le ventre en serrant les fesses en même temps vous allez vous effondrer avec le bassin en rétroversion ; c'est peut-être ce que vous avez appris en gym mais ça n'est pas ce qui est attendu en Rose Pilates.

Cette contraction du ventre par le transverse doit être précédée de la sollicitation consciente du périnée et doit être associée à un allongement vers le haut de la colonne vertébrale. Voici comment contracter votre périnée.

Le périnée doit être engagé par la contraction des muscles qui permettent par exemple de retenir un gaz (ces muscles s'appellent les releveurs de l'anus) ; à chaque fois qu'un effort de correction en Position Neutre est demandé et *a fortiori* un exercice, la première étape sera l'engagement du périnée.

Éducatif 4

Ne confondez pas serrer les fesses et serrer l'anus. Debout, pointes de pieds tournées en dedans l'une vers l'autre, creusez légèrement la région lombaire en vous étirant vers le plafond, empaumez vos fesses, une dans chaque main. Faites l'effort comme pour retenir un gaz ; vos fesses, donc vos muscles fessiers, doivent rester mous, sans aucune contraction. La région lombaire ne doit pas bouger. Vous avez dissocié fesses et périnée.

Éducatif 5

Si vous avez des difficultés à contracter votre transverse seul, sans associer un mouvement du bassin, placez-vous en position assise, vos mains à plat, paumes contre les lombaires. Vos mains tiennent votre bassin et vos lombaires respectivement en antéversion et en creux. En bloquant tout mouvement, autant du bassin que des lombaires, commencez par vous entraîner à serrer votre périnée, puis à souffler en rentrant le ventre bouche ouverte, puis à rentrer le ventre fortement comme pour fermer la ceinture d'un pantalon un peu trop serré.

Éducatif 6

Pour être certaine de contracter efficacement votre transverse, placez-vous à plat ventre puis redressez-vous sur vos coudes. Dans cette position votre ventre touche le sol ; en soufflant rentrez le ventre en essayant de le décoller du sol, le nombril allant vers la colonne qui ne bouge pas.

La respiration *en Rose Pilates sera thoracique et abdominale ; l'expiration grâce au rentré de ventre précède l'inspiration. En commençant la respiration par l'expiration (souffler, vider les poumons), le positionnement des organes abdominaux facilite le rentré de ventre et la contraction du périnée. Le thorax pourra ensuite se gonfler lors de l'inspiration (faire rentrer de l'air par le nez). L'action de souffler est volontaire avec comme point de départ la contraction du muscle transverse ; par contre l'inspiration doit se faire sans effort particulier. Laissez vos poumons se gonfler seuls sans effort et sans bouger la colonne vertébrale. Après une profonde expiration vous n'avez pas d'autre choix que de laisser l'air rentrer dans vos poumons.*

Éducatif 7

Couchée sur le dos, après avoir rentré le ventre en soufflant par la bouche, inspirez naturellement en gonflant la cage thoracique, le sternum projeté en avant et les côtes écartées ; ne bougez ni la région lombaire, ni les épaules. Placez vos mains respectivement une sur le ventre et l'autre sous les lombaires pour ressentir le rentré de ventre sans bouger les lombaires. Puis pour ressentir l'inspiration, placez vos mains sur les basses côtes et ressentez leur ouverture lors de l'inspiration.

Éducatif 8

Assis sur une chaise, colonne étirée, creux lombaire et cervical maintenus, placez une écharpe autour de la partie basse de la cage thoracique ; soufflez bouche ouverte en entraînant le nombril vers la colonne comme pour faire de la buée sur une vitre ; le ventre se creuse et l'écharpe resserrée autour de votre cage thoracique vous aide à souffler davantage. Puis laissez l'air gonfler votre cage thoracique, laquelle pousse contre l'écharpe que vous avez resserrée. Ouvrir vos côtes contre la résistance de l'écharpe vous permet de ressentir ce mouvement et de l'accentuer.

Les épaules doivent être basses et les omoplates resserrées comme si le sternum était projeté en avant. Mais attention, si la région lombaire et le bassin ne sont pas en Position Neutre, il sera difficile de corriger les épaules. L'épaule est la région concernée par la chirurgie et la radiothérapie et constituera le point le plus délicat de cet apprentissage de la Position Neutre car il est parfois délicat de corriger l'attitude de protection du sein (APS).

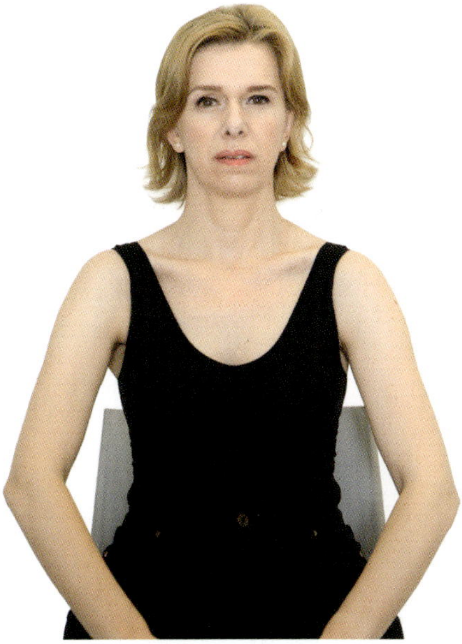

Épaules en avant

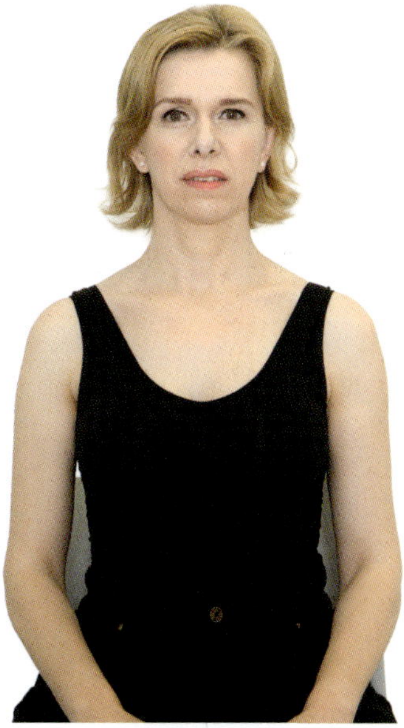

Épaules en arrière

Éducatif 9

Attention, ici ce ne sont pas les bras qui partent en arrière mais bien les omoplates qui se rapprochent comme si vous aviez prévu de presser un citron entre elles. Vos omoplates doivent fonctionner indépendamment de vos bras ; entraînez-vous à faire bouger vos omoplates en gardant les bras croisés devant vous. Les omoplates doivent aussi descendre comme si vous vouliez les placer dans les poches de votre pantalon. Attention au côté opéré qui a tendance à s'enrouler en APS.

Éducatif 10

Si vous ne sentez pas bien vos omoplates, faites l'inverse de ce qui vous est demandé ici. Elevez vos épaules vers les oreilles en insistant puis descendez-les. Enroulez vos épaules en avant puis resserrez vos omoplates comme pour presser un citron entre elles. Insistez du côté opéré. En accentuant le défaut de positionnement vous sentirez peut-être mieux vos omoplates.

Les 8 points clés à surveiller pour le maintien de la Position Neutre

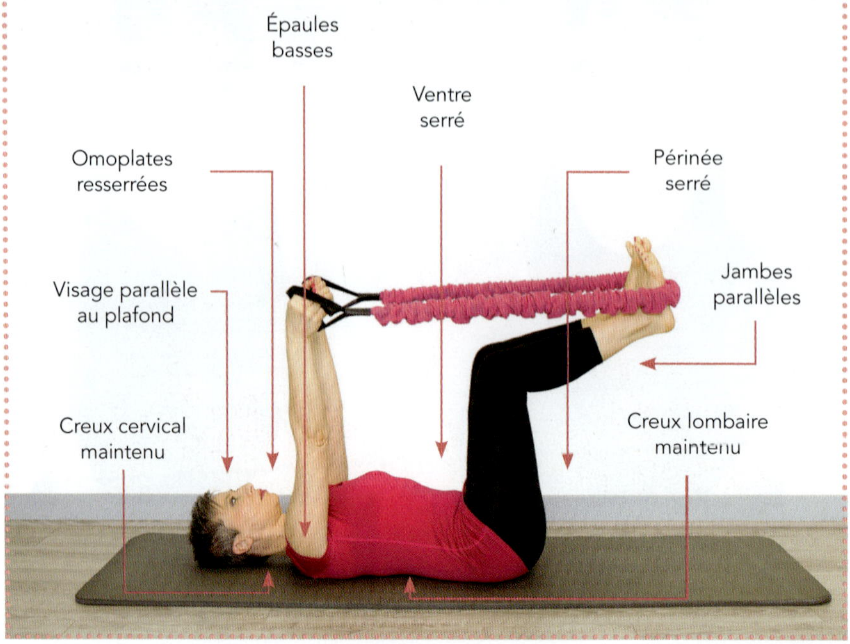
Épaules basses
Ventre serré
Omoplates resserrées
Périnée serré
Visage parallèle au plafond
Jambes parallèles
Creux cervical maintenu
Creux lombaire maintenu

Éducatif spécifique : la chaise renversée

L'apprentissage de cette Position Neutre ne serait pas complète sans la présentation d'une position très utilisée en Rose Pilates : la « chaise renversée ». Cette position entre position assise et position allongée doit être imaginée comme une position assise basculée au sol.

Dans cette position les cuisses verticales sont aussi en Position Neutre par rapport au bassin ; c'est une position de départ pour de nombreux exercices concernant les bras et le ventre. Comme cette position n'est pas facile à maintenir avec un contrôle du ventre, du périnée, des lombaires et de la respiration, elle peut être apprise progressivement en plaçant les pieds sur un tabouret, une chaise, un canapé ou un gros ballon ou bien en gardant un pied au sol et une seule jambe en « chaise renversée ».

Vous pourrez ensuite placer les deux jambes en chaise renversée, pieds placés sur un support, puis, progressivement une seule jambe reposera sur le support, l'autre étant tenue à angle droit sans appui ; puis lorsque le contrôle sera effectif, la deuxième jambe sera placée en « chaise renversée » pour rechercher le contrôle de la Position Neutre sans aucun appui des membres inférieurs sur un support.

Avec une sangle élastique placée derrière les pieds et tendus par vos bras et vos mains, le poids des jambes est là encore allégé. Cette « chaise renversée » sans lâcher le contrôle du ventre et de la région lombaire sera parfaitement maintenue au fil de la récupération de la force et de l'amélioration du contrôle du corps.

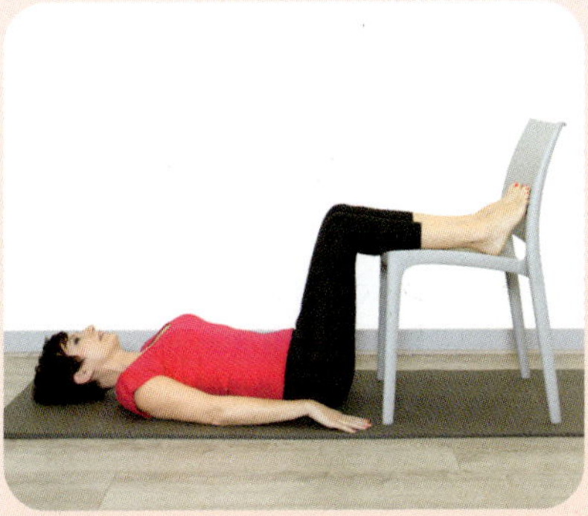

Pieds posés sur un support, bras le long du corps

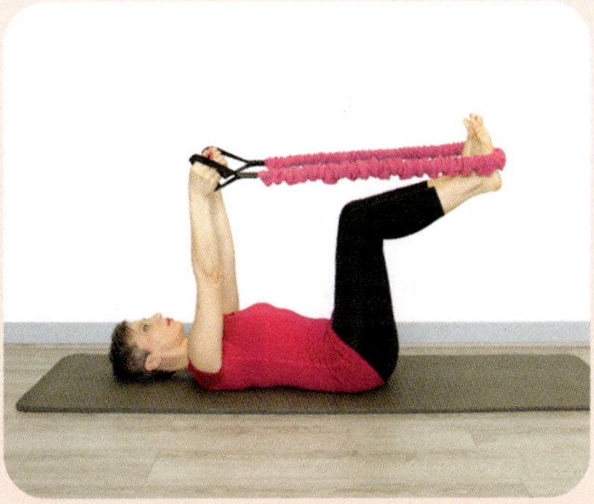

Pieds tenus avec un élastique ou un paréo, bras tendus parallèles

Une fois ces « éducatifs » réalisés et la Position Neutre acquise, à distance de l'intervention, voici un test permettant de vérifier si vous maîtrisez bien la Position Neutre. Sur une musique que vous aimez, commencez à effectuer des mouvements de danse en rythme avec la musique. Dans un premier temps, faites-le comme vous le faisiez avant de connaître et de ressentir la Position Neutre. Dans un second temps, effectuez cette même « chorégraphie » mais en gardant la Position Neutre ; au début vous vous sentez un peu « guindée », un peu raide. Si vous persévérez vous allez peu à peu ressentir cette Position Neutre comme le moyen de gainer votre corps pour mieux libérer vos gestes ; cette nouvelle stabilité de votre axe corporel vous aidera dorénavant quand certaines circonstances de votre vie auraient tendance à vouloir vous faire fléchir. Cette Position Neutre est là pour vous redonner de la force dans tous les mouvements et dans toutes les situations.

À mettre en œuvre dès la sortie de l'hôpital

Tous ces « éducatifs » peuvent être utilisés très rapidement après la chirurgie et une fois les drains retirés. Ils vont permettre de déconstruire l'attitude de protection du sein (APS) parfois même avant qu'elle ne s'installe vraiment, grâce au positionnement lombaire et à l'engagement de vos omoplates ; la respiration du Rose Pilates apporte détente et soulagement des douleurs et des tensions. L'étirement de la colonne sans cesse sollicité et rappelé permet un réveil des muscles profonds et le retour à une prestance et une élégance pourtant peu évidente et rarement automatique dans ce contexte.

Virginie 52 ans, se comparait souvent à une femme en kit, une femme « Ikéa® » comme elle aimait le dire en riant. L'apprentissage de cette Position Neutre lui a permis de « recoller les morceaux » du puzzle de son corps déconstruit. En mobilisant les différentes régions isolément puis en les associant sans que le mouvement de l'une rejaillisse sur l'autre, le corps en kit se transforme et reprend forme humaine. Repartir de zéro est fondamental, recommencer à maintenir le tronc pour mieux recommencer à bouger les membres est un nouveau départ pour un corps réappris. La suite de cette reconstruction se fera pas à pas grâce aux exercices proposés plus loin.

Je commence quand ?

Les **délais** pour pratiquer le Rose Pilates sont de 2 mois après une **chirurgie conservatrice** du sein et après un **ganglion sentinelle** et de 3 mois après une **chirurgie non conservatrice** et après un **curage axillaire** ; il peut être pratiqué avant l'intervention en cas de chimiothérapie néo-adjuvante, avant une **reconstruction** pour mieux la préparer et à partir de 3 mois après une reconstruction par prothèse, 4 mois après un lambeau de grand dorsal, 6 mois après une reconstruction par DIEP.

La présence d'une métastase osseuse, en particulier aux vertèbres ou au bassin, sera une contre-indication formelle à la pratique de tout exercice physique. Si un cimentage a lieu et sous contrôle de l'oncologue, des séances de gymnastique Rose Pilates peuvent être proposées en individuel sous contrôle d'un kinésithérapeute formé au Rose Pilates.

Toute autre métastase (foie, cerveau, poumon) ne constitue pas une contre-indication formelle du moment que vous êtes régulièrement suivie par un médecin qui devra donner son aval.

ÉTAPE 4

Je choisis mes exercices et je les réalise selon les principes Pilates

Les objectifs du Rose Pilates sont en rapport avec les déficits dus aux traitements. Vous pourrez franchir les étapes progressivement, à votre rythme, pour aboutir à la réalisation parfaite de l'objectif à atteindre.

Les étapes de la remise en mouvement

- Mouvement : je peux faire le mouvement (parfois avec des conseils pour atteindre progressivement la posture de départ si celle-ci n'est pas spontanément possible).
- Contrôle : je le fais correctement (en respectant les principes Rose Pilates).
- Répétition : je peux faire le mouvement avec endurance (plusieurs répétitions).
- Coordination : je peux éventuellement faire un autre effort en même temps.

Pour chaque exercice, les 2 premières photos vous indiquent la position de départ et la position d'arrivée.

Deux notions fondamentales sont rappelées « **je pense à** » et « **ma respiration** » ; elles sont un « must » et « font » le Rose Pilates. Plus tard, vous pourrez progresser avec d'autres exercices ou variantes des exercices de base « **je progresse** ». « **Les conseils du kiné** » et « **je suis particulièrement vigilante** » vous aideront à mieux comprendre l'exercice, à éviter les défauts possibles en ajoutant quelques petits conseils pour être encore plus à l'écoute de votre corps qui s'exerce et se renforce.

Réaliser les exercices en rapport avec vos déficits permet de les faire disparaître peu à peu ; réaliser l'ensemble des exercices dans des séances régulières vous apporte un entraînement physique efficace dont bénéficient toute votre musculature et vos articulations. La forme comprise comme endurance, solidité et contrôle de la respiration viendra alors s'ajouter à la beauté d'une silhouette galbée, d'un ventre plat, de formes toniques et rehaussées.

Les objectifs 10 compétences pour les gestes de la vie quotidienne	**Les exercices** 18 exercices avec des noms en anglais, Joseph Pilates ayant ouvert son premier studio à New York en 1926. 1, 2 ou 4 exercices par objectifs	
OBJECTIF 1 : Être capable de placer les bras en arrière du corps, en amplitude et avec force	1. *Shoulder Bridge*	
OBJECTIF 2 : Être capable de lever les bras de 0 à 90° puis de 90 à 180° en amplitude et avec force	2. *Hundred*	3. *Double Arm Stretch*
	4. *Double Arm Kick*	5. *Arm Scissors*
OBJECTIF 3 : Être capable de s'appuyer sur le sein opéré	6. *Swan Dive*	7. *Swimming*
OBJECTIF 4 : Être capable de s'appuyer sur 2 mains puis sur 1 main (du côté opéré)	8. *On All Fours*	9. *Mermaid*
OBJECTIF 5 : Être capable de s'appuyer sur les 2 avant-bras puis sur 1 avant-bras (du côté opéré)	10. *Leg Pull Prone*	11. *Side Bend*
OBJECTIF 6 : Être capable de s'allonger sur le membre supérieur du côté opéré	12. *Side Kick*	
OBJECTIF 7 : Avoir une colonne vertébrale souple	13. *Spine Twist*	14. *Rolling Like a Ball*
OBJECTIF 8 : Avoir un dos tonique et fort	15. *Front Bend*	16. *Half Plank*
OBJECTIF 9 : Avoir un ventre tonique et fort	17. *Scissors*	18. *Roll Down*
OBJECTIF 10 : Être à l'aise avec son corps	Tous les exercices rassemblés dans une séance d'une heure	

Rappels des principes et points communs à tous les exercices Rose Pilates

1. **Je maintiens la Position Neutre :** Si une raideur ou une douleur stoppent ou gênent le mouvement et qu'il se continue malgré tout, la Position Neutre ne sera plus maintenue et des défauts apparaîtront. On appelle ces défauts « compensations » ou « tricheries » : mouvements du bassin, ou des épaules et du cou, réapparition de l'APS, torsion dorsale, blocage de la respiration, etc.

2. **J'engage mes omoplates, mon ventre, mon périnée :** Je contracte les bons muscles pour me placer en Position Neutre et la maintenir.

3. **Je respire :** J'utilise la respiration en étant attentive à ne surtout pas la bloquer lors d'exercices de plus en plus difficiles.

4. **J'utilise mes bras :** Je varie les positions des bras pour utiliser au maximum les amplitudes articulaires (épaule, coude, poignet et doigts), étirer les muscles raides (petit et grand pectoraux), mettre en tension d'éventuelles cordes lymphatiques, tout en sollicitant au mieux les différentes cicatrices.

5. **Je recherche la symétrie :** Je positionne le côté non opéré (en général souple) dans la même position que le membre du côté opéré afin de conserver toujours une position symétrique du corps (utilisez pour cela les coussins ou les ballons « paille »).

6. **Je stoppe l'exercice s'il n'est pas correctement réalisé :** Lors d'un effort mettant en jeu une amplitude même limitée, je conserve la Position Neutre et j'insiste sur le mouvement qui permet de gagner peu à peu en souplesse.

7. **Je répète le mouvement sans fatigue :** La fatigue en Pilates signifie la perte de la Position Neutre ; mais en Rose Pilates cela signifie aussi douleur et lourdeur du bras si les exercices ont été répétés sans progression.

8. **Je ne me précipite pas** pour réaliser l'exercice : Je fais des exercices de petite amplitude, sans à-coup, à vitesse constante, et je peux ainsi maintenir la Position Neutre.

> Objectif 1

Être capable de placer mes bras en arrière du corps, en amplitude et avec force (1 exercice)

Mon exercice 1 - *Shoulder Bridge*

Allongée sur le dos, pieds à plats, jambes repliées, bras le long du corps, paumes tournées vers le sol. Je soulève le bassin le plus haut possible sans sortir le ventre. Je pousse doucement sur mes mains pour aider le mouvement. À l'arrivée mon corps dessine une ligne oblique entre épaules et genoux.

DÉPART

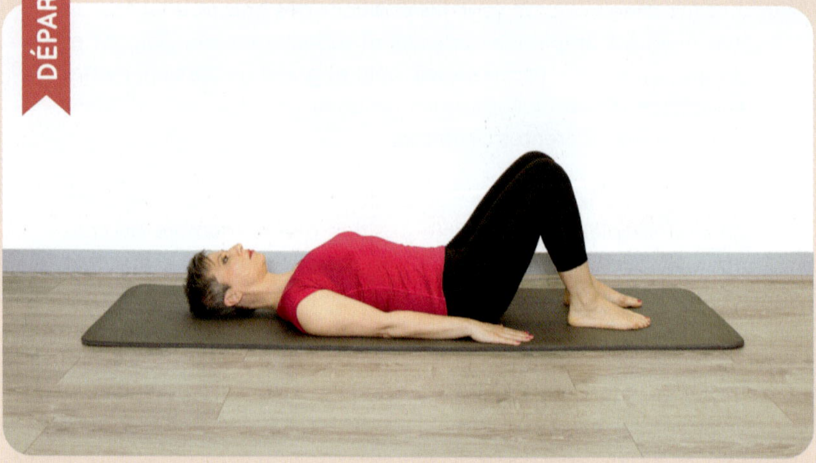

Je pense à...

- Engager mes épaules et mes omoplates quand je soulève mon bassin.
- Garder le visage parallèle au plafond, ne pas faire le double-menton.
- Serrer mon ventre, engager mon transverse et mon périnée en décollant le bassin du sol.

ARRIVÉE

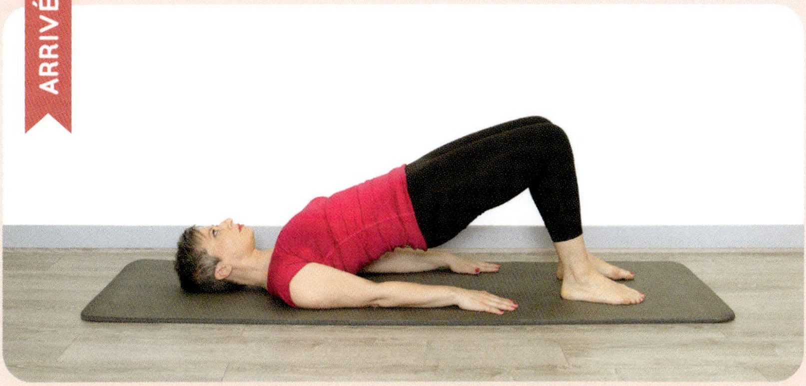

Ma respiration

- ➜ En montant le bassin je souffle par la bouche tout en serrant le ventre.
- ➜ J'inspire sans bouger le bassin soulevé en pensant à bien ouvrir mes côtes sans sortir mon ventre.
- ➜ Puis je descends vertèbre par vertèbre, du haut de la colonne vers le bas tout en soufflant.
- ➜ Puis dès que mon bassin a touché le sol je creuse mes lombaires en inspirant.

Je progresse

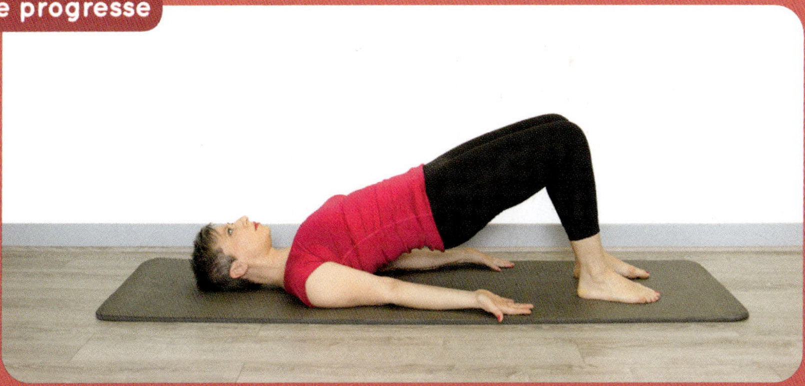

Je place mes bras le long du corps, la paume des mains vers le plafond. Je pense à garder les pouces en contact avec le sol et à engager mes omoplates. J'ai moins de force pour pousser sur mes mains mais la position étire davantage mes épaules et en particulier du côté opéré.

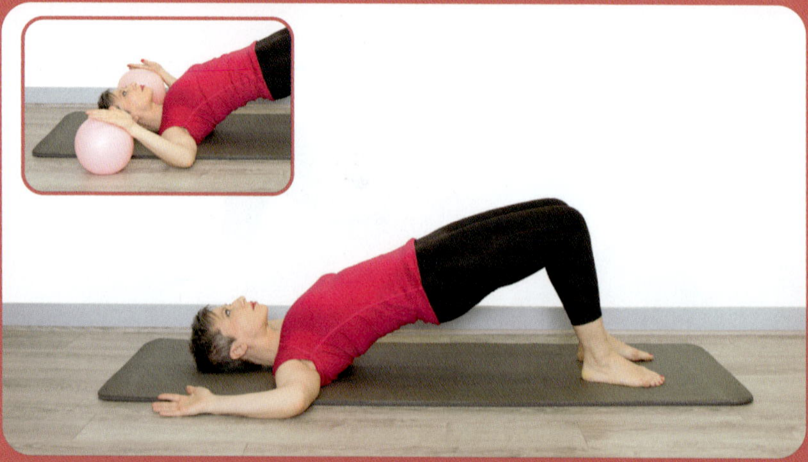

Je place mes bras en chandelier. Si mes épaules ne sont pas assez souples et en particulier du côté opéré, mes mains ne peuvent se placer sur le sol ; je dois donc penser à placer des coussins sous mes mains et pousser contre eux lors de chaque expiration.

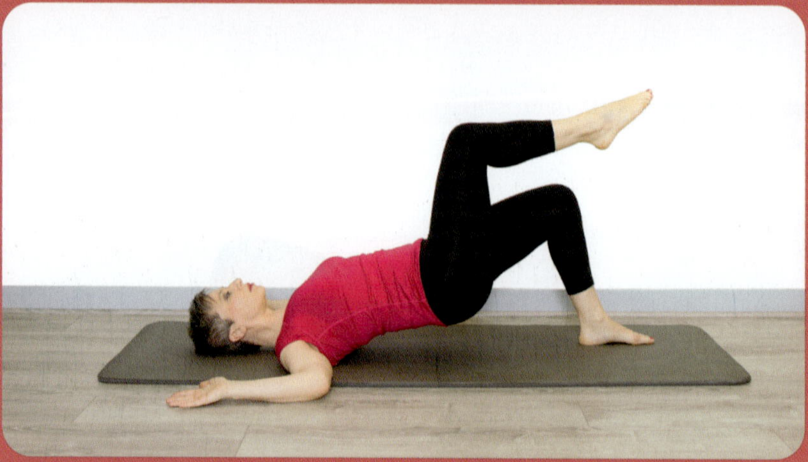

Pour renforcer mes muscles et ma coordination je peux en même temps que je soulève mon bassin lever une jambe en chaise renversée, et reposer ensuite la jambe et le pied quand je pose mon bassin.

Je suis les conseils du kiné

Lorsque le bassin est soulevé, la position est très favorable pour serrer ventre et périnée, profitez-en ! À ce moment-là vos organes ne pèsent plus sur votre ventre et votre périnée; votre transverse peut serrer votre tour de taille et votre périnée se contracter sans effort. Amusez-vous à mesurer votre tour de taille dans cette position, cette valeur est celle que vous aurez debout quand les muscles du ventre auront retrouvé leur tonus et que vous les aurez renforcés.

Je suis particulièrement vigilante

À l'épaule du côté opéré qui ne doit pas se refermer en APS.
À la colonne qui ne doit pas bouger en bloc.

Mes notes :

> Objectif 2

Être capable de lever mes bras de 0 à 90° puis de 90 à 180° en amplitude et avec force (4 exercices)

Mon exercice 2 - *Hundred*

Allongée sur le dos, les deux pieds posés sur un tabouret en chaise renversée, je lève 1 fois mes bras tendus au-dessus du sol, paumes tournées l'une vers l'autre, en soufflant, puis je les repose en inspirant. Je respire à mon rythme puis je vais essayer d'augmenter le nombre de mouvements de bras, autant en soufflant qu'en inspirant, comme si je tapais sur le sol plusieurs fois bras tendus.

DÉPART

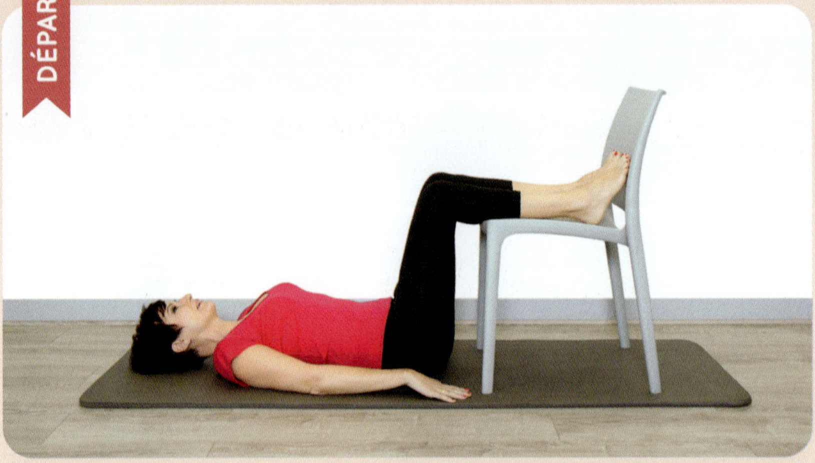

Je pense à...

- Descendre mes épaules quand je lève mes bras et à engager mes omoplates.
- Garder le visage parallèle au plafond sans baisser le menton.
- Garder les coudes bien tendus ainsi que les doigts.

ARRIVÉE

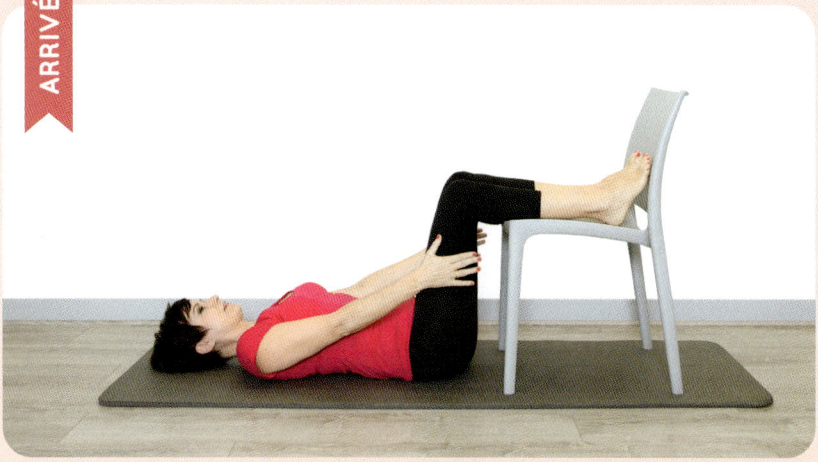

Ma respiration

- ➜ En soufflant je bouge mes bras tendus.
- ➜ En inspirant je continue de bouger mes bras.

Je progresse

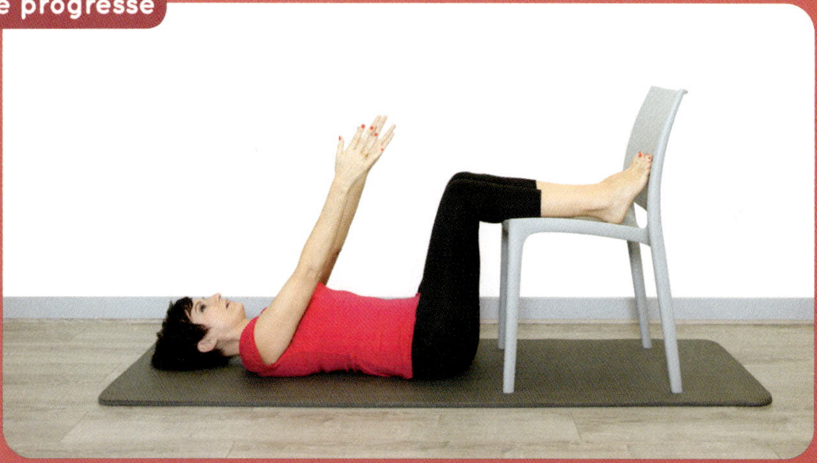

Je lève et je pose mes bras autant de fois que je le peux, sans fatigue, tout en respirant ; mes bras se lèvent ensemble jusqu'à la hauteur des genoux en gardant mon ventre et mes omoplates engagés.

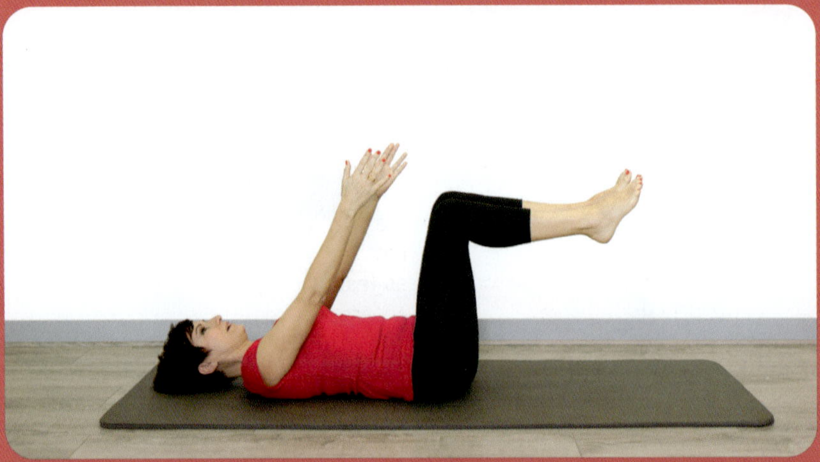

Je maintiens mes jambes en position chaise renversée sans appui ; je continue le mouvement de mes bras, les paumes se font face.

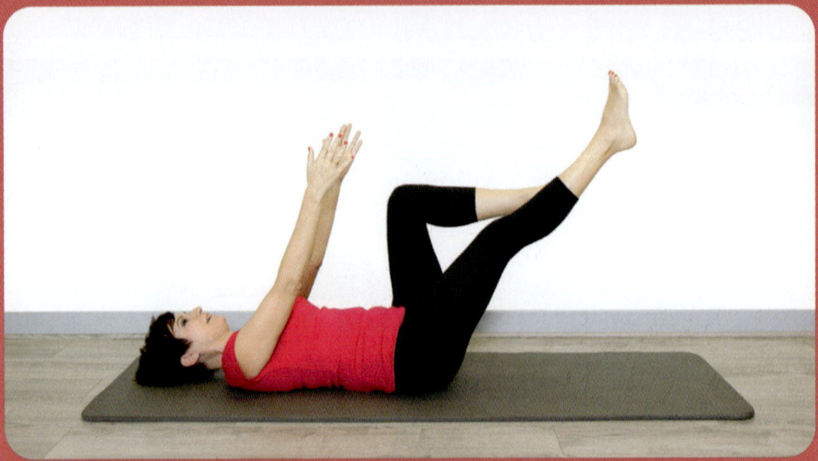

Pour améliorer ma coordination je peux en même temps que l'élévation et le battement des bras allonger une jambe oblique à 45° par rapport au sol ; le maintien de la jambe oblique pendant le temps du souffle permet de bouger plusieurs fois les bras.

Je suis les conseils du kiné

Pour ne pas solliciter certains tendons de l'épaule (qui peuvent devenir douloureux), vous pouvez placer vos paumes tournées vers vos hanches ou vers le plafond. En gardant les épaules basses et les omoplates serrées, vous garderez vos épaules indolores et la correction de l'APS s'ajoutera à cette prévention des douleurs.
L'exercice s'appelle *Hundred* car le but final est d'atteindre les 100 mouvements sans s'arrêter afin de solliciter l'endurance des mouvements des bras. Ne brûlez pas les étapes, soyez progressive et de semaine en semaine vous augmenterez le nombre de mouvements de vos bras.

Je suis particulièrement vigilante

Au mouvement du bras du côté opéré qui ne doit pas déstabiliser l'omoplate.
À la répétition des mouvements des bras qui ne doit pas faire perdre le contrôle du ventre.

Mes notes : ....

Mon exercice 3 - *Double Arm Stretch*

Mes deux pieds posés sur un tabouret, les deux jambes en chaise renversée, une sangle (élastique ou tissu) passe sous mes pieds, mes bras sont verticaux. Je tire sur les sangles en entraînant un seul bras en arrière, en soufflant et en allant le plus loin possible tout en gardant la Position Neutre (s'il s'agit d'un élastique). S'il s'agit d'un tissu, je le tends puis j'augmente sa longueur et je tire dessus par palier vers l'arrière pour aller de plus en plus loin. Je veille à ne pas bouger le bras qui ne travaille pas. Plus la sangle est tendue plus l'exercice sera difficile et fatigant.

DÉPART

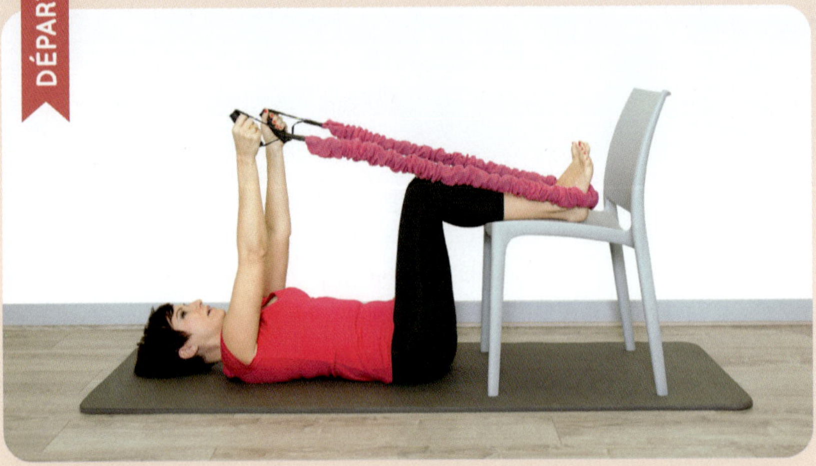

Je pense à...

- Descendre mes épaules et à engager mes omoplates quand je tire sur la sangle.
- Garder le visage parallèle au plafond sans baisser le menton.
- Garder les coudes bien tendus ainsi que les doigts.

ARRIVÉE

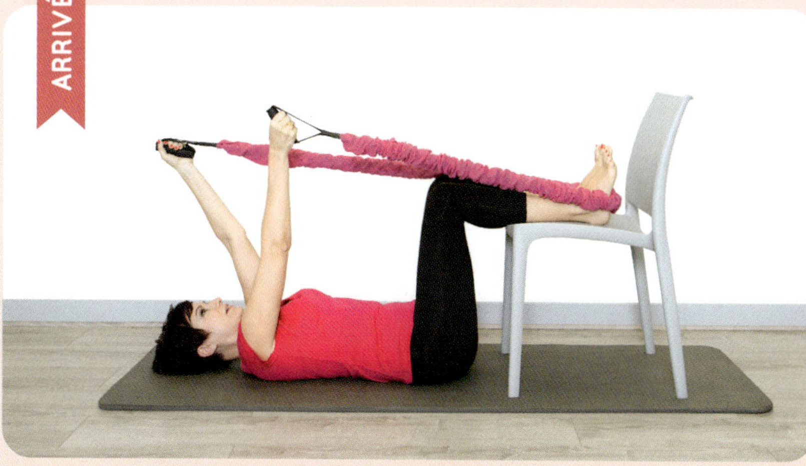

Ma respiration

- En soufflant je tire mes bras vers l'arrière.
- En inspirant je reviens à la position de départ.

Je progresse

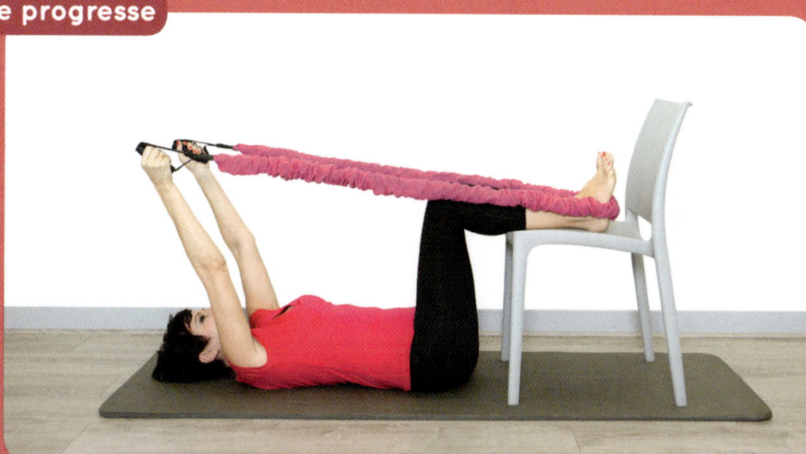

Pour renforcer davantage mes muscles je tire sur les sangles avec les deux bras simultanément en soufflant ; je reviens en position de départ en inspirant. Mes coudes restent tendus, mes épaules basses.

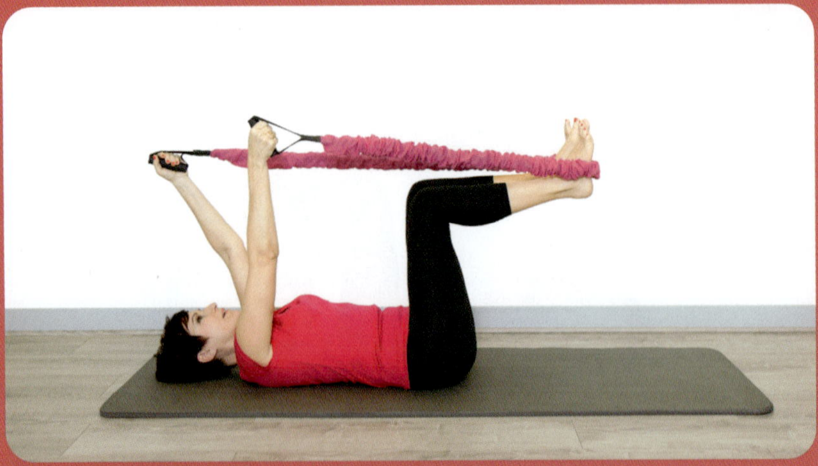

Pour muscler davantage mon ventre je peux tenir mes pieds en « chaise renversée » sans appui des pieds.

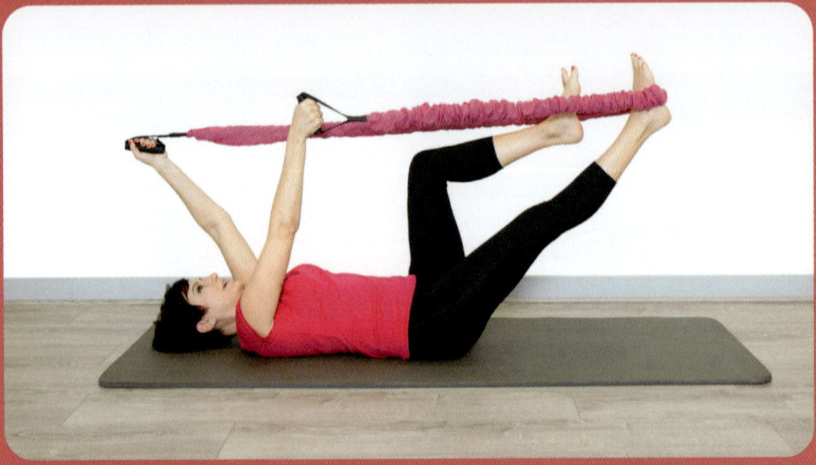

Pour améliorer ma coordination, je peux ajouter des mouvements avec mes jambes ; par exemple je peux allonger une jambe contre la résistance de l'élastique en tirant sur un bras en arrière du corps.

Mon exercice 4 - *Double Arm Kick*

Mes pieds sont posés sur un tabouret ou une chaise. Mes bras sont à la verticale de mes épaules, je saisis dans chaque main une bouteille remplie d'eau ou une balle lestée ; je plie mes coudes, mes mains arrivent de chaque côté de mon visage et en soufflant je tends mes coudes.

DÉPART

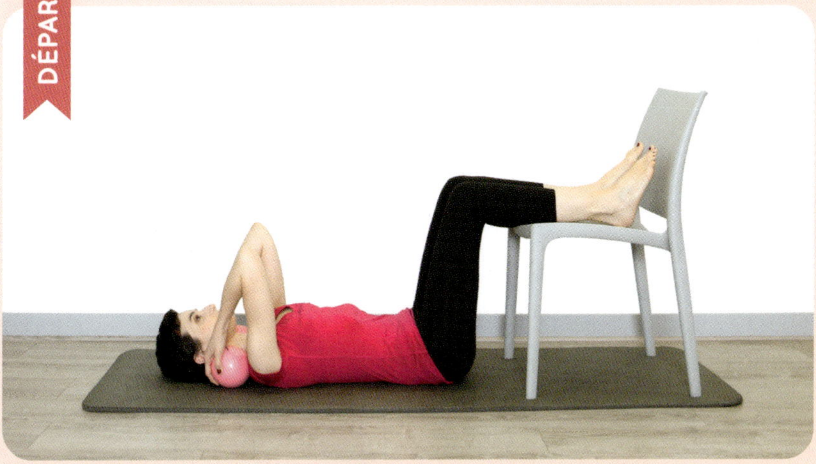

Je pense à...

- Descendre mes épaules et engager mes omoplates quand je tends mes coudes.
- Garder le visage parallèle au plafond sans baisser le menton.
- Garder les coudes strictement à la même place ; ils se plient et se tendent en restant au même niveau.

ARRIVÉE

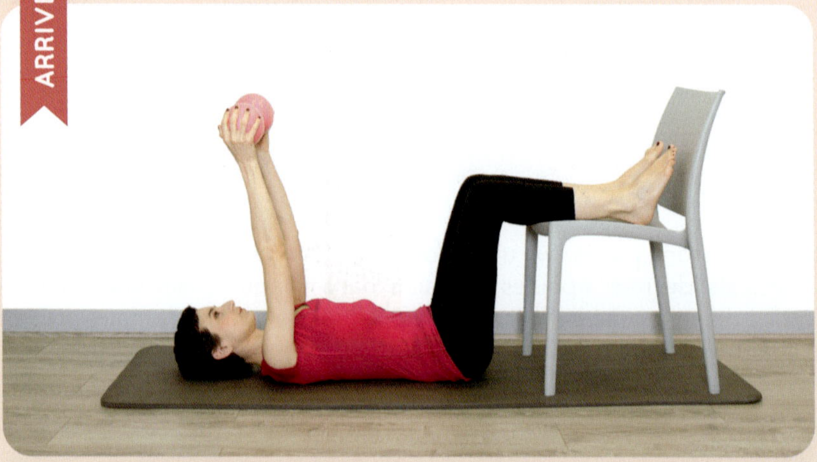

Ma respiration

- En soufflant je tends les bras.
- En inspirant je reviens lentement à la position de départ.

Je progresse

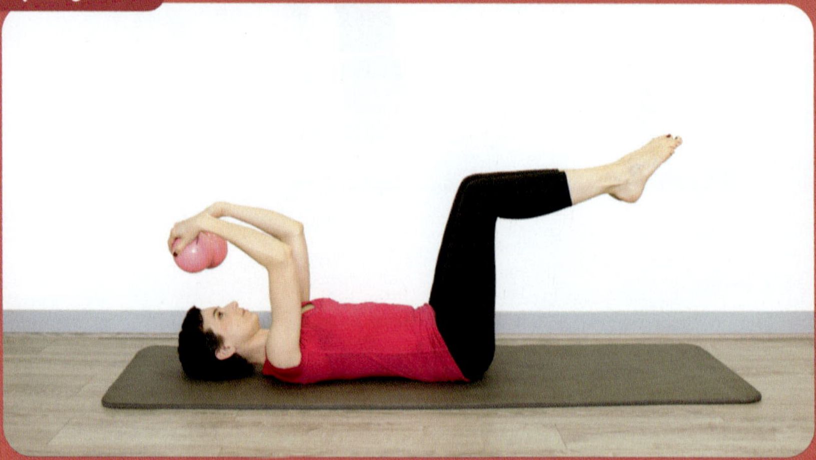

Pour muscler davantage mon ventre je peux tenir mes jambes en « chaise renversée » sans appui.

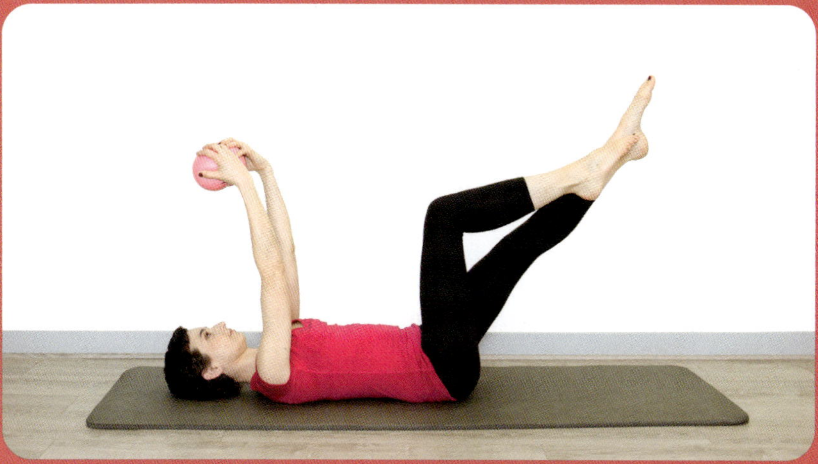

Pour améliorer ma coordination, je peux ajouter des mouvements avec mes jambes ; par exemple je peux allonger une jambe sans perdre la Position Neutre tout en tendant les bras, mains vers le plafond.

Mes notes : ....

Mon exercice 5 - *Arm Scissors*

Je suis allongée au sol , les pieds à plat ou les jambes en chaise renversée reposant sur un tabouret. Je démarre l'exercice avec les deux bras verticaux, les paumes se font face, puis l'un de mes bras se dirige tendu vers mon bassin, l'autre bras s'allonge en arrière de ma tête. Je souffle en séparant mes bras de part et d'autre d'une ligne verticale, j'inspire en revenant à la position de départ, puis je sépare à nouveau mes bras, le bras qui allait en arrière se place en avant et inversement.

DÉPART

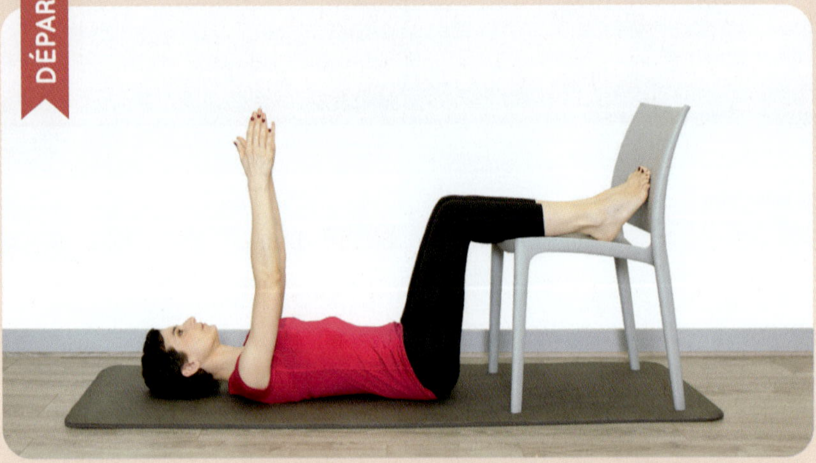

Je pense à...

- Garder les épaules basses et les omoplates engagées.
- Garder le creux lombaire bien immobile en bougeant les bras.

ARRIVÉE

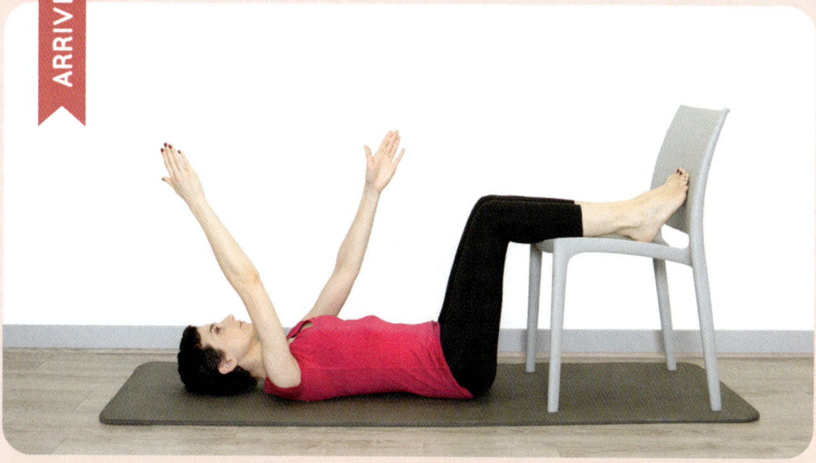

Ma respiration

- Je souffle en ouvrant les bras et en serrant le ventre.
- J'inspire en revenant à la position de départ.

Je progresse

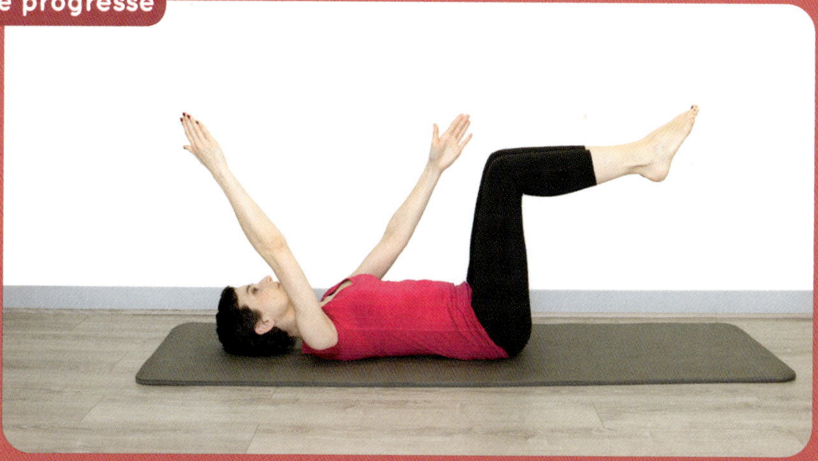

Pour muscler davantage mon ventre je peux tenir mes jambes en « chaise renversée » sans appui et j'augmente progressivement l'angle entre mes bras.

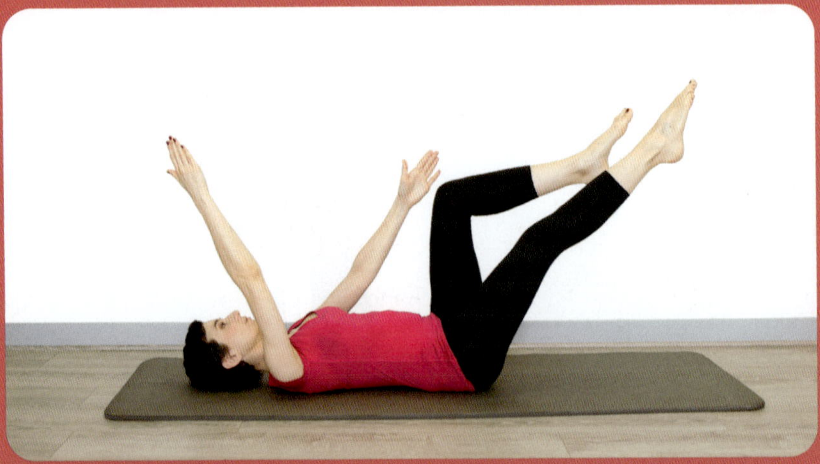

Pour améliorer ma coordination, je peux allonger une jambe sans perdre la Position Neutre tout en ouvrant les bras ; je replace mes jambes en Position Neutre en ramenant mes bras en position de départ.

Je suis les conseils du kiné

Ces exercices de bras sont aussi l'occasion de renforcer abdominaux et lombaires, surtout si vous gardez votre tronc immobile en maintenant la Position Neutre.

Si vous sentez que vous perdez la correction (Position Neutre), reposez-vous puis recommencez après quelques secondes. Limitez aussi l'amplitude de l'épaule ou diminuez le poids ou la tension de l'élastique. Rappelez-vous qu'en Rose Pilates il est plus important de bien faire que de faire pour faire.

Apprenez à limiter le nombre de mouvements de bras ou encore l'amplitude des bras vers l'arrière pour conserver la Position Neutre, ne vous laissez pas « embarquer » par l'exercice. Faites petit mais bien, vous augmenterez progressivement quand votre contrôle de la Position Neutre s'améliorera.

Je suis particulièrement vigilante

À l'APS qui ne doit pas réapparaître lors des mouvements.

À la symétrie droite/gauche des mouvements qui doit être constante.

> Objectif 3

Être capable de m'allonger sur le sein opéré (2 exercices)

Mon exercice 6 - *Swan Dive*

Allongée sur le ventre, les bras en chandelier, paumes tournées vers le sol de chaque côté du visage, tête reposant sur front. Je souffle en relevant la tête et les épaules en m'appuyant sur les mains, tout en engageant le transverse.

DÉPART

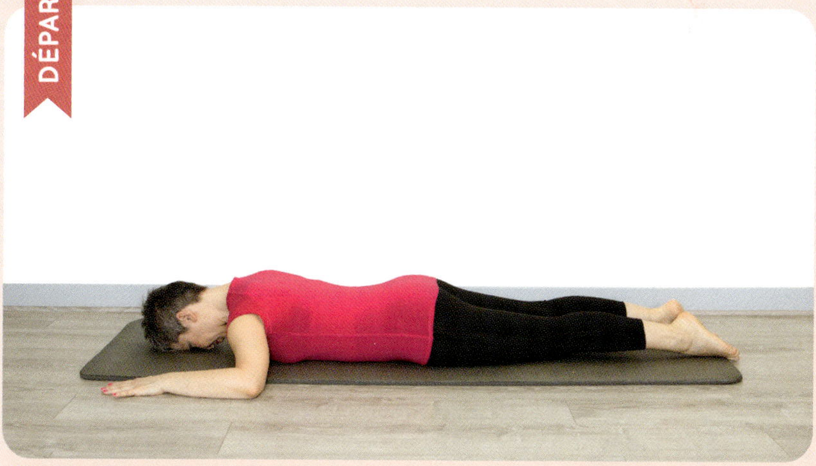

Je pense à…

- Serrer le ventre en relevant la tête.
- Regarder le sol et ne pas regarder droit devant moi.
- Ne pas décoller les jambes du sol.

ARRIVÉE

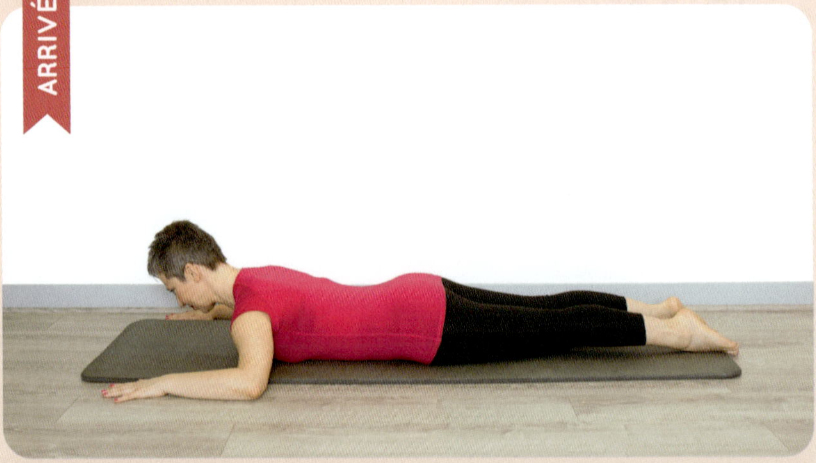

Ma respiration

- ➜ En soufflant je relève la tête en serrant le ventre.
- ➜ J'inspire en resdescendant ma tête et en reposant mon buste au sol.

Je progresse

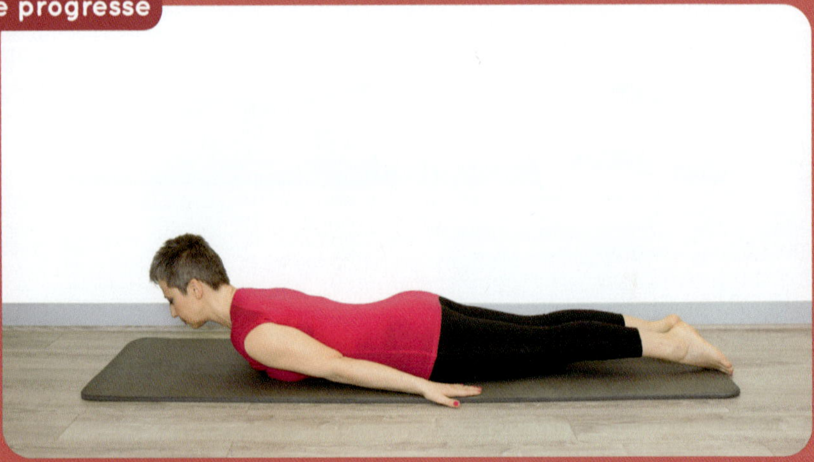

Je place mes bras le long du corps, paumes à plat sur le sol. Je décolle la tête et les épaules en m'appuyant sur mes mains.

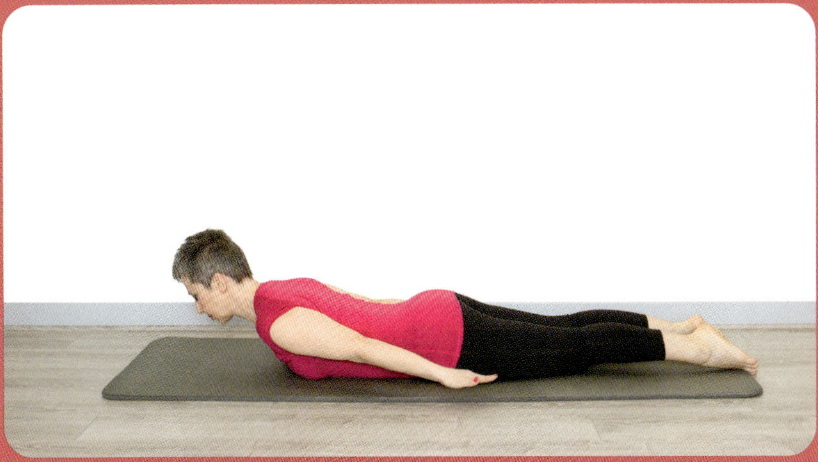

Progressivement, tout en relevant la tête et les épaules, je décolle mes mains du sol, bras le long du corps.

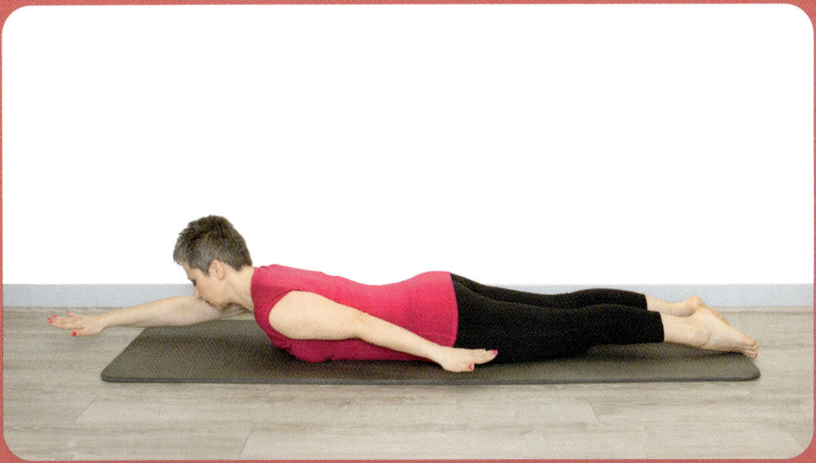

Pour améliorer ma coordination je peux placer un bras en arrière et un bras en avant en soufflant et en décollant la tête, puis je repose mes bras en chandelier, ma tête et mes épaules en inspirant puis je recommence en alternant les bras.

Mon exercice 7 - *Swimming*

Allongée sur le ventre, mes mains se rejoignent sous mon front, paumes tournées vers le sol. Je souffle en relevant une jambe, tout en engageant le transverse et en soufflant.

DÉPART

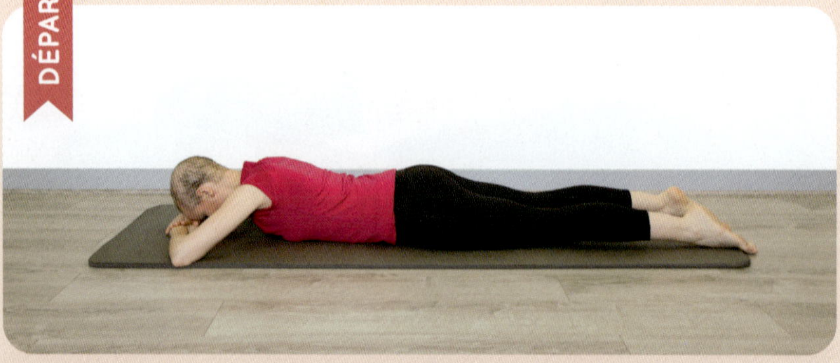

Je pense à…

- Serrer le ventre en relevant une jambe.
- Relever mon nombril vers la colonne lombaire.
- Garder la tête posée sur mes mains.

ARRIVÉE

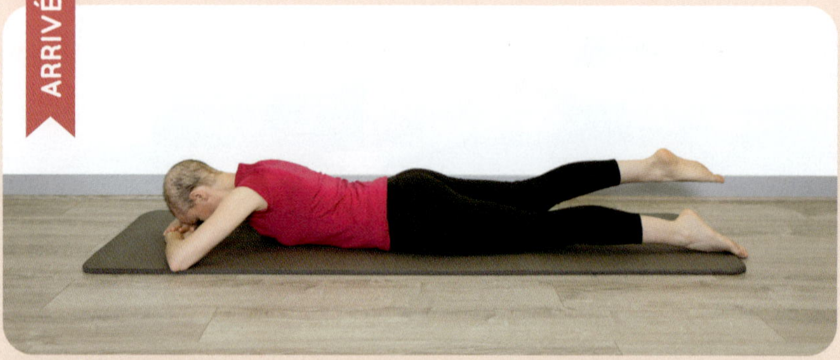

Ma respiration

- En soufflant je relève la jambe en serrant le ventre.
- J'inspire en reposant ma jambe au sol.

Je progresse

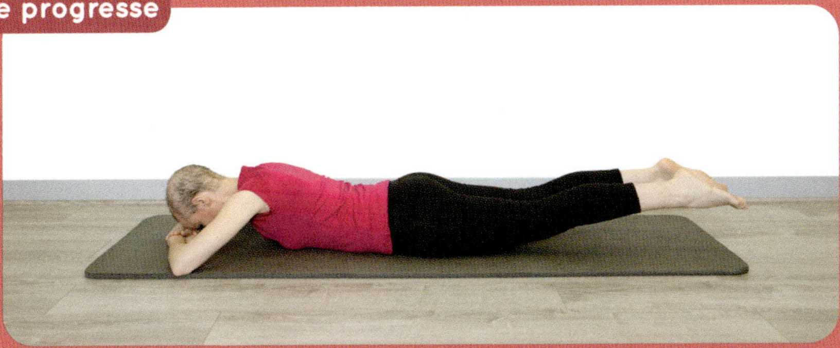

Progressivement, je décolle mes deux jambes du sol tout en serrant mon ventre et en soufflant.

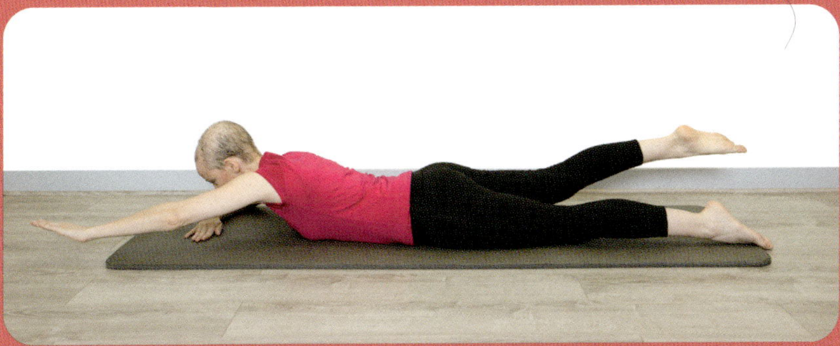

Pour améliorer ma coordination je peux relever un bras et la jambe opposée en soufflant puis j'inspire en reposant bras et jambe puis je relève en expirant l'autre bras et l'autre jambe.

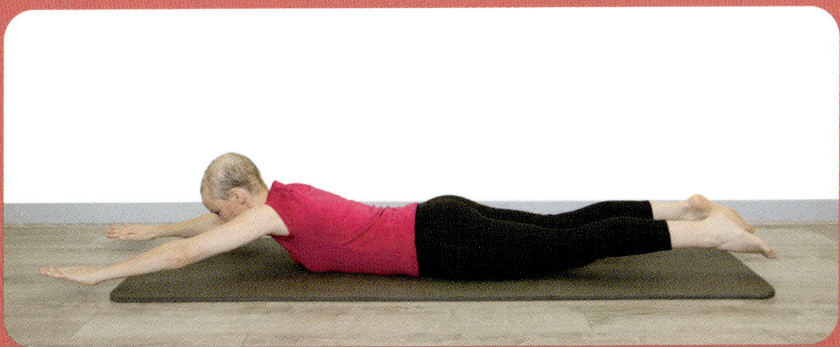

Progressivement je peux lever mes deux bras et mes deux jambes en soufflant.

Je suis les conseils du kiné

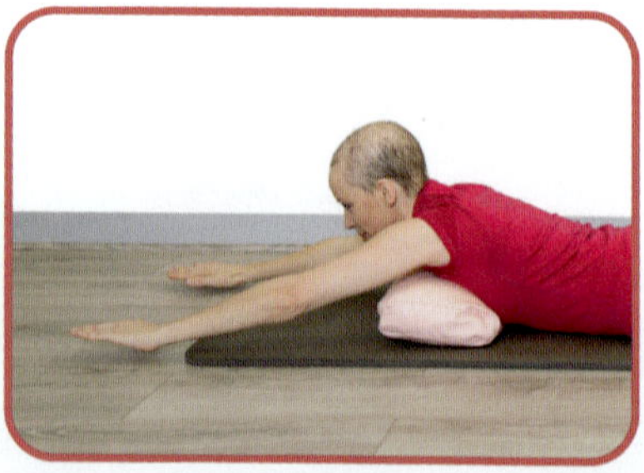

Si l'appui sur le buste est encore sensible ou si cela vous est encore désagréable vous pouvez placer un coussin sous vos clavicules pour que l'appui se fasse à son niveau et non pas sur le buste. Peu à peu, en faisant vos exercices, vous diminuerez l'épaisseur du coussin puis progressivement, quand vous reprendrez confiance dans ces appuis, quand vous n'aurez plus de douleur, vous pourrez vous en passer. Ces exercices renforcent votre dos, les muscles des omoplates et l'arrière de vos épaules et de vos bras.

Je suis particulièrement vigilante

À la position du tronc qui doit rester symétrique.
À l'absence de tensions lombaires grâce au ventre bien serré.
À la décontraction dans les appuis malgré les efforts.

Mes notes : ....

> Objectif 4

Être capable de m'appuyer sur 2 mains puis sur 1 main (2 exercices)

Mon exercice 8 - *On All Fours*

Assise sur mes talons, le tronc droit puis légèrement oblique, mes mains glissent au sol pour se placer en appui juste devant mes genoux. Je glisse la main du côté opéré au sol puis je lève le bras, je le repose puis je lève alors l'autre bras, le poids de mon tronc repose sur une seule main, celle du côté opéré.

DÉPART

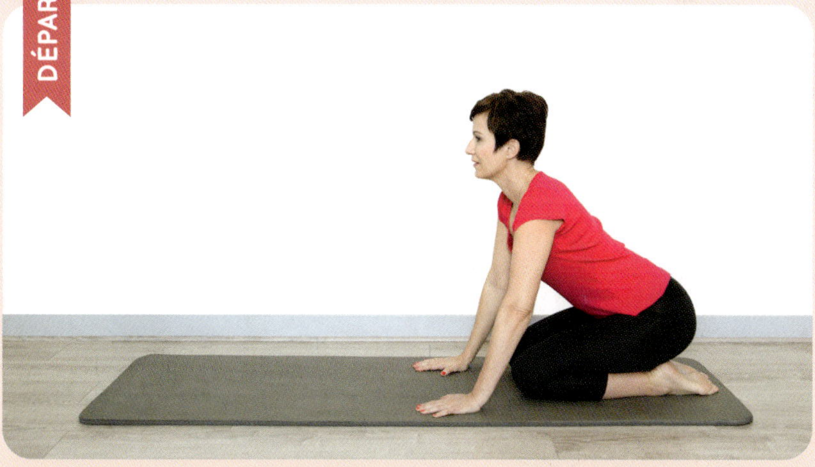

Je pense à...

- Serrer le ventre en soufflant quand je lève un bras.
- Garder mes épaules basses et principalement celle du côté du bras qui se lève.
- Rester tonique sur mes bras en me repoussant du sol sans cesse.

ARRIVÉE

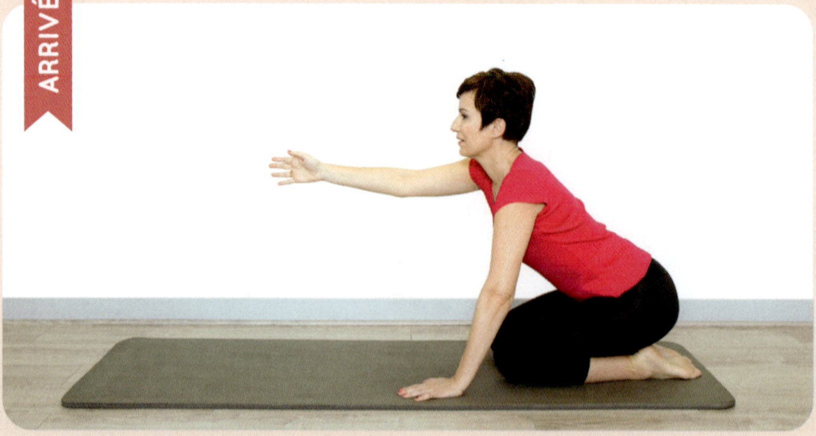

Ma respiration

- ➜ En soufflant je lève un bras en serrant le ventre.
- ➜ J'inspire en resdescendant mon bras.

Je progresse

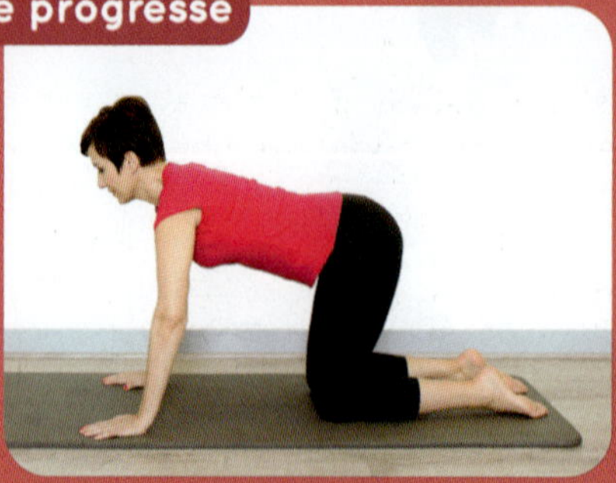

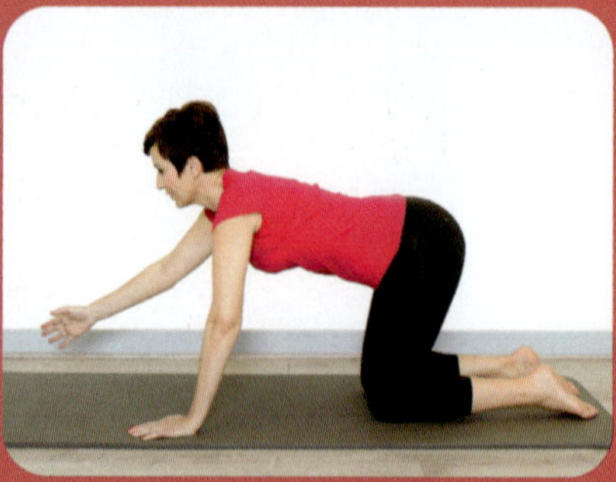

Je me place à 4 pattes, cuisses et bras verticaux, dos en Position Neutre, léger creux lombaire. Je lève un bras en glissant la main au sol et en soufflant puis je le repose et je lève l'autre bras sans bouger le dos.

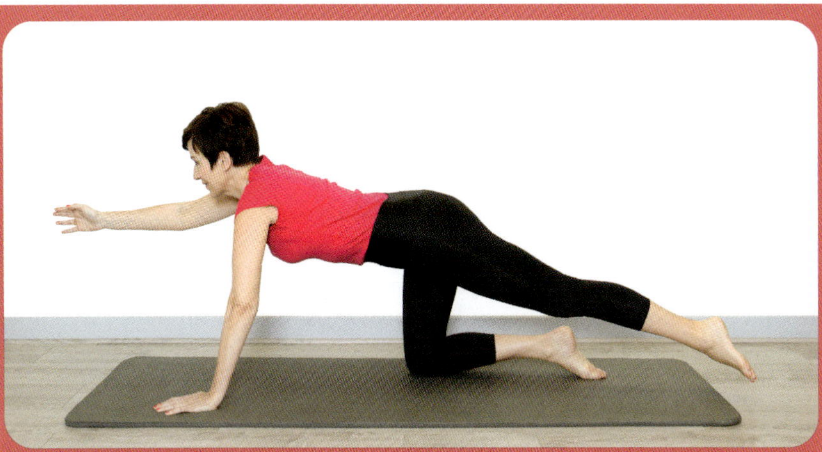

Si je veux augmenter ma coordination, toujours en soufflant, je lève la jambe opposée en glissant la point du pied au sol tout en levant le membre supérieur opposé. Je pose en inspirant et je lève l'autre bras et l'autre jambe en soufflant.

Je suis les conseils du kiné

Vous devez limiter les amplitudes d'élévation du bras et de la jambe si vous voulez garder votre tronc immobile. Augmentez-les progressivement quand vous maîtrisez la Position Neutre dans cette position à 4 pattes. De plus, pour que vos épaules ne soient jamais douloureuses, vous devez sans cesse vous repousser sur vos mains afin de ne pas vous effondrer et ne jamais rentrer la tête dans les épaules.

Je suis particulièrement vigilante

À l'affaissement des épaules à éviter en particulier du côté opéré.
À la position de la tête et du cou à maintenir dans le prolongement du tronc.

Mes notes : ....

Mon exercice 9 - *Mermaid*

Assise, une jambes repliée posée au sol, l'autre jambe relevée pied à plat, je me redresse en m'appuyant sur une main coude tendu en premier lieu du côté non opéré ; je lève le bassin en soufflant en m'appuyant sur le genou au sol. Quand je contrôle l'exercice sur le côté non opéré, je peux le faire sur le côté opéré. J'élève le bras dans le prolongement de celui qui s'appuie au sol.

Si l'appui sur la main est difficile, en particulier du côté opéré, je place un ballon sous mon bras, et je m'appuie, main au sol, sur le ballon qui alors porte mon poids.

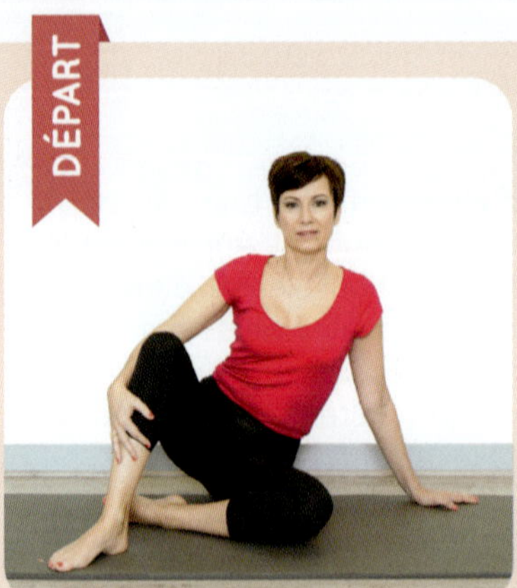

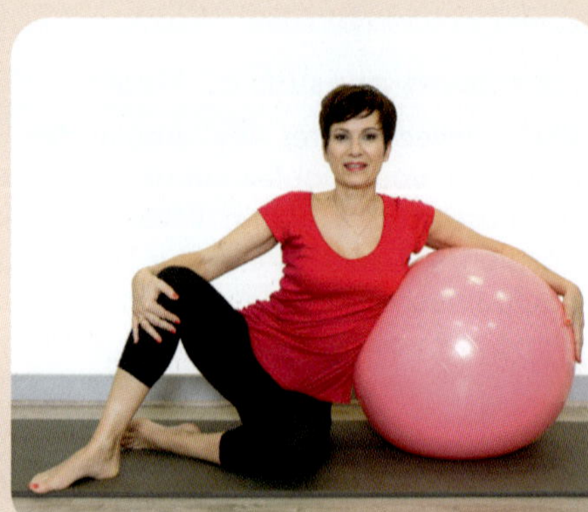

Je pense à...

- Serrer le ventre en soufflant quand je lève mon bassin.
- Garder mes épaules basses et principalement celle du côté du bras sur lequel je suis appuyée.

ARRIVÉE

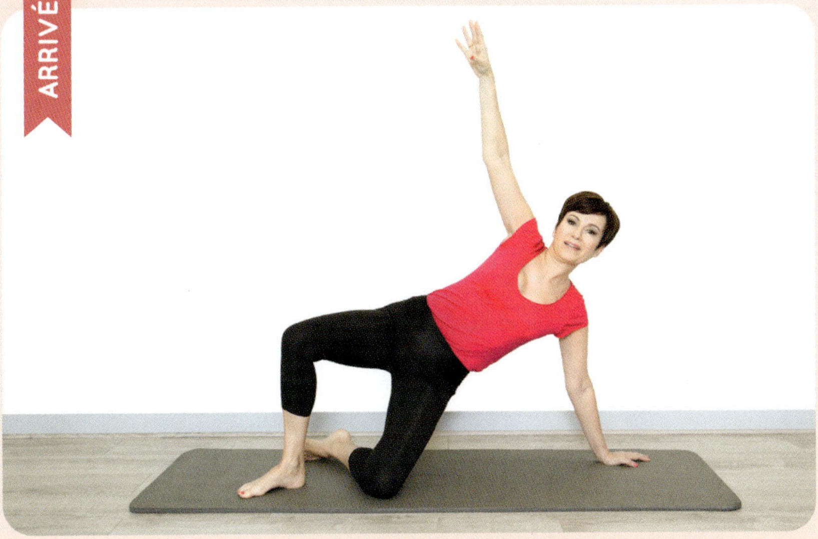

Ma respiration

→ En soufflant je soulève le bassin en serrant le ventre.

→ J'inspire en resdescendant mon bras.

Je progresse

Attention : cet exercice est particulièrement acrobatique. Réalisez l'objectif 5 dans sa totalité puis revenez à cet exercice quand votre épaule, en particulier du côté opéré, aura récupéré force et stabilité.

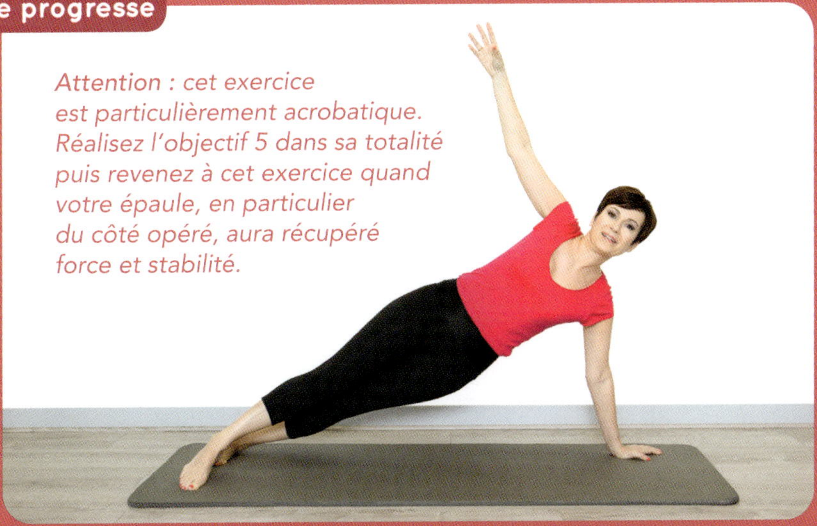

Je décolle mon bassin, je tends mes genoux en soufflant, les deux jambes tendues croisées. Je lève le bras au-dessus de ma tête puis je repose mes genoux et mon bassin en inspirant.

Je suis les conseils du kiné

Vos épaules ne sont pas habituées à supporter le poids de votre corps ; lorsque vous faites cet exercice vous devez placer votre coude et votre main à la verticale sous votre épaule et vous rehausser sans cesse en vous repoussant du sol. Faites peu de répétitions, un seul effort pour vous soulever la première fois puis augmentez progressivement la fréquence.

Je suis particulièrement vigilante

À l'épaule en appui qui doit être maintenue abaissée pendant tout l'exercice, en particulier du côté opéré.
À l'omoplate du côté du bras élevé, maintenue engagée.

Mes notes : ....

> Objectif 5

Être capable de m'appuyer sur les 2 avant-bras puis sur 1 avant-bras (2 exercices)

Mon exercice 10 - *Leg Pull Prone*

Installez-vous sur le ventre, redressée sur les avant-bras, mains à plat au sol, orteils en appui. Levez le bassin en soufflant et en vous appuyant sur les avant-bras et les genoux.

DÉPART

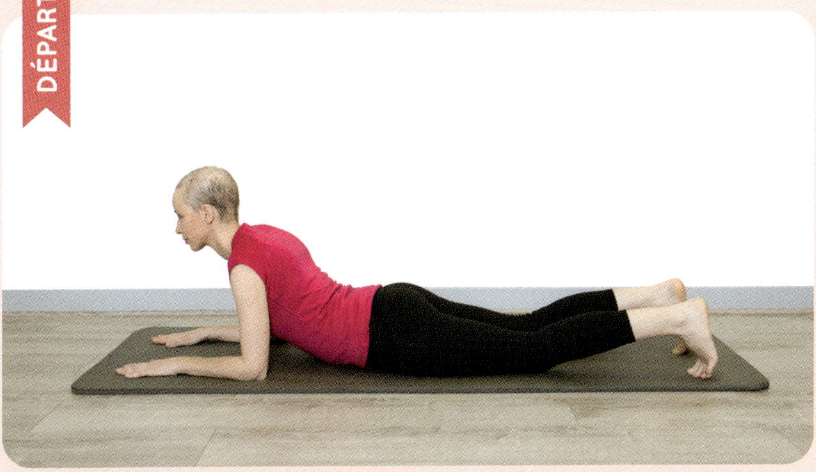

Je pense à...

- Engager mon transverse en soulevant le bassin pour ne pas cambrer la région lombaire.
- Ne pas relever le menton, garder la tête dans le prolongement du tronc.

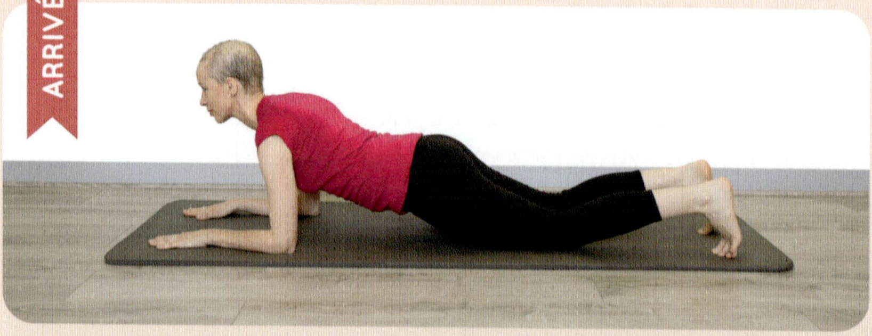

Ma respiration

- En montant le bassin je souffle en serrant le ventre.
- J'inspire en resdescendant mon bassin.

Je progresse

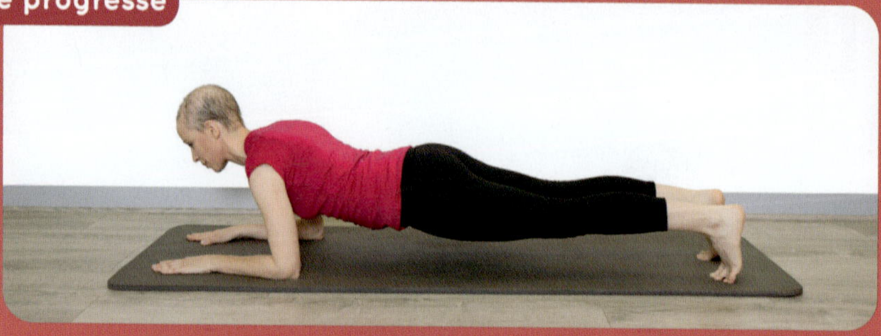

En soufflant je monte mon bassin et je décolle les deux genoux du sol en même temps ; je suis en appui sur mes avant-bras et mes orteils. Je dois garder le bassin horizontal et le ventre serré.

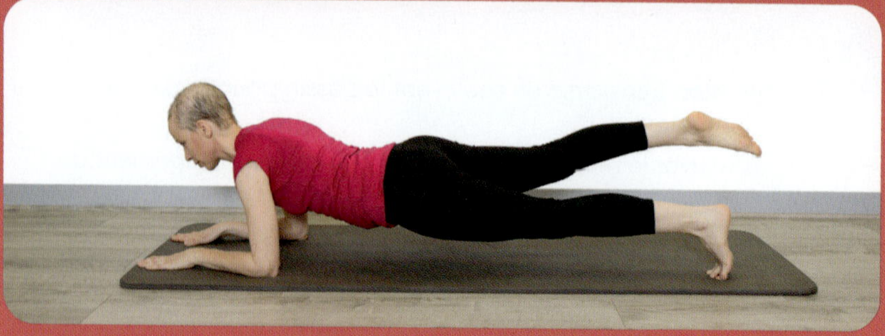

En maintenant la position précédente, je soulève une jambe tendue parallèle au sol.

Je suis les conseils du kiné

Vous devez effectuer cet exercice en imaginant que le gainage du ventre vous soulève ; ne laissez pas partir vos fesses vers le plafond ce qui ferait creuser vos lombaires exagérément. Les appuis sur les orteils sont importants pour les assouplir, surtout si vous avez subi une chimiothérapie ou si votre traitement d'hormonothérapie vous déclenche des raideurs.

Je suis particulièrement vigilante

À l'affaissement des épaules, à éviter en particulier du côté opéré.
Au gainage du ventre, à maintenir du début à la fin de l'exercice.

Mes notes :

Mon exercice 11 - *Side Bend*

Je suis allongée sur le côté, le tronc redressé en appui sur un avant-bras, le côté non opéré pour commencer. Mes genoux sont superposés ; en m'appuyant sur mes genoux je soulève le bassin du sol puis je place le membre supérieur à l'horizontale. Quand je contrôle l'exercice sur le côté non opéré, je peux le faire sur le côté opéré.

Pour commencer sur le côté opéré je vais me redresser sur mon avant-bras en soufflant puis relâcher ce redressement en affaissant mon thorax.

DÉPART

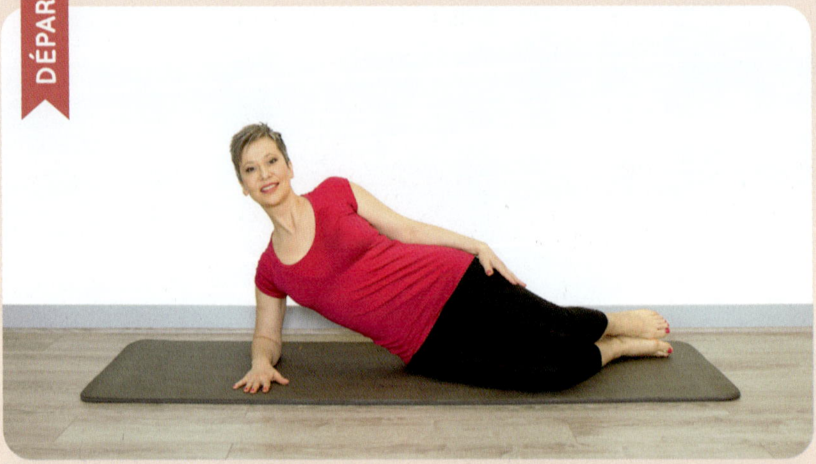

Je pense à…

- Engager mon transverse en soulevant le bassin et garder le creux lombaire.
- Ne pas relever le menton, garder la tête dans le prolongement du tronc.
- Garder le bras vertical, le coude à l'aplomb de l'épaule.

ARRIVÉE

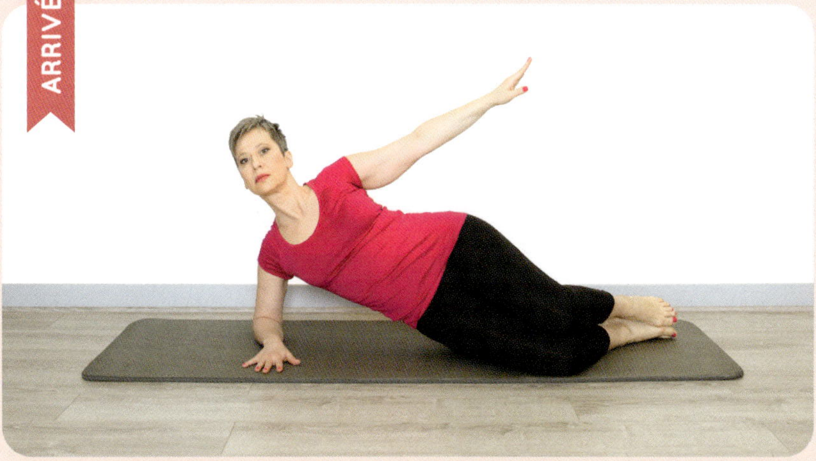

Ma respiration

- En montant le bassin je souffle en serrant le ventre.
- J'inspire en reposant mon bassin au sol.

Je progresse

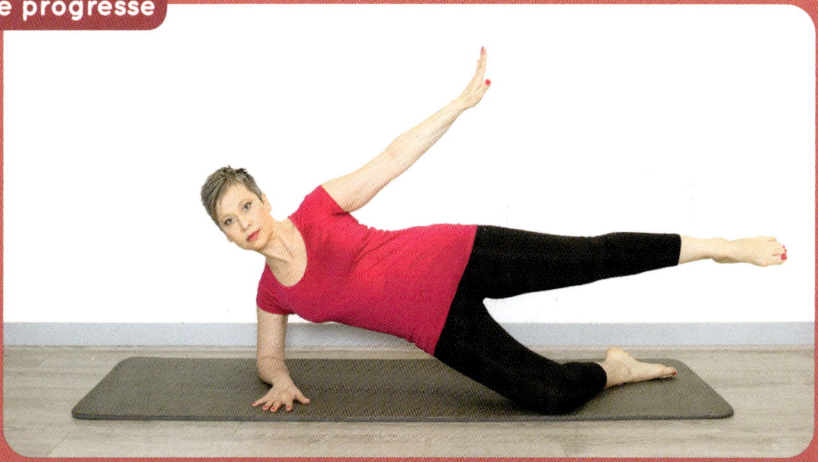

En soufflant je monte mon bassin et je décolle un genou du sol en même temps ; je suis en appui sur un avant-bras et sur un seul genou et je tends la jambe du dessus.

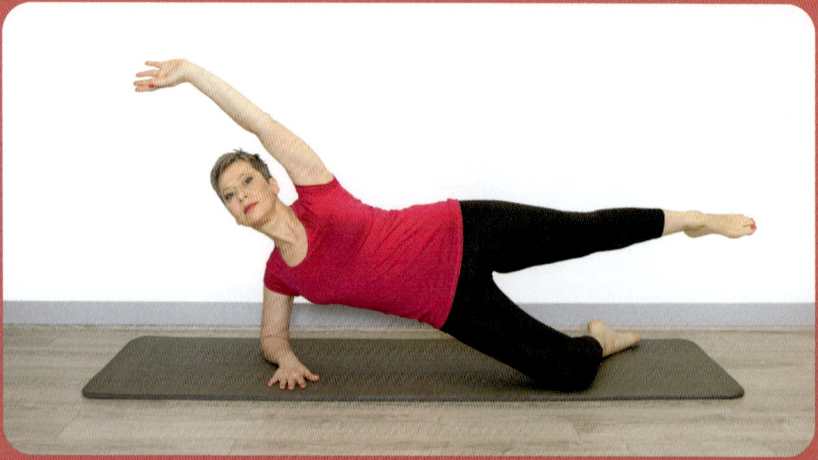

Pour améliorer ma coordination je peux en soufflant étirer le bras au-dessus de la tête et redescendre ce bras en inspirant, je soulève la jambe en même temps que le bras s'étire, je pose mon genou en posant mon bassin quand le bras redescend.

Je suis les conseils du kiné

Avant de soulever le bassin, l'appui sur le coude et l'avant-bras doit être tonique sans effondrement, le coude bien à l'aplomb de l'épaule.

Je suis particulièrement vigilante

À l'épaule en appui à maintenir abaissée pendant tout l'exercice, en particulier du côté opéré.
À ne pas laisser tomber ma tête qui doit être maintenue dans le prolongement du tronc.

Mes notes : ....

....

....

....

....

....

....

....

> Objectif 6

Être capable de m'allonger sur le membre supérieur du côté opéré (1 exercice)

Mon exercice 12 - *Side Kick*

Allongée sur le côté comme sur une ligne droite bras étendu dans le prolongement du corps, tête posée sur le bras au sol, je relève le membre supérieur et la tête sans perdre l'équilibre.

Si je ne peux pas allonger le bras dans le prolongement du corps, je place un coussin sous ma tête et je place mon bras au sol devant moi. Puis j'élève progressivement mon bras jusqu'à le placer dans le prolongement du corps.

DÉPART

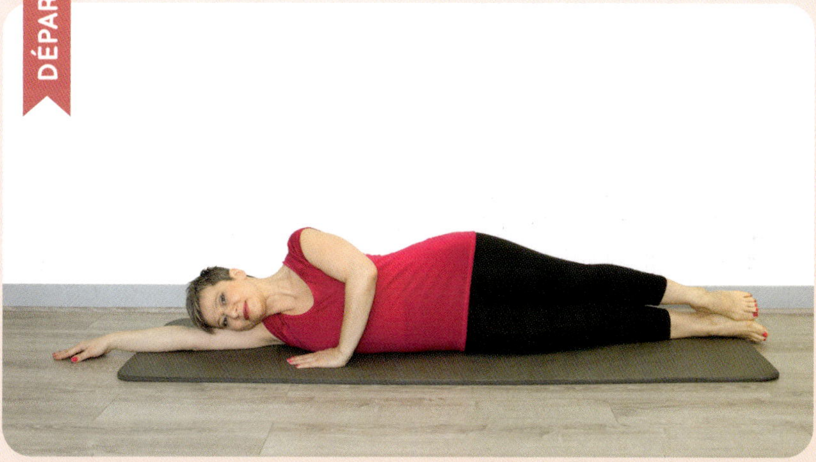

Je pense à...

- Engager mon ventre dès que je dois tenir en équilibre sur un côté du corps.
- Garder mon bassin bien vertical avec le creux lombaire.
- Élever ma jambe jusqu'à l'horizontale.

ARRIVÉE

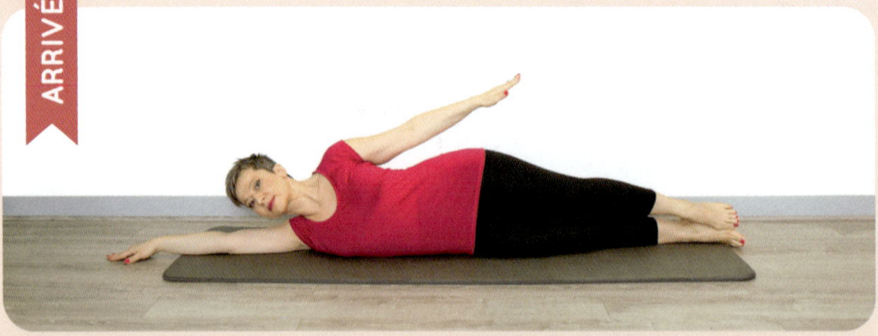

Ma respiration

- En montant le bras et la tête je souffle en serrant le ventre.
- J'inspire en resdescendant ma tête et mon bras.

Je progresse

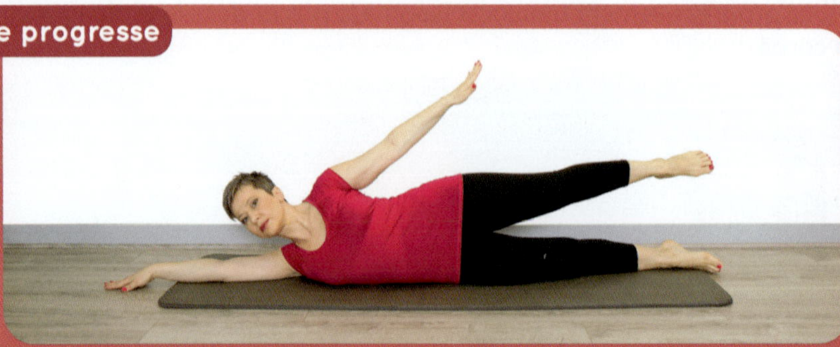

Je peux aussi lever une jambe au-dessus de l'horizontale sans perdre l'équilibre tout en soufflant.

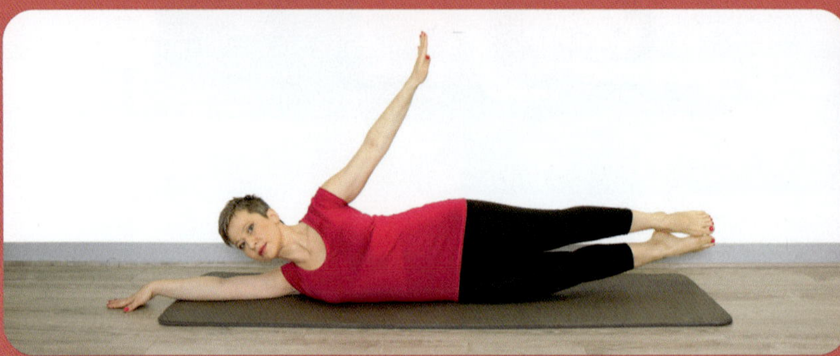

Si je reste stable, je peux lever la jambe du sol vers celle qui est déjà soulevée tout en soufflant.

Je suis les conseils du kiné

Appuyez-vous au sol par tous les contacts afin de tenir l'équilibre et imaginez que vous poussez dessus ; gainez votre ventre et même en inspirant gardez votre ventre engagé.

Je suis particulièrement vigilante

À mes deux omoplates qui doivent restées engagées, chacune dans leur situation.
Au gainage de mon ventre qu'il ne faut pas lâcher pour maintenir le corps aligné en équilibre.

Mes notes :

> Objectif 7

Avoir une colonne vertébrale souple (2 exercices)

Mon exercice 13 - *Spine Twist*

Assise au sol, jambes allongées et écartées ; je me redresse en gardant un léger creux lombaire. Je tourne le tronc vers le côté opéré en soufflant, je reviens en position de départ en inspirant puis je tourne de l'autre côté en soufflant à nouveau ; je reviens en position de départ en inspirant.

Si obtenir le creux lombaire jambes allongées est difficile, je peux plier les genoux ou bien m'asseoir sur un ou deux coussins ou encore un peu plus en hauteur sur le tapis roulé. Je place mes mains sur mes épaules, les coudes dans le prolongement du tronc en serrant mes omoplates.

DÉPART

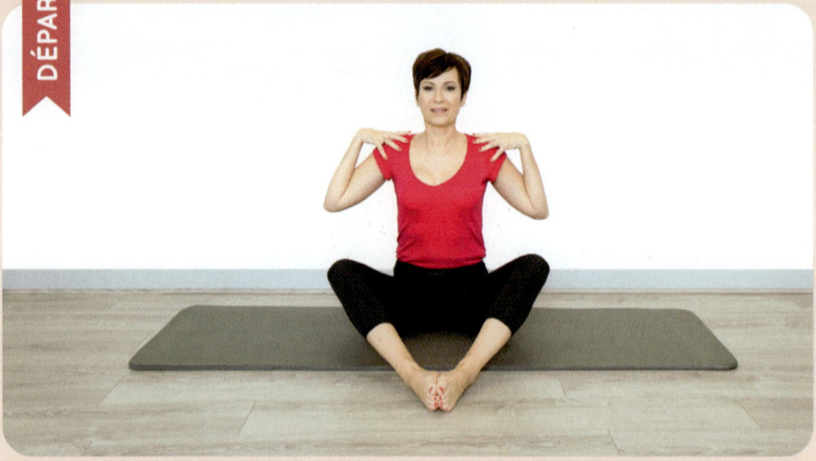

Je pense à...

- Tourner en bloc tronc, tête et membres supérieurs, mains aux épaules sans bouger les épaules ni les bras.
- M'étirer sans cesse comme pour me grandir.
- Garder mon bassin bien vertical avec le creux lombaire.
- Ne pas bouger mes genoux et mes jambes.

ARRIVÉE

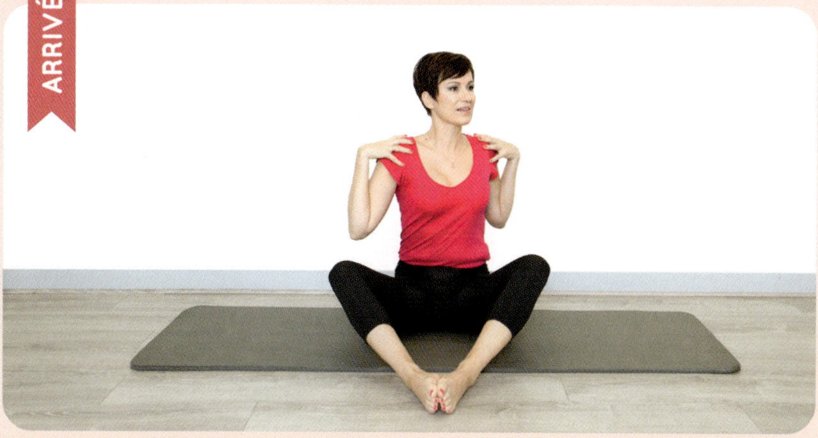

Ma respiration

- En tournant je souffle en engageant mon transverse.
- En revenant j'inspire.

Je progresse

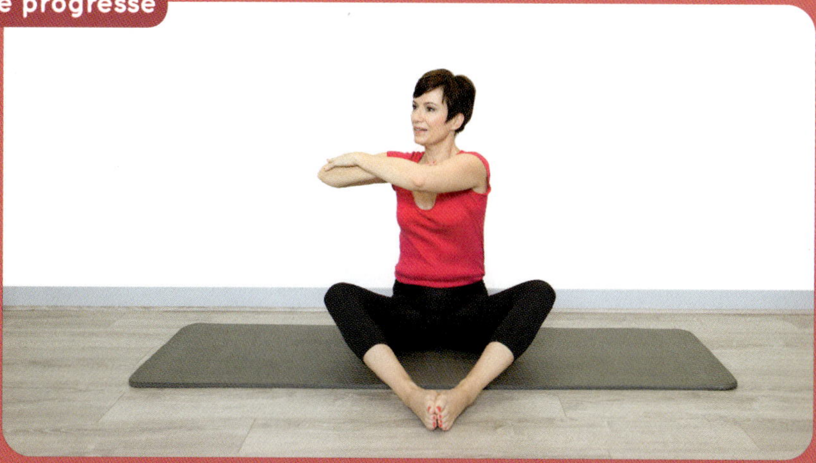

En variant les positions de mes bras, je rends plus difficile la stabilisation des bras et mes épaules lors de la rotation du tronc : ici en position « cosaque ».

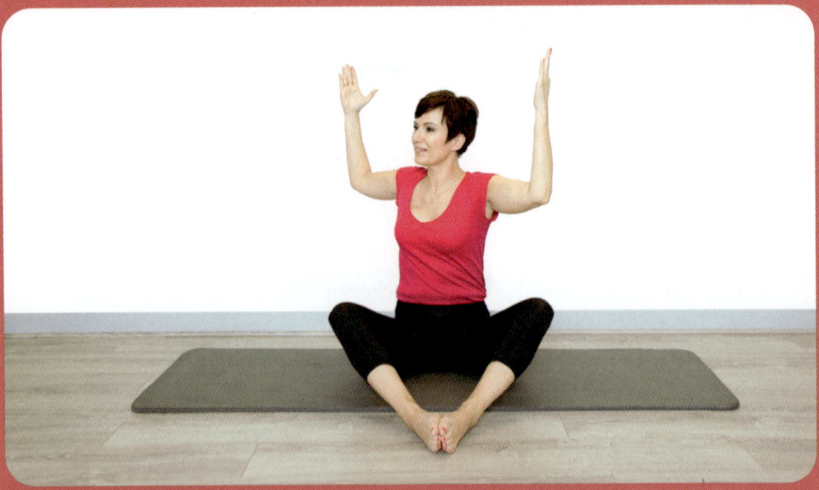

En variant les positions de mes bras, je rends plus difficile la stabilisation des bras et des épaules lors de la rotation du tronc : ici en position « chandelier ».

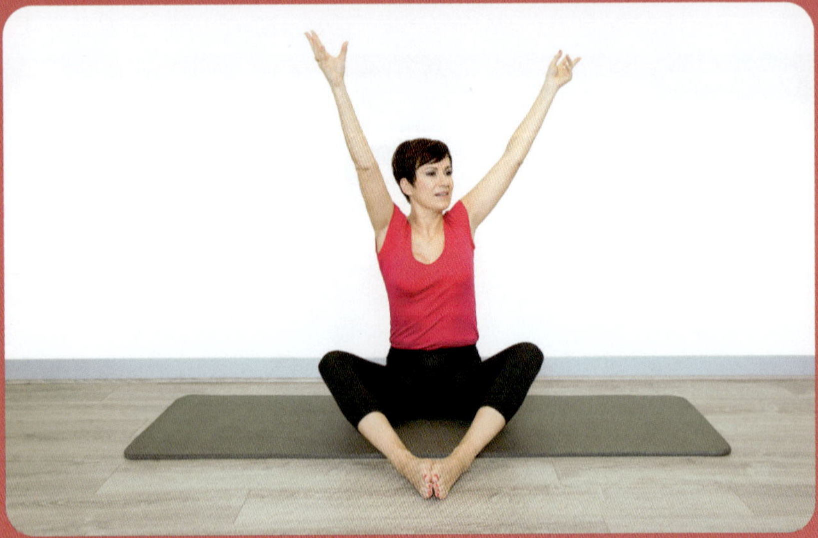

Pour solliciter ma coordination je vais tourner le tronc puis ouvrir mes bras en les tendant en « V » vers le plafond, puis reposer mes mains sur les épaules puis ouvrir à nouveau en tournant en sens inverse.

Je suis les conseils du kiné

Tourner le tronc ne doit se faire qu'en gardant une colonne vertébrale droite et étirée sans perdre le creux lombaire ; fermer les yeux pour ne pas tourner la tête seule. Si vous bougez vos épaules, en particulier si vous refermez le côté opéré (APS), placez un bâton que vous tiendrez derrière vos épaules pour les fixer.

Je suis particulièrement vigilante

Au tronc qui bouge en bloc sans perdre sa verticalité.
Aux bras statiques ou dynamiques sans retour de l'APS.

Mes notes :

Mon exercice 14 - *Rolling Like a Ball*

Assise au sol, le corps roulé en boule avec menton vers le sternum et front sur les genoux, je décolle mes pieds du sol et je pars en arrière en utilisant l'énergie cinétique du corps pour rouler sans retenue mais sans poser la tête au sol puis sans poser les pieds lors du retour.

DÉPART

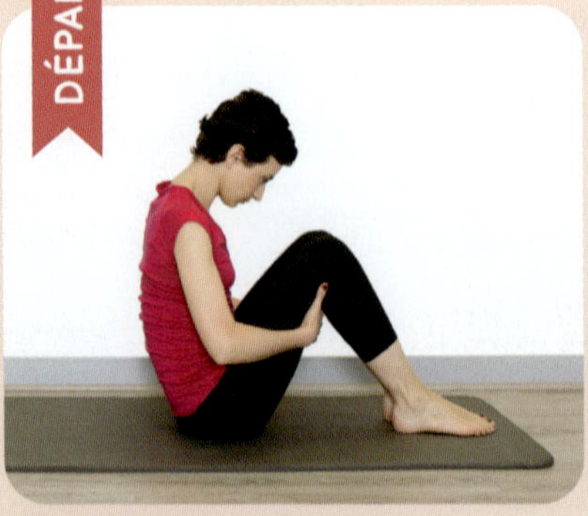

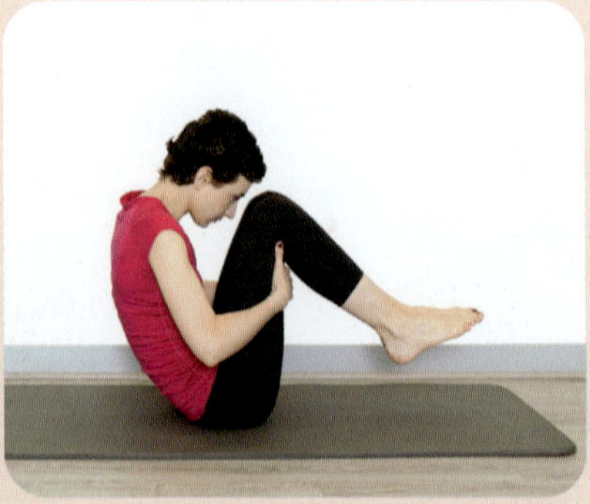

Je pense à...

- → Me laisser aller pour rouler en arrière.
- → Laisser grâce à la vitesse mes fesses se soulever et mes jambes aller au delà de ma tête.

ARRIVÉE

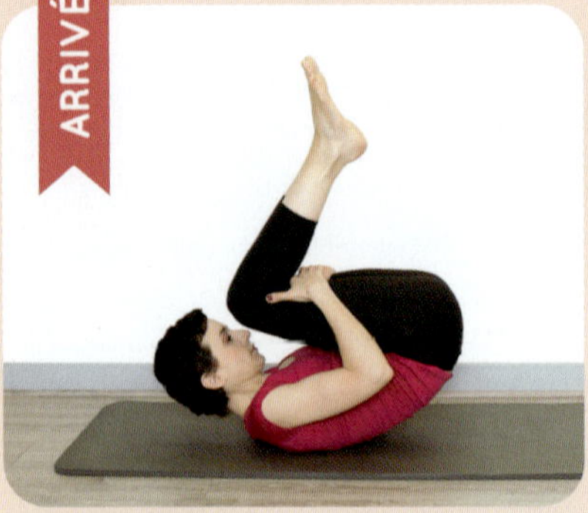

Ma respiration

- → En roulant en arrière je souffle en engageant mon transverse.
- → Au sol j'inspire rapidement puis je souffle très fort en engageant mon transverse pour m'asseoir.

Je progresse

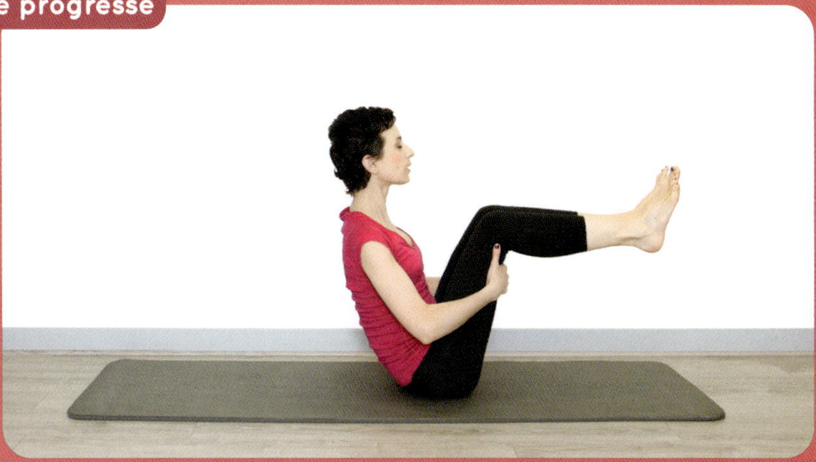

Je ne pose ni la tête ni les pieds, et je marque un temps d'arrêt quand je suis assise en essayant d'élever mes pieds au-dessus du niveau de mes genoux pour me déstabiliser.

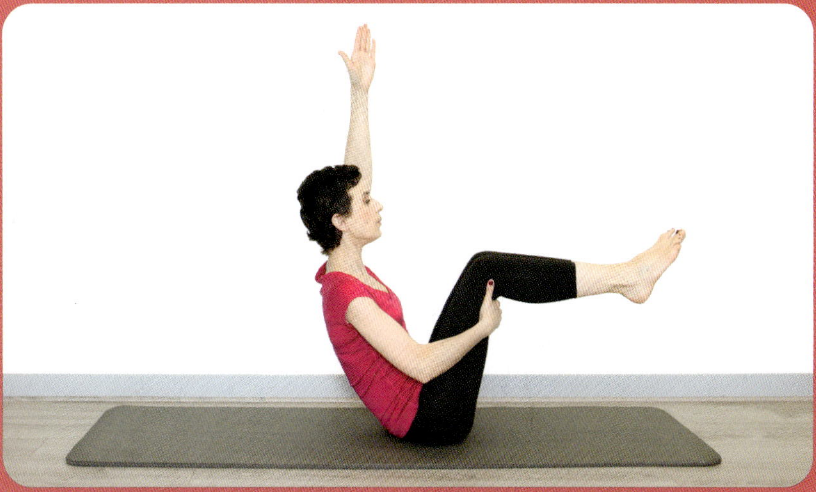

Pour améliorer mes capacités de coordination et d'équilibre je lève un bras en soufflant tout en gardant l'équilibre ; j'inspire en descendant le bras et je souffle en élevant l'autre bras.

Je suis les conseils du kiné

Ne pas poser la tête permet de ne pas forcer sur la nuque, ce qui pourrait être inconfortable en cas de nuque raide ; souffler profondément est important pour remonter sans effort et ne pas pousser sur le ventre et le périnée. Ne pas chercher à tendre les genoux aux dépens de la région lombaire, la priorité étant le redressement de la colonne lombaire.

Je suis particulièrement vigilante

Au lâcher prise pour rouler sans effort.
Au souffle important pour aider le mouvement.

Mes notes : ....

> Objectif 8

Avoir un dos tonique et fort (2 exercices)

Mon exercice 15 - *Front Bend*

Redressée sur mes genoux je me penche en avant tout en poussant mes fesses vers mes talons ; mes pieds sont allongés au sol, reposant sur les cous-de-pied. En descendant, je place mon tronc le plus possible vers le sol, dos plat en soufflant, je me relève en inspirant. Mes mains se placent le long de mon corps, paumes dirrigées vers l'avant. Le mouvement se déroule dans les hanches et les genoux.

DÉPART

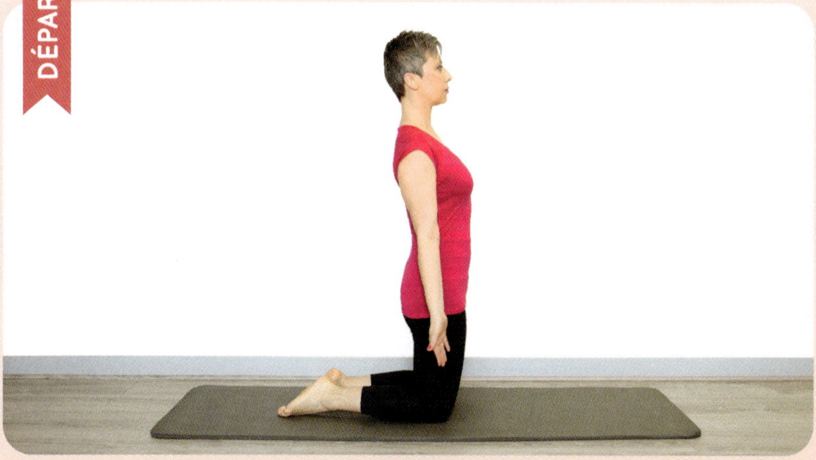

Je pense à...

- → Garder mon dos plat, tête dans le prolongement du tronc.
- → Engager mon transverse et mes omoplates.
- → Faire bouger mes hanches et mes genoux et garder le dos en rectitude.

ARRIVÉE

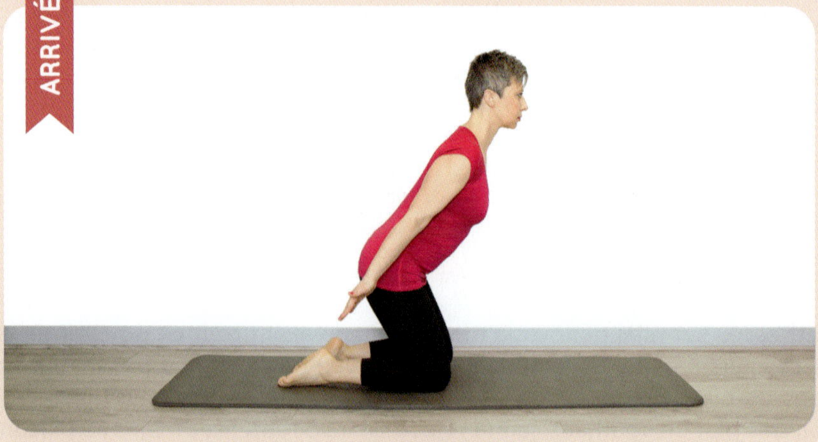

Ma respiration

- ➜ En soufflant je me penche en avant.
- ➜ En inspirant je me redresse.

Je progresse

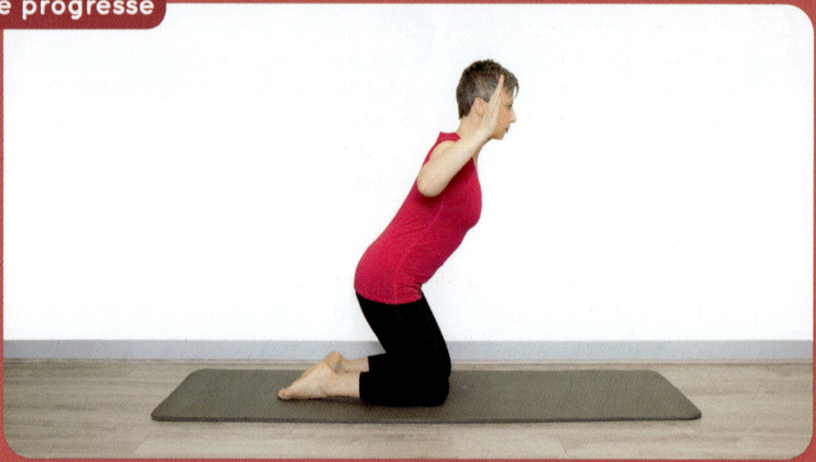

Plus je place mes bras en hauteur plus il me sera difficile de me pencher en avant en gardant la Position Neutre du tronc : je place d'abord mes bras en chandelier.

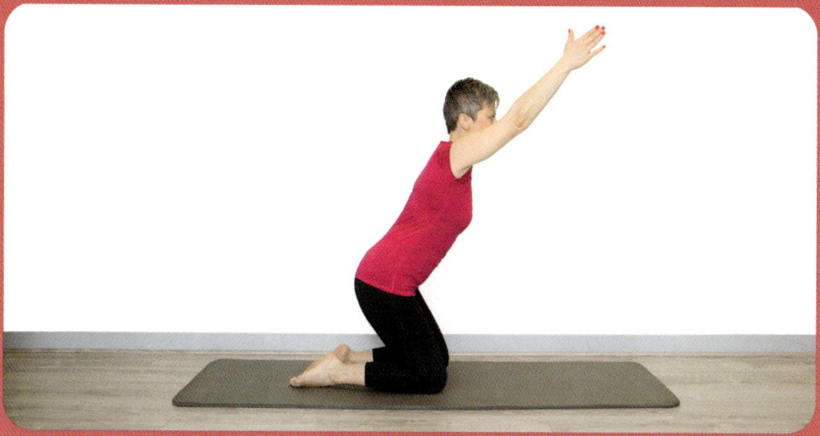

J'éleve mes bras à la verticale et je réalise le même exercice en gainant mon ventre et mes lombaires.

Je suis les conseils du kiné

Fermez les yeux pour ne pas bouger la nuque ; la tête reste immobile et suit le déplacement du tronc sans mouvement particulier du menton. Si vos genoux sont douloureux limitez le mouvement en plaçant un coussin entre cuisses et mollets ou sous les rotules. Cet exercice permet aussi d'assouplir vos cous-de-pied. Une variante pour assouplir les orteils consiste à s'appuyer dessus en les plaçant en flexion.

Je suis particulièrement vigilante

Aux bras qui restent dans le prolongement du corps.
Au gainage du ventre et au creux lombaire à ne pas lâcher.

Mes notes : ....

Mon exercice 16 - *Half Plank*

À 4 pattes, en appui sur mes orteils, je porte le poids du corps vers l'avant et je tends mes genoux. Mon dos est horizontal avec un léger creux lombaire et mes jambes sont obliques.

DÉPART

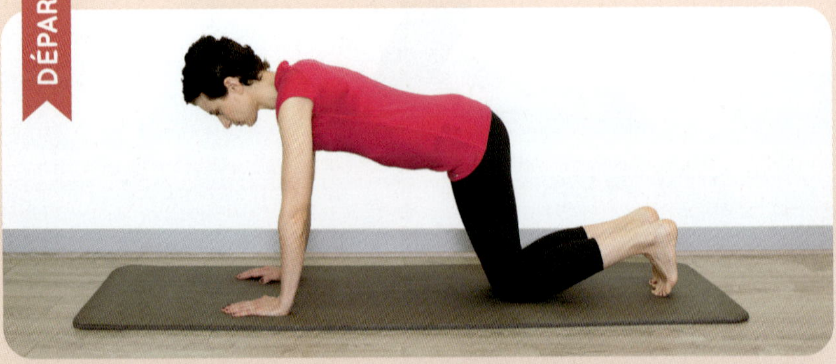

Je pense à...

- ➜ Garder mon dos plat, tête dans le prolongement du tronc.
- ➜ Engager mon transverse et mes omoplates.
- ➜ Verrouiller les genoux.

ARRIVÉE

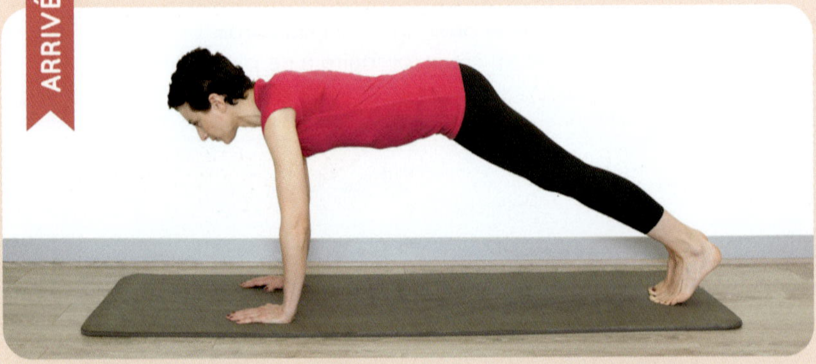

Je respire

- ➜ En soufflant je monte en demi-planche.
- ➜ En inspirant je repose mes genoux au sol.

Je progresse

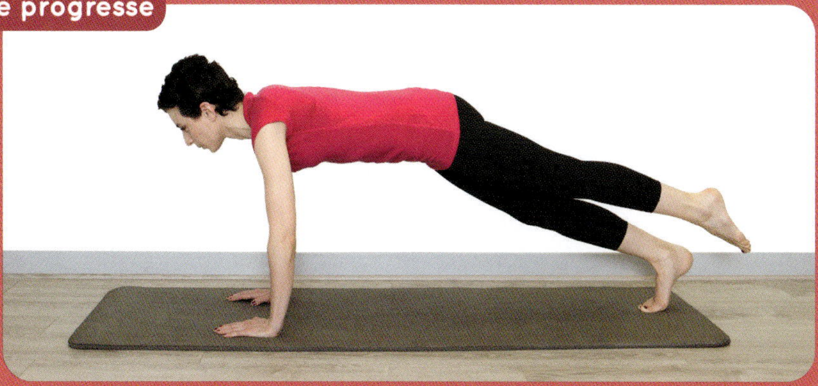

En position de demi-planche, je lève une jambe en soufflant sans perdre la position du bassin ; le tronc maintenu gainé, je repose le pied en inspirant.

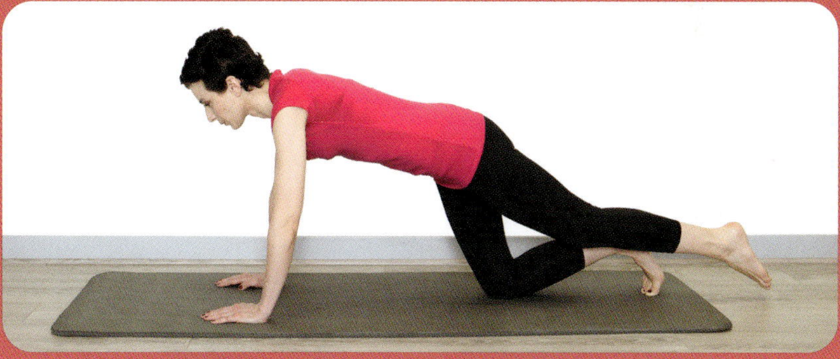

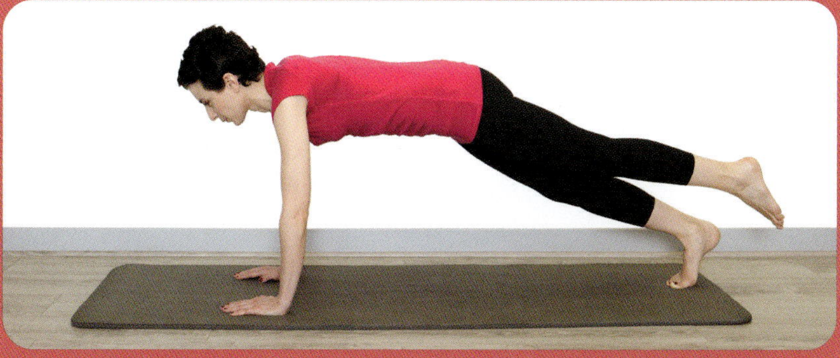

Je lève une jambe sans bouger mon bassin puis je me place en demi-planche sur un seul pied, en soufflant, sans perdre la position du tronc horizontal, gainé et avec un léger creux lombaire.

Je suis les conseils du kiné

Tendez les coudes et restez toujours tonique sur vos épaules ; gardez la tête dans le prolongement du tronc, fermez les yeux pour ne pas bouger le cou. Réalisez l'exercice le plus lentement possible pour contrôler chaque étape et isoler au mieux le mouvement.

Je suis particulièrement vigilante

À l'absence d'à-coup au niveau du tronc et des lombaires lors de la montée et de la descente.
Au gainage du ventre et au creux lombaire à ne pas lâcher.

Mes notes : ....

> Objectif 9

Avoir un ventre tonique et fort (2 exercices)

Mon exercice 17 - *Scissors*

Allongée au sol, une jambe en chaise renversée, 1 pied à plat au sol pour commencer.

En gardant le genou en chaise renversée, fléchi à 90° (angle droit), je fais descendre mon pied vers le sol et je le touche avec le talon, puis je remonte le pied pour revenir en position de départ, genou toujours fléchi à 90°. Faire varier la position des membres supérieurs.

DÉPART

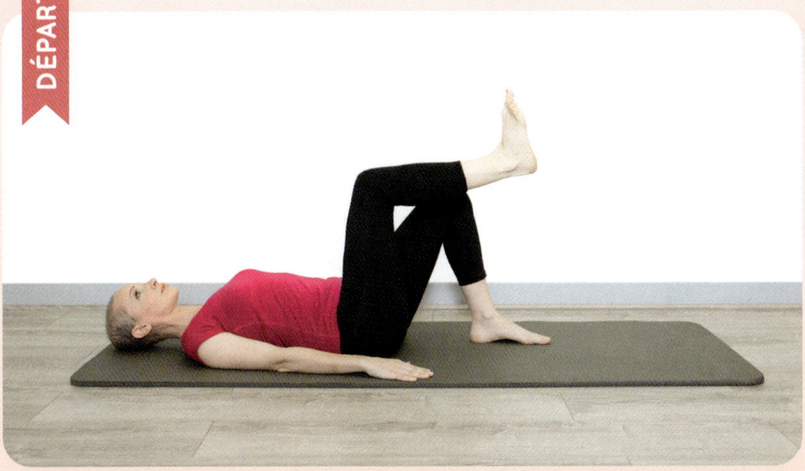

Je pense à...

- ➜ Serrer le ventre en soufflant quand je descends une jambe.
- ➜ Garder la Position Neutre pendant le mouvement.
- ➜ Garder le haut du corps immobile.

ARRIVÉE

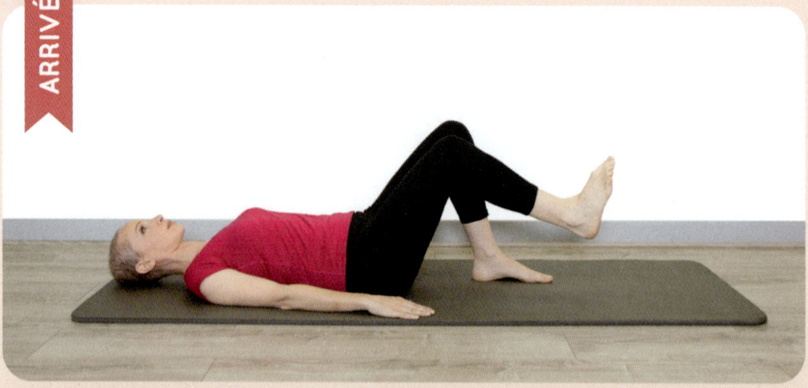

Ma respiration

- Souffler (en engageant ventre et périnée) lorsque la jambe descend.
- Inspirer lors du retour en position de départ.

Je progresse

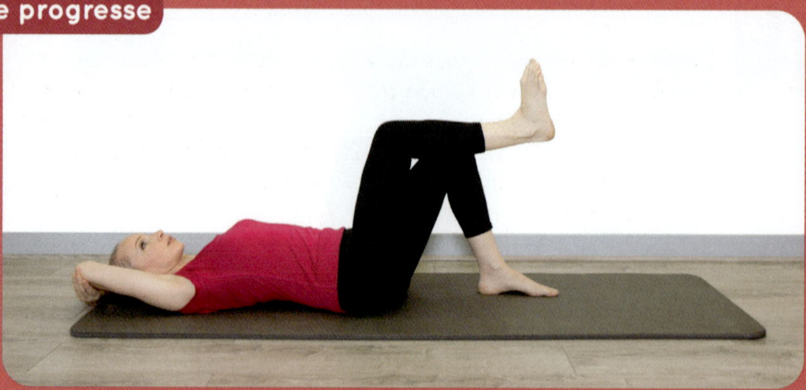

Plus mes bras sont élévés plus il m'est difficile de garder le ventre serré et le creux lombaire immobile. La position la plus étirante pour les épaules est aussi celle qui va mettre en évidence le bon contrôle de la Position Neutre tout en insistant sur le gain d'amplitude des épaules.

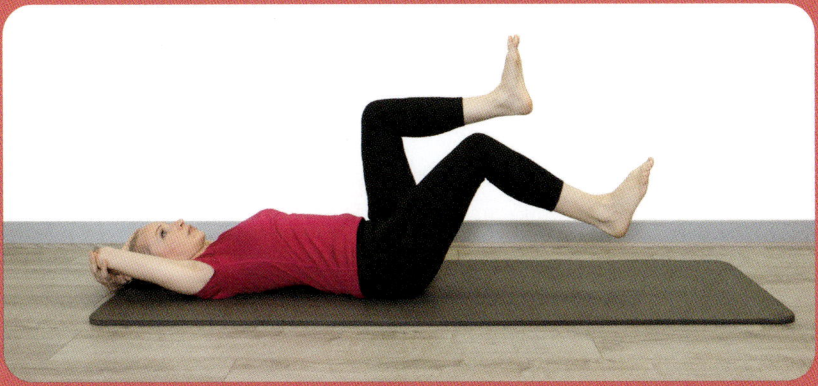

Je place mes deux jambes en chaise renversée pour réaliser cet exercice. Le talon de la jambe fléchie descend vers le sol, l'autre jambe reste strictement immobile ; puis la jambe remonte en position de départ, chaise renversée et c'est l'autre jambe qui réalise l'exercice.

Je suis les conseils du kiné

Vous devez limiter les amplitudes de la jambe qui va vers le sol si vous voulez garder votre ventre et vos lombaires engagés et immobiles. Augmentez-les progressivement quand vous maîtrisez la Position Neutre. Le mouvement doit être localisé essentiellement dans les articulations des hanches qui sont souvent douloureuses à cause de la chimiothérapie ou de l'hormonothérapie.

Je suis particulièrement vigilante

À la limitation du mouvement en fonction de mes capacités de contrôle du ventre et du creux lombaire.

Au maintien de mes genoux à angle droit quel que soit le mouvement des hanches.

Mes notes : ....

Mon exercice 18 - *Roll Down*

Assise au sol, jambes fléchies, pieds à plat au sol. Mes épaules sont basses et mes omoplates engagées.

J'enroule la colonne vertébrale, vertèbre par vertèbre, pour m'allonger au sol. Je dois veiller à l'engagement du ventre et du périnée pendant toute la durée de la descente et je dois m'arrêter si je perds le contrôle de l'engagement du ventre.

DÉPART

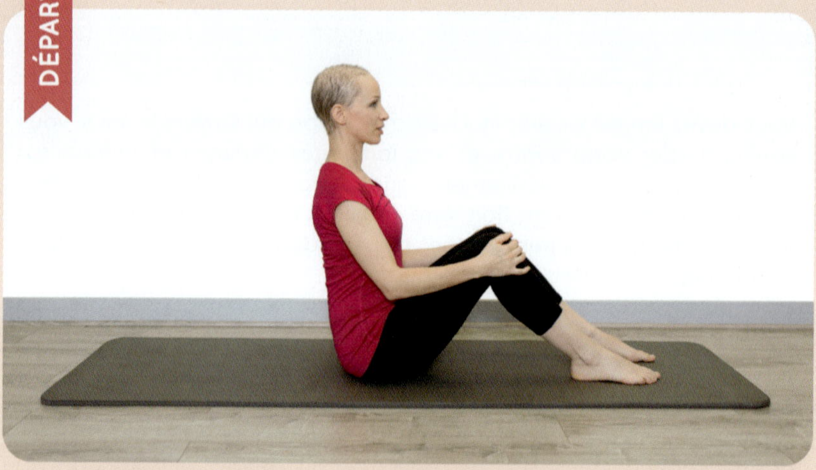

Je pense à...

- ➜ Serrer le ventre en soufflant quand je descends vers le sol.
- ➜ Garder mes pieds à plat au sol.
- ➜ Avoir la même vitesse de mouvement quel que soit l'angle par rapport au sol.

ARRIVÉE

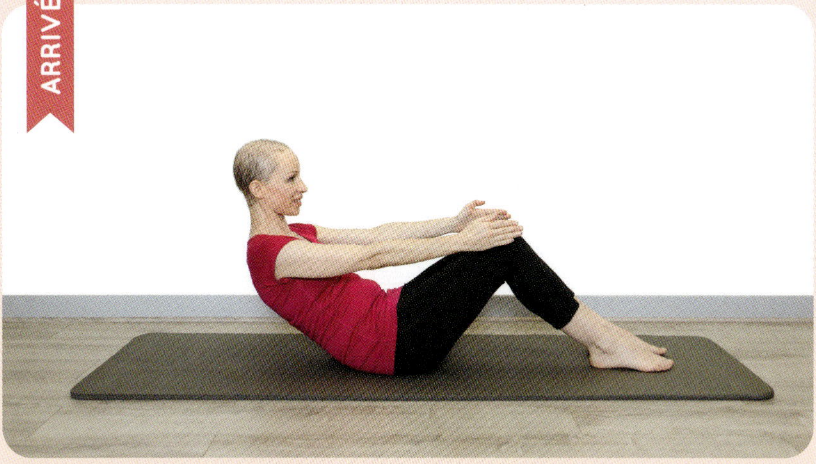

Ma respiration

- Je souffle (en engageant ventre et périnée) pendant la descente.
- J'inspire en position d'arrivée, puis je me relève en soufflant.

Je progresse

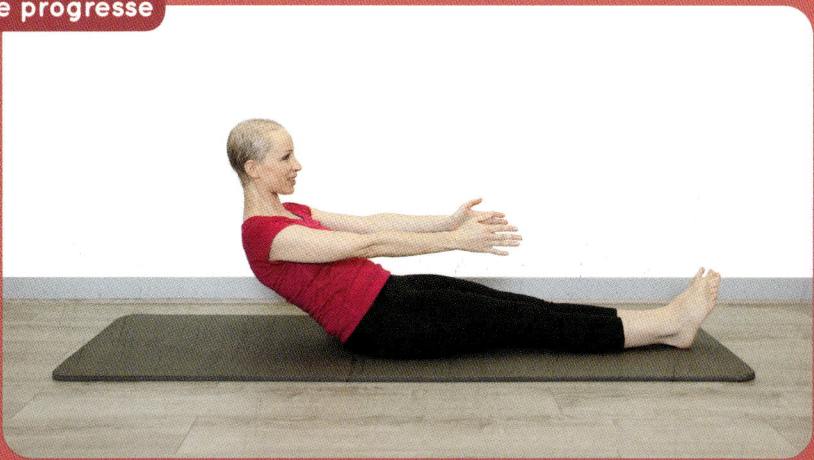

Je peux réaliser cet exercice jambes tendues au sol en gardant les pieds en contact avec le sol lors de la descente du corps.

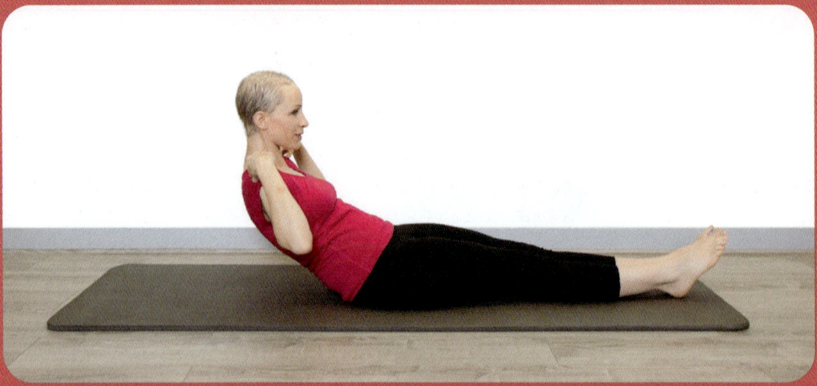

Je peux aussi faire varier la position des bras ; mains aux épaules en gardant les coudes écartés.

Je suis les conseils du kiné

Vouloir à tout prix réaliser l'exercice sans privilégier la tenue du ventre plat et l'engagement du périnée est une erreur. Si l'exercice est trop difficile dans son amplitude complète il est possible de recourir à une bande élastique ou à une bande de tissu passée derrière les pieds. Cela permet de s'aider dans la descente vers le sol en s'accrochant aux pieds ; l'exercice est alors plus facile, ce qui vous permet de ne pas lâcher votre ventre en le retenant le plus longtemps possible. Ne réalisez pas l'exercice dans sa globalité si vous ne contrôlez pas votre ventre correctement ; à partir de la position assise, descendez tant que le contrôle de votre ventre est possible et arrêtez-vous avant d'être au sol si nécessaire.

Je suis particulièrement vigilante

À l'engagement du transverse et du périnée résolument mis à l'épreuve dans cette situation.

Mes notes : ....

Attention au grand pectoral !

Méfiez-vous des exercices qui emmènent les bras en arrière du corps lorsque vous êtes couchée sur le dos ; si vos mains touchent le sol, les bras sont posés au sol, les pectoraux sont relâchés et l'amplitude complète de l'épaule est sollicitée, c'est parfait. Mais si vos mains restent au-dessus du sol et en particulier du côté opéré, alors c'est le grand pectoral qui retient le bras et ainsi il se renforce. Cela n'est pas utile étant donné qu'il est déjà trop fort. Au lieu de s'étirer il se raccourcit un peu plus.

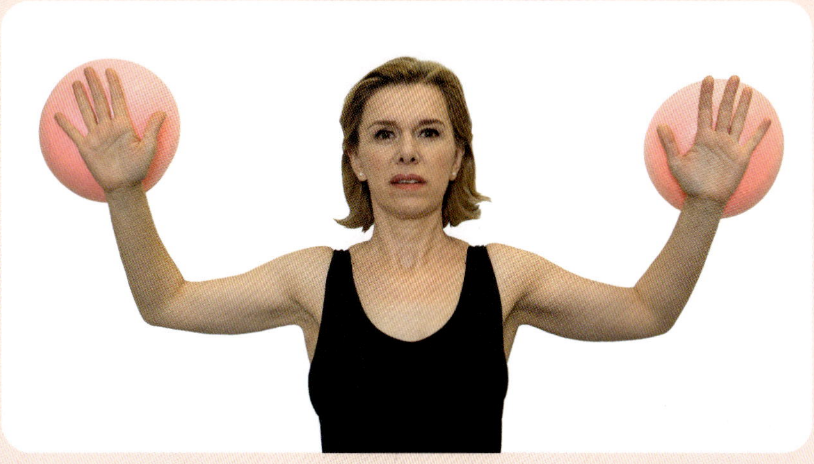

Utilisez un coussin ou un ballon que vous placez sous vos mains ou sous vos coudes ou encore sous vos bras. Pressez sur ce support lorsque vous soufflez. Ainsi vous sollicitez les muscles arrière des bras et des omoplates ce qui a deux avantages : premièrement de relâcher le grand pectoral toujours trop fort (c'est physiologique) et deuxièmement de renforcer les muscles arrière souvent trop faibles (c'est automatique).

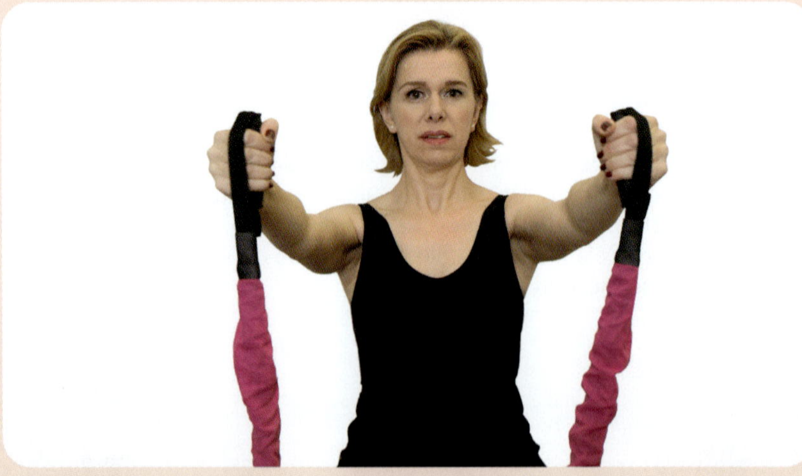

Tout mouvement des bras vers l'arrière en position couchée devrait se faire contre la résistance d'un élastique ou d'une sangle passant derrière les pieds ; c'est la manière la plus simple pour que l'exercice renforce les bons muscles (trop faibles) en inhibant les « mauvais » muscles trop forts.

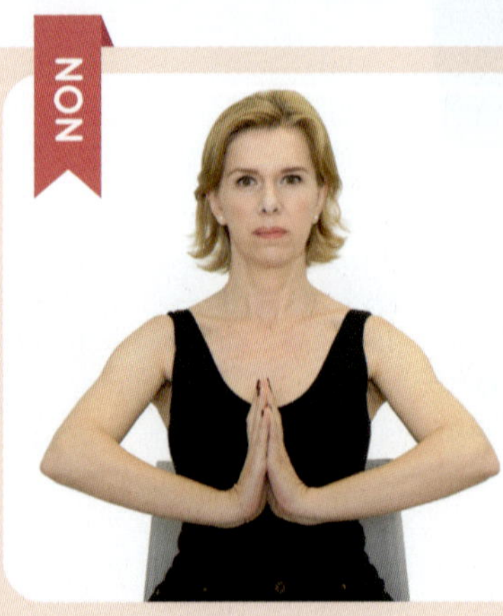

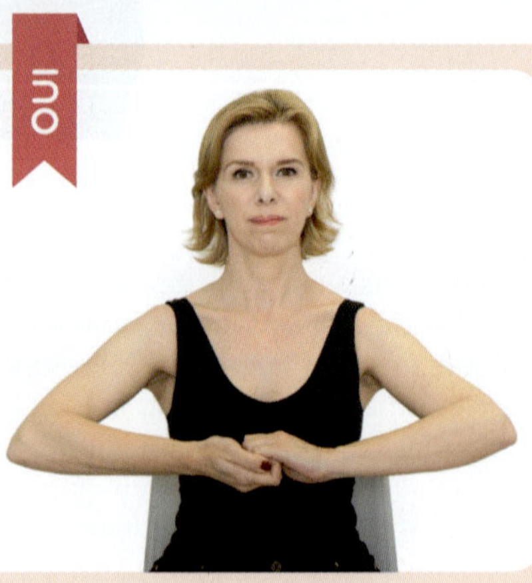

Un conseil enfin : ne jamais utiliser l'exercice qui consiste à presser vos mains l'une contre l'autre ou à presser sur une balle ou encore sur un cercle résistant pour renforcer ce muscle déjà trop fort, ce qui accentuerait l'APS. Lui préférer l'exercice qui consiste à tirer sur vos doigts bien accrochés les uns avec les autres, en serrant tout d'abord les omoplates.

ÉTAPE 5

J'utilise le Rose Pilates dans ma vie quotidienne

Après la chirurgie qu'elle a subie, les recommandations ont été clairement annoncées à Olivia, 36 ans : ne plus porter de pack d'eau et surtout ne plus porter ses jumeaux alors âgés de 18 mois. Imaginer cette jeune femme devant ses enfants dans l'impossibilité de pouvoir les prendre dans ses bras pour les câliner me paraissait inhumain. Bien sûr un effort trop violent aurait eu raison de la solidité des cicatrices trop fraîches et aurait pu endommager le creux de son aisselle déjà bien malmené par un curage axillaire étendu. Ma connaissance de la biomécanique, de la prophylaxie des lombalgies et du Pilates me donnait cependant des armes pour apprendre à ma patiente les bons gestes. Pourquoi en serait-il autrement après une chirurgie d'un cancer du sein ? En fait c'est le manque de temps pour enseigner les mouvements adéquats et les précautions adaptées qui aboutit à des interdictions inhumaines. Le Rose Pilates, en enseignant le positionnement « en neutre », à maintenir quoi qu'il arrive, reporte les efforts des membres supérieurs sur le corps gainé et fort. Soulever ses enfants devient musclant pour les membres inférieurs, le ventre et le dos. Olivia aujourd'hui porte ses enfants comme toutes les mamans.

Maintenir la Position Neutre n'est pas une simple consigne à appliquer durant les cours ; c'est aussi un véritable apprentissage du positionnement du corps dans la vie quotidienne, pour être assis, pour soulever un enfant mais aussi pour pousser un meuble sans douleur ou fatigue après coup, ou faire du sport : l'aquagym sans pousser inutilement sur le ventre, l'aviron sans affaiblir le périnée, le vélo sans s'avachir sur sa selle, l'escalade sans tirer inutilement sur les bras etc. L'élégance, elle aussi, ne se limite pas aux mouvements du corps. Les défauts, les déficits et les faiblesses dus aux traitements avec leurs séquelles ne pourront être combattus à raison d'une heure d'efforts par semaine. Reconstruire son corps avec élégance et féminité s'initie lors des exercices Rose Pilates puis se confirme et se consolide à tout instant de la vie physique.

La Position Neutre dans la vie quotidienne

La position habituelle et non corrigée de tout un chacun peut être néfaste pour les épaules, le dos, les lombaires, la colonne cervicale, le ventre, le périnée... Après une intervention au sein, un curage axillaire ou une reconstruction, certains mouvements de la vie quotidienne sont déconseillés, voire interdits. La question que l'on peut se poser ici est la suivante : est-ce l'action qui est prohibée ou bien est-ce la manière de réaliser cette action ? Porter un enfant en Position Neutre, en positionnant le membre supérieur, l'épaule et surtout l'omoplate comme il le faut et en respirant pour éviter tout effort nocif pourrait être autorisé. Bien entendu cela suppose l'apprentissage de cette position corrigée, « sous contrôle » dirait Pilates...

Assise au bureau ou dans les transports

Pour ne pas avoir mal au dos.

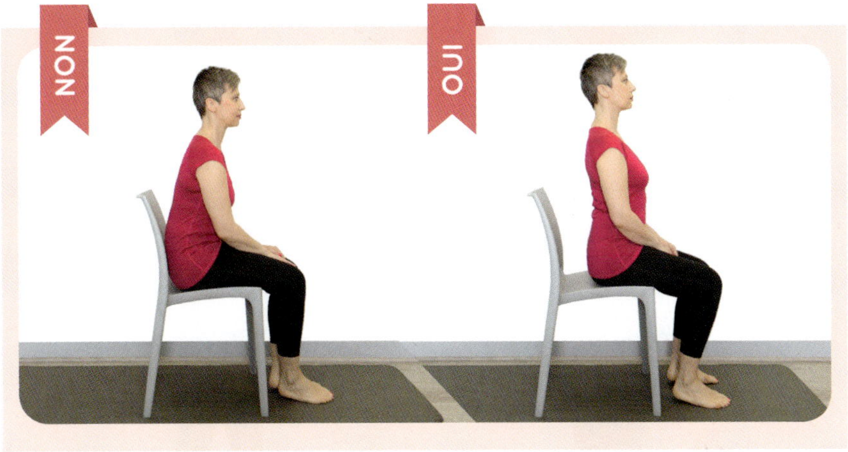

En portant des paquets

Pour ne pas tirer sur le bras et le creux de l'aisselle ni sur les cicatrices.

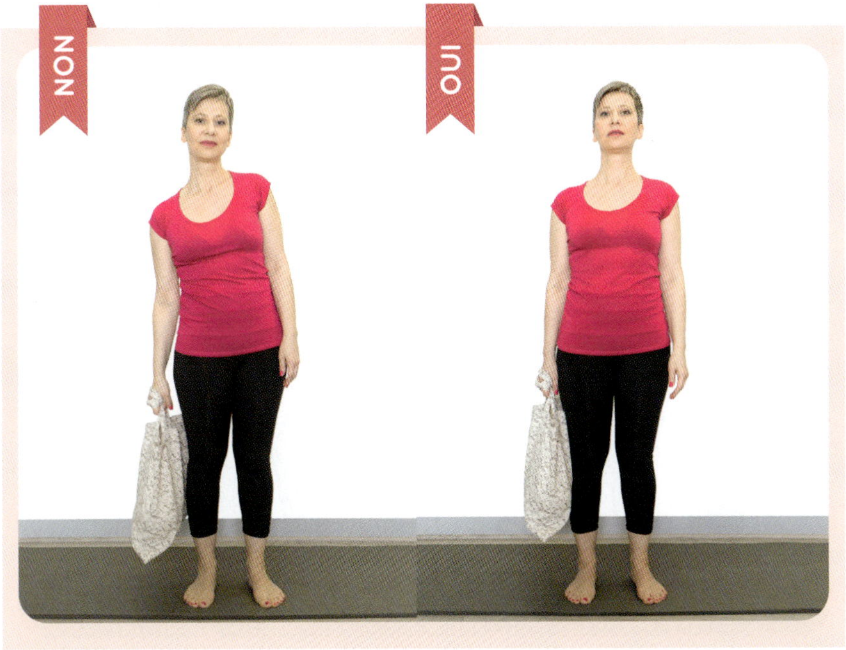

Debout dans une file d'attente

Pour optimiser les séances et garder un dos tonique et un ventre plat.

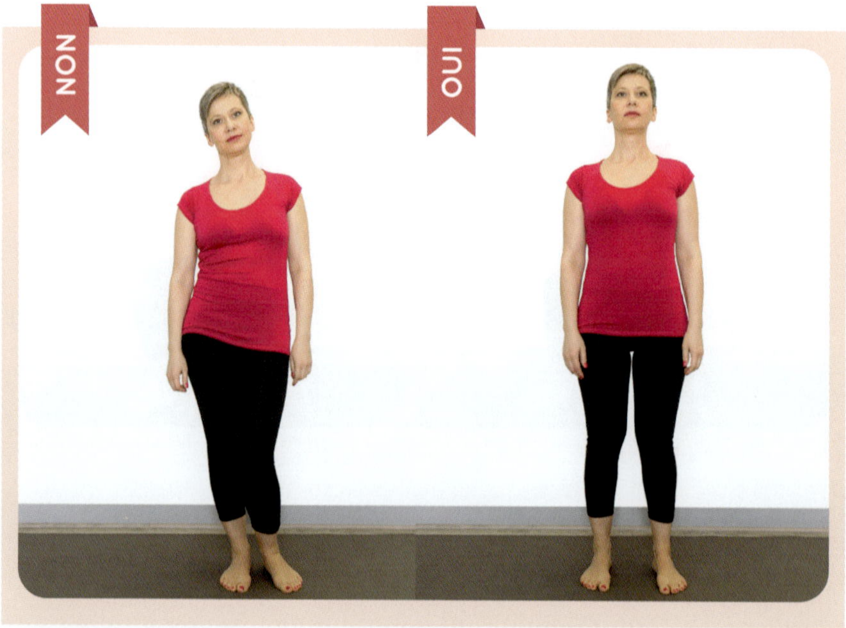

Ramasser quelque chose au sol

Pour ne pas se faire mal au dos en soulevant une charge lourde, pour ne pas abîmer son périnée à chaque effort.

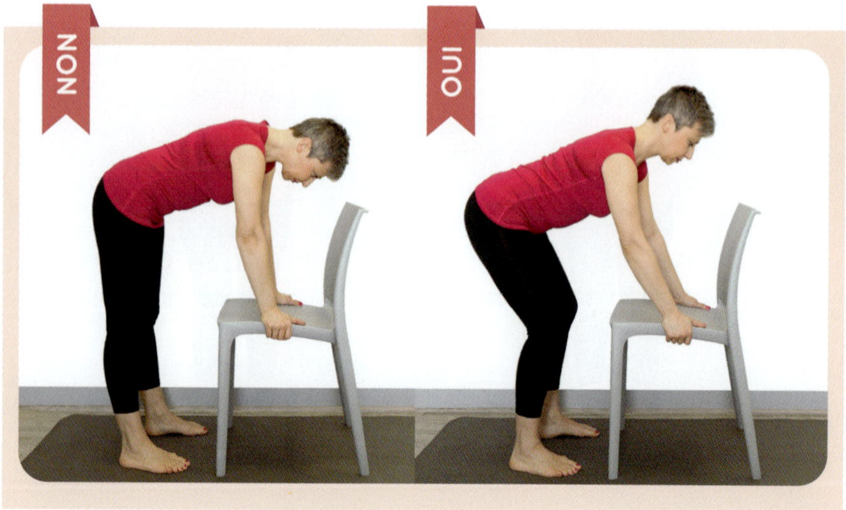

En ouvrant une porte lourde

Pour ne pas se faire mal au bras.

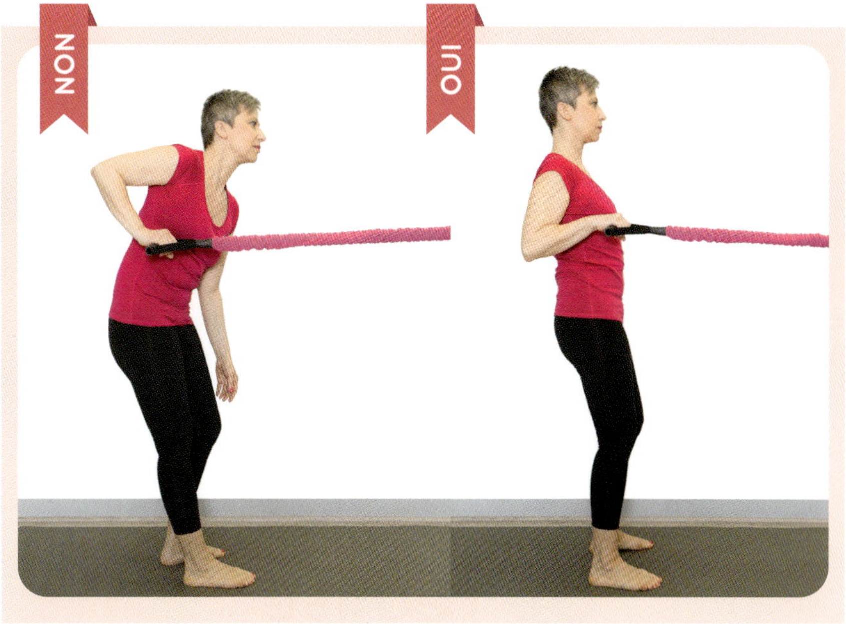

S'asseoir sur une chaise

Pour s'entraîner sans en avoir l'air.

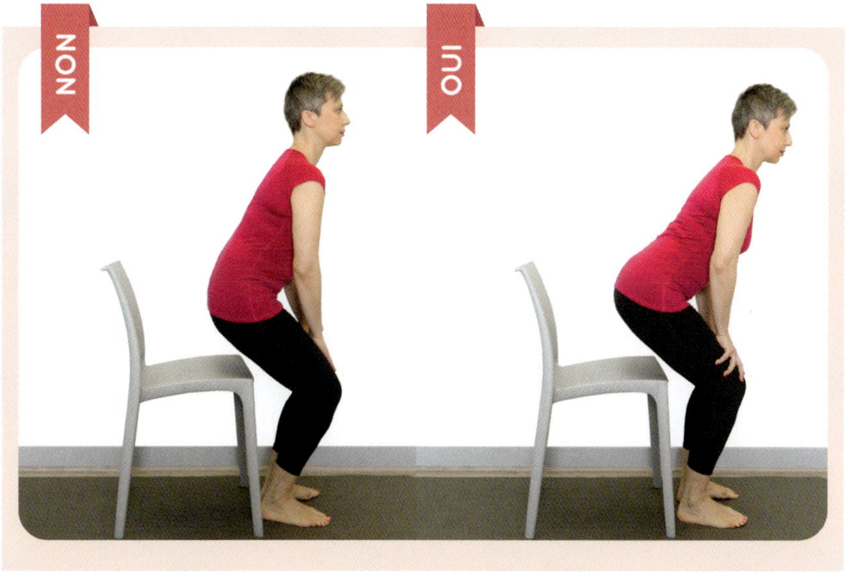

ÉTAPE 6

Je réalise une séance complète de Rose Pilates

Une séance dure 1 heure ; les premières minutes sont consacrées à l'échauffement qui utilise les « éducatifs » (voir étape 3) pour bien intégrer les fondamentaux. À cet échauffement succède le cœur de la séance et les 10 objectifs qui la constituent. Puis vient le retour au calme réalisé à l'aide d'étirements (voir chapitre 5).

Je vous propose maintenant 3 séances types, adaptées à vos principaux besoins, si vous vous sentez raide, si vous manquez de force ou si vous avez peur de bouger.

Je me sens raide

Shoulder Bridge

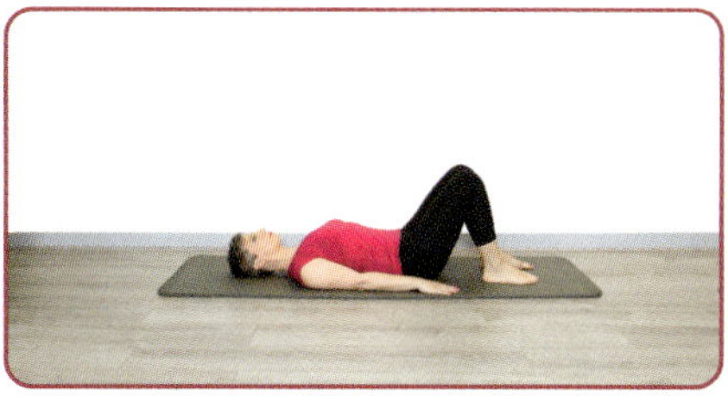

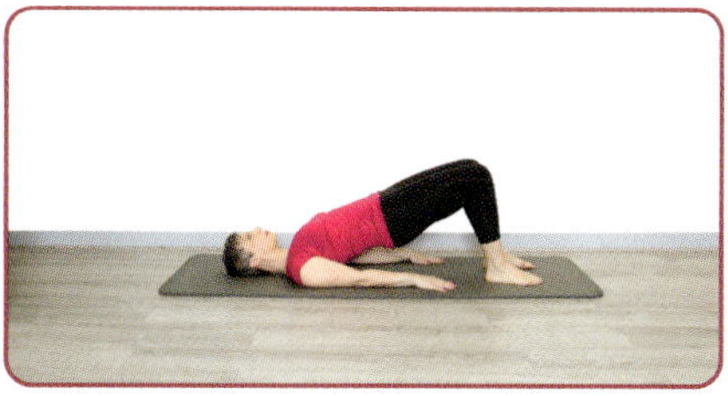

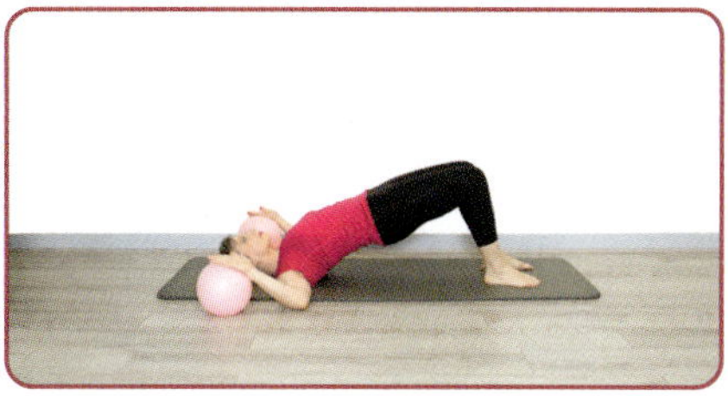

Arm Scissors

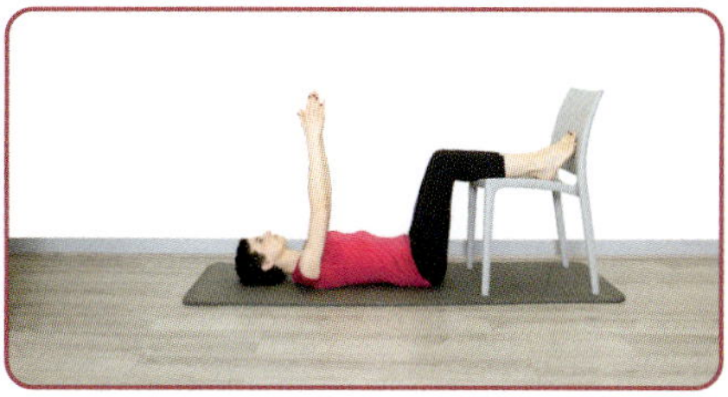

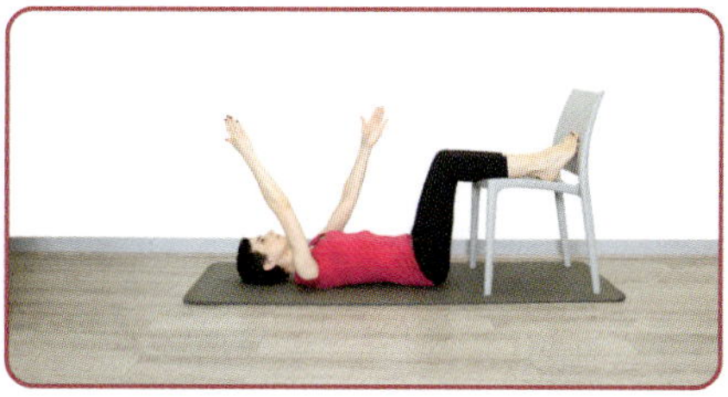

Swimming

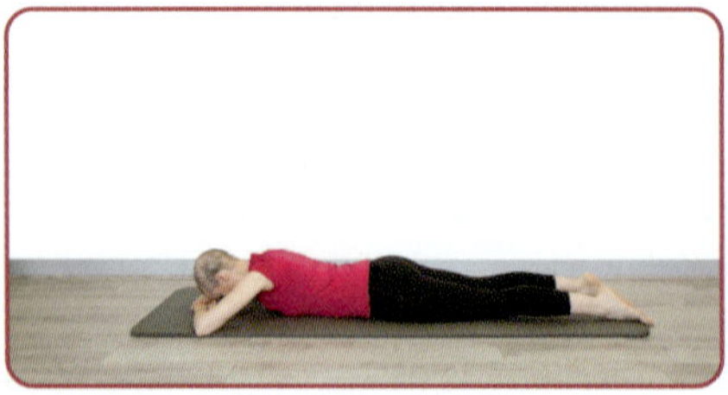

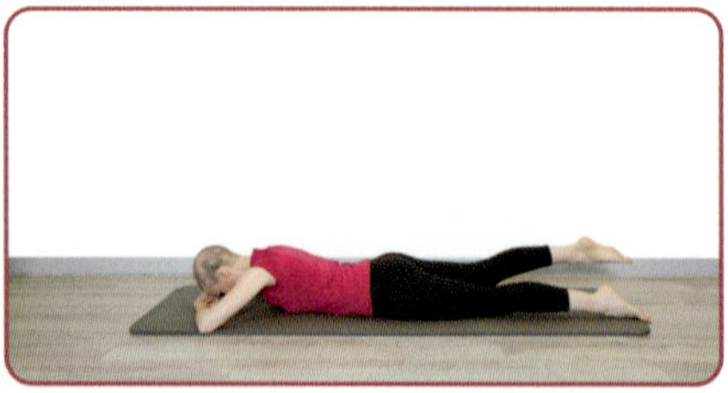

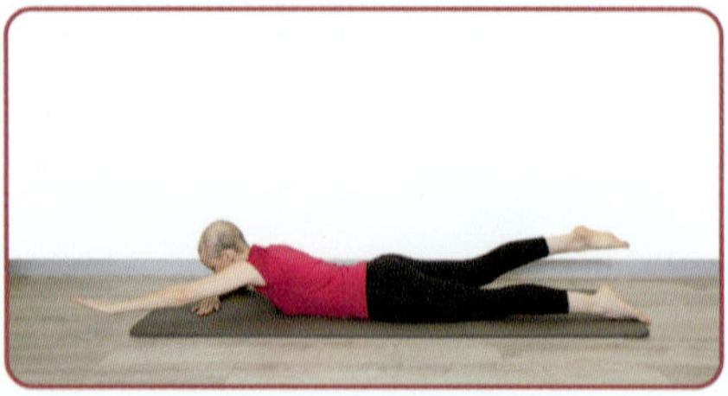

On All Fours

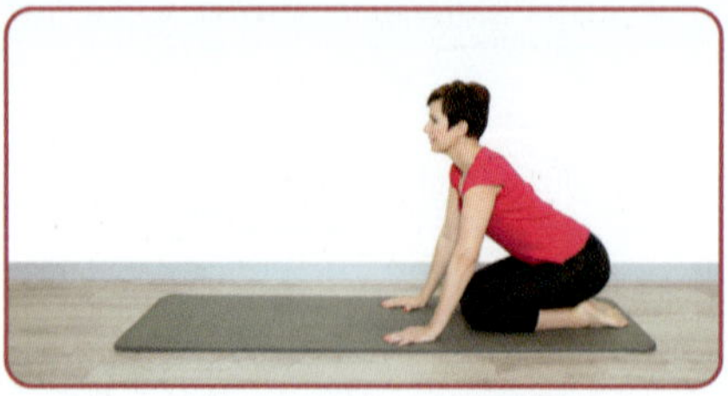

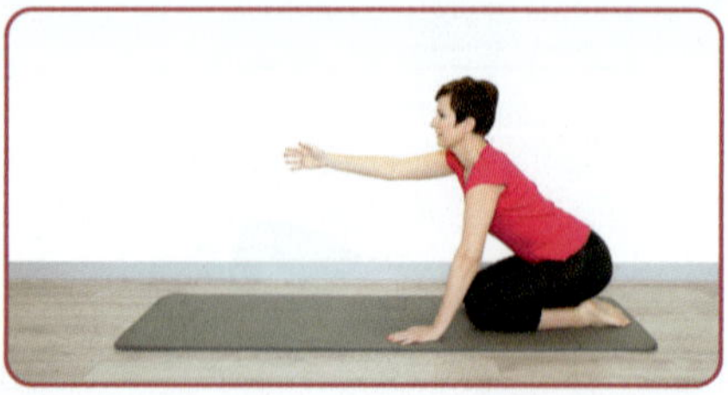

Side Kick

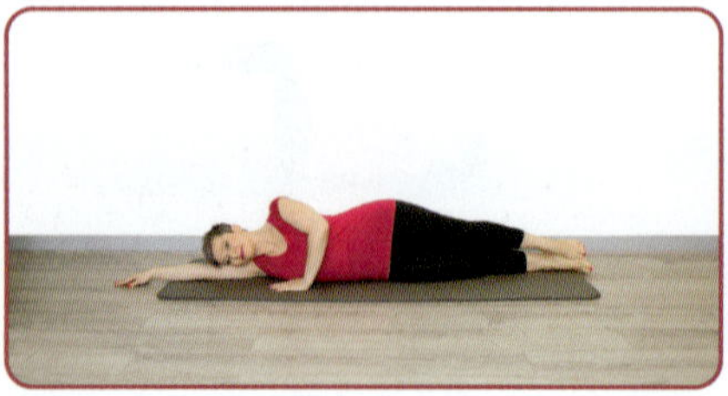

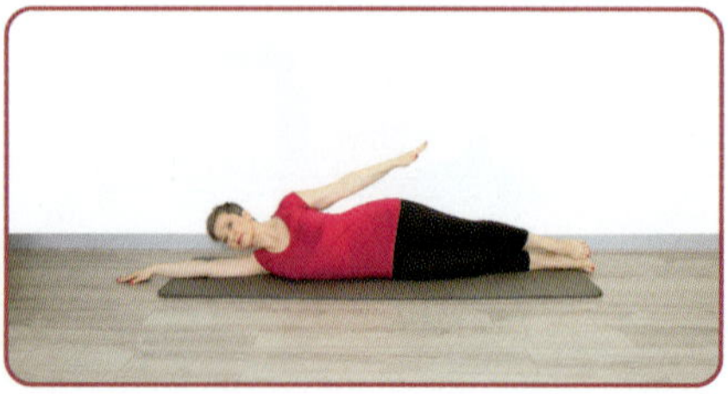

Spine Twist

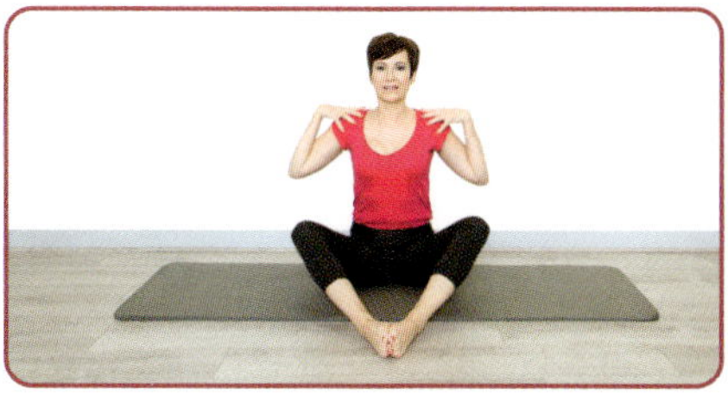

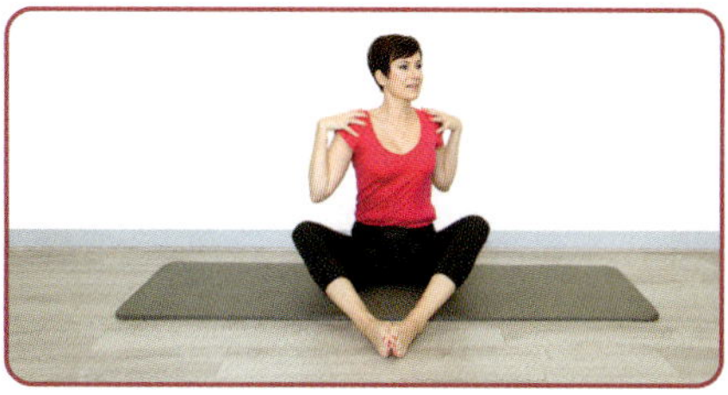

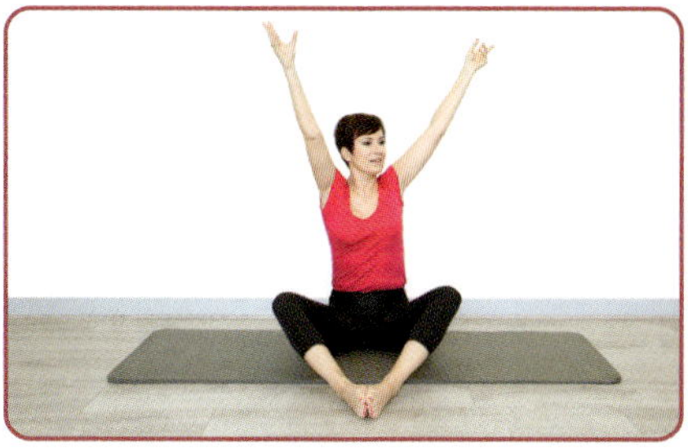

Rolling Like a Ball

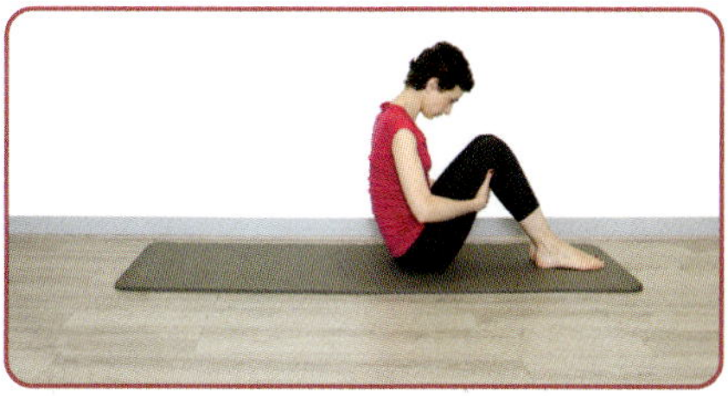

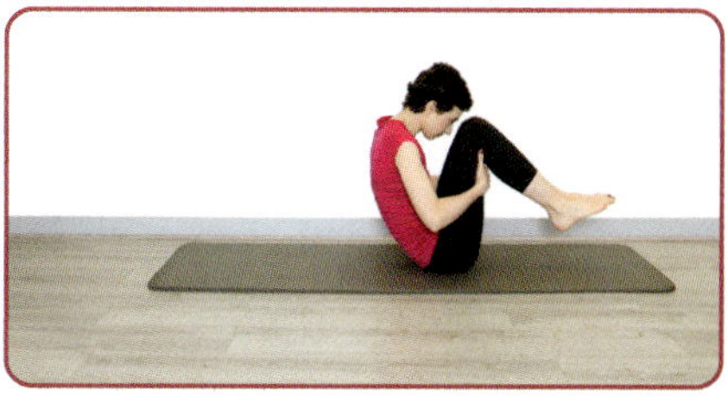

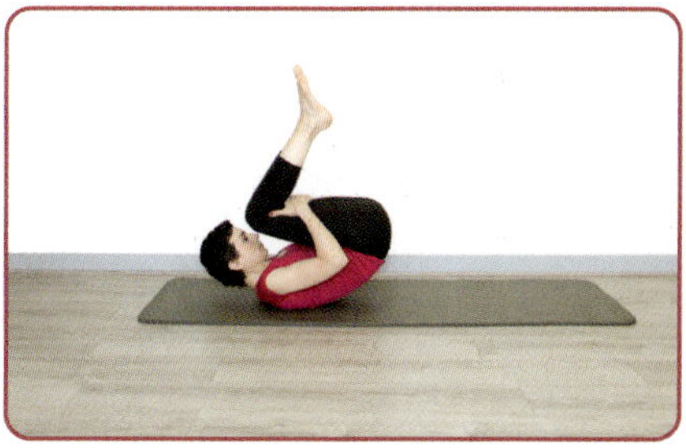

Half Plank

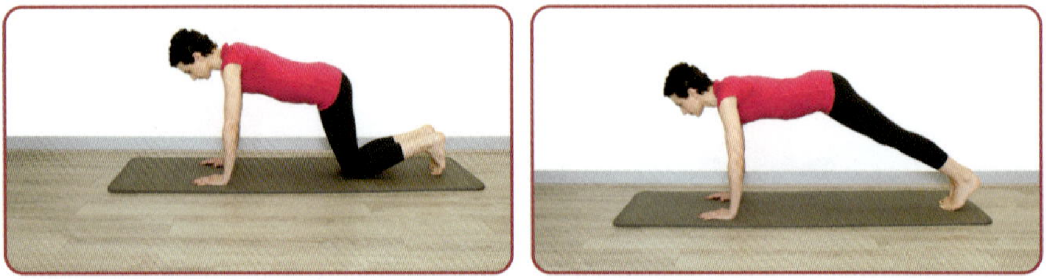

Scissors

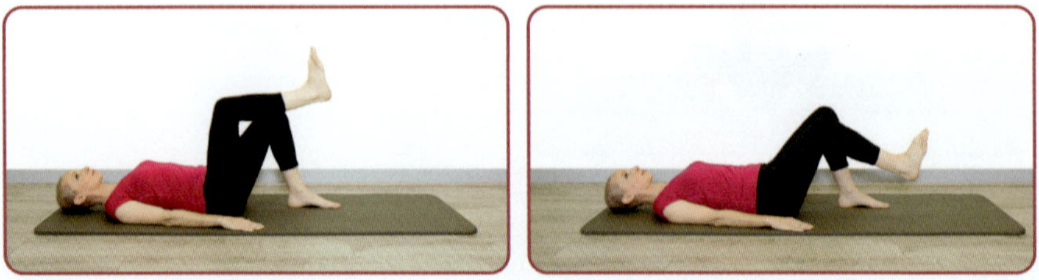

À la fin de la séance, pensez à effectuer les étirements présentés dans le chapitre 5.

Je manque de force

Shoulder Bridge

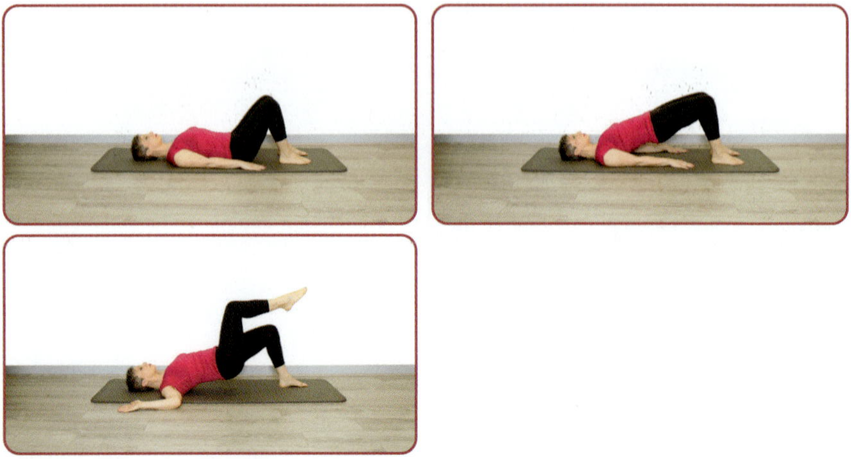

Hundred

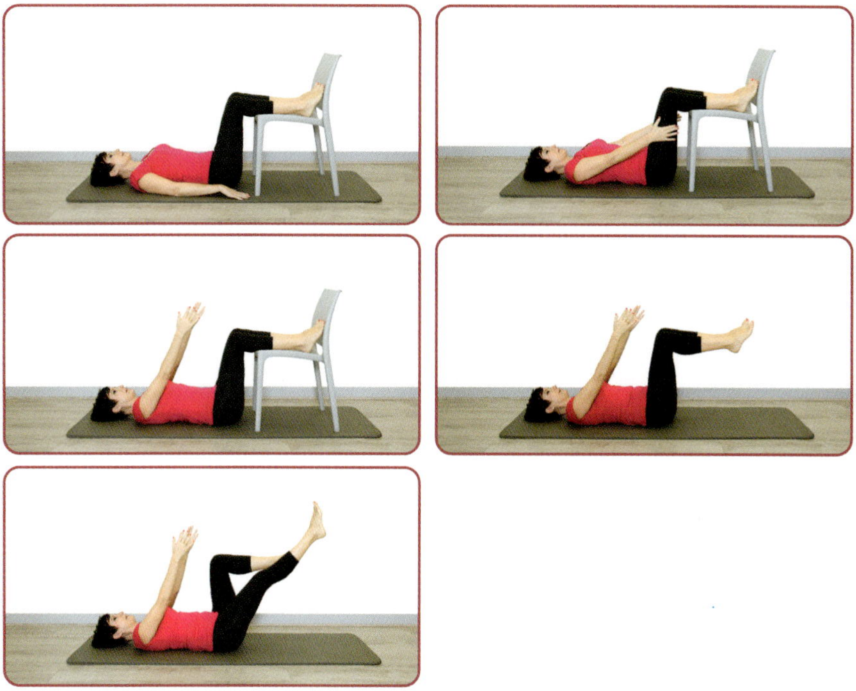

Double Arm Stretch

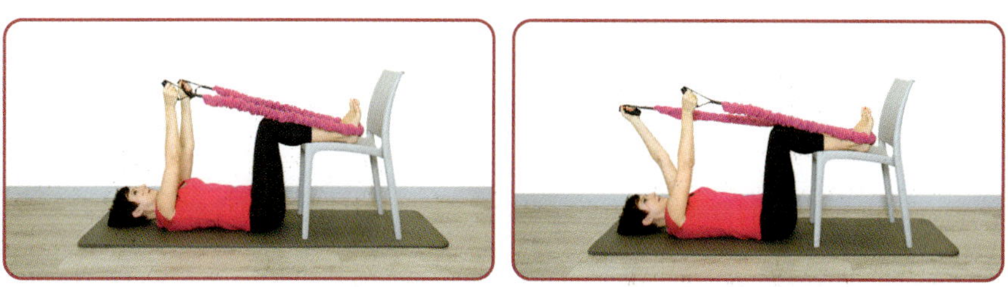

Double Arm Kick

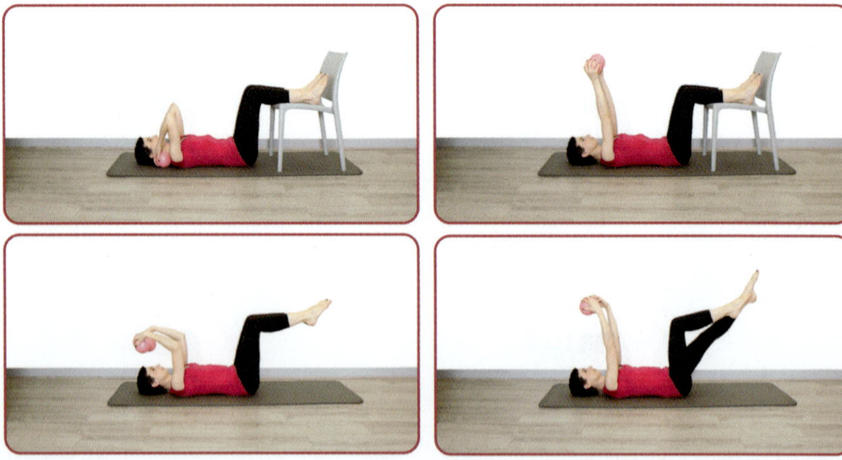

Swan Dive

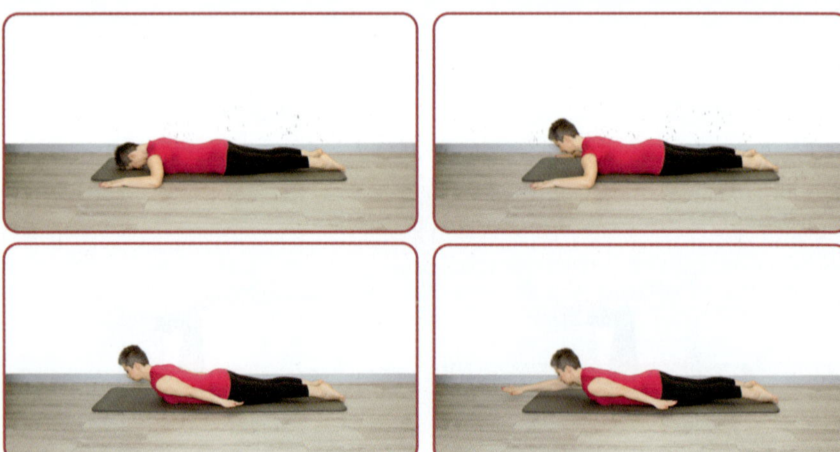

On All Fours

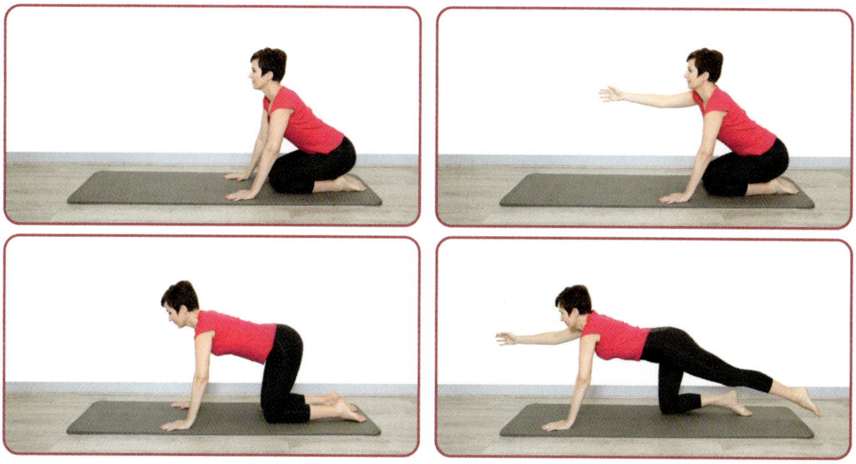

Leg Pull Prone

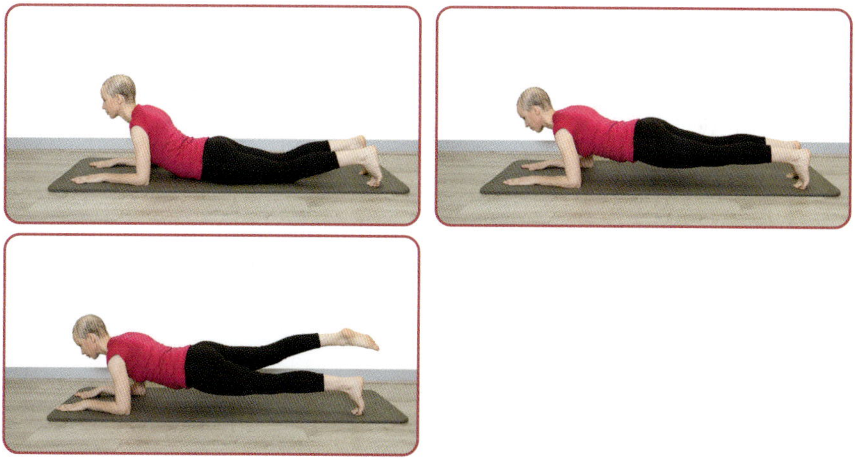

Side Bend

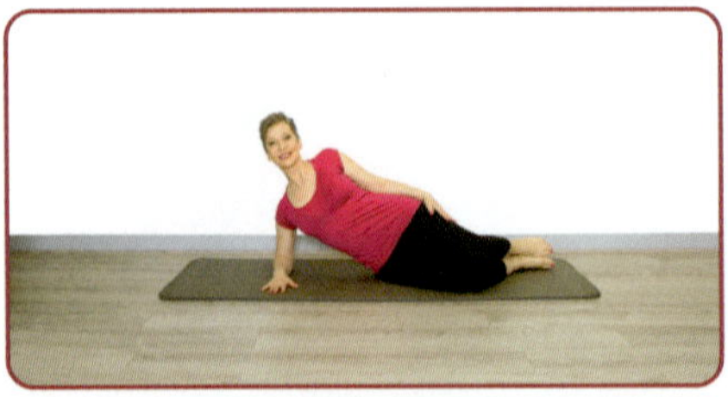

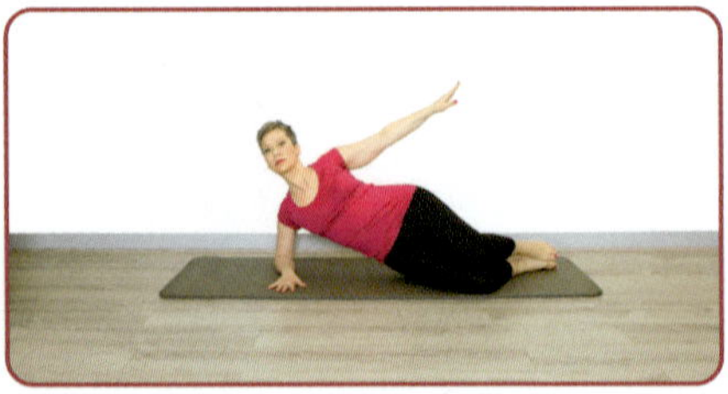

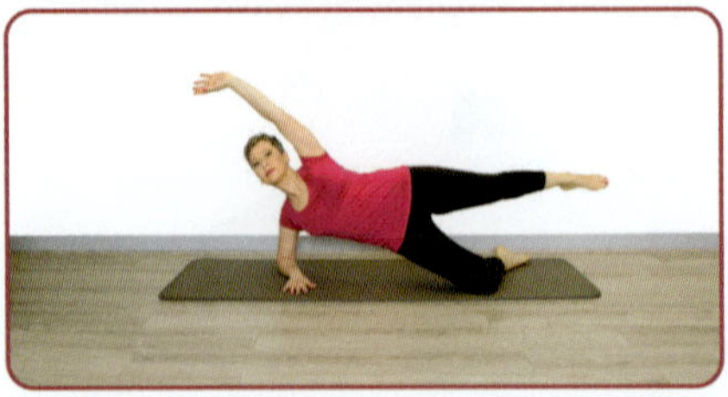

Front Bend

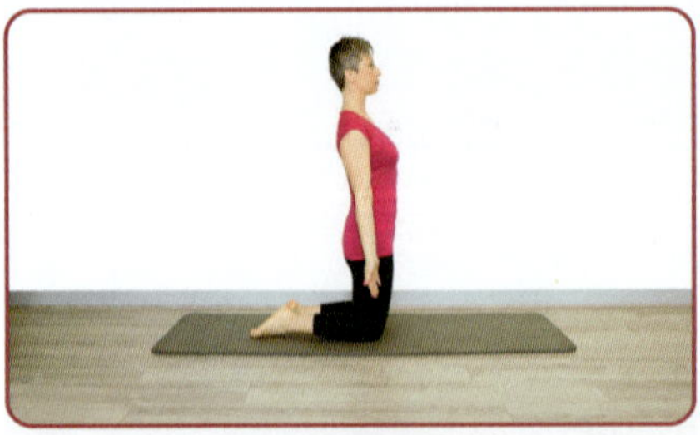

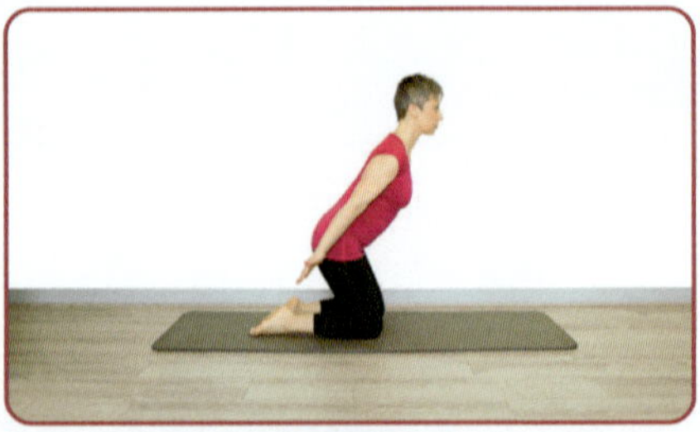

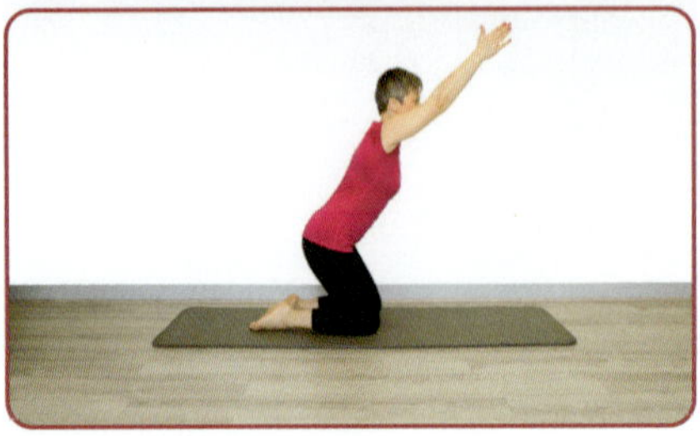

Half Plank

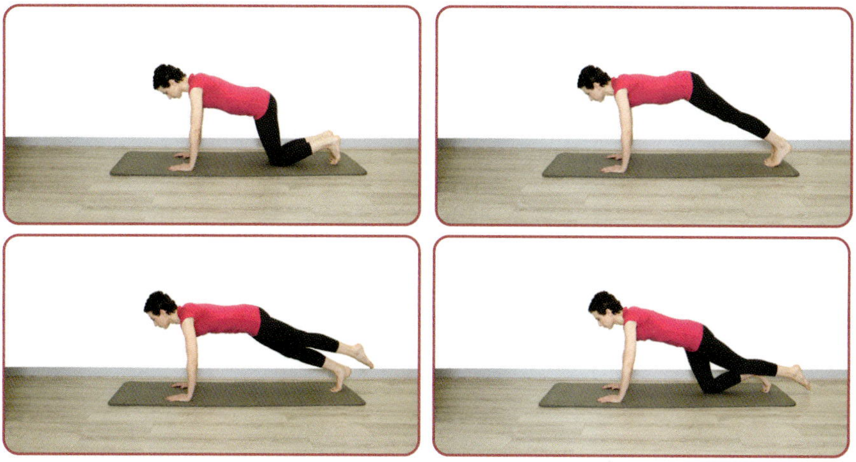

À la fin de la séance, pensez à effectuer les étirements présentés dans le chapitre 5.

J'ai peur de bouger

Shoulder Bridge

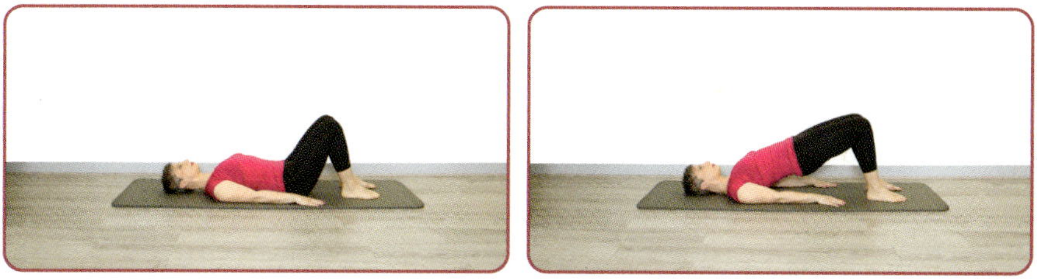

Double Arm Stretch (avec un tissu ou une sangle élastique)

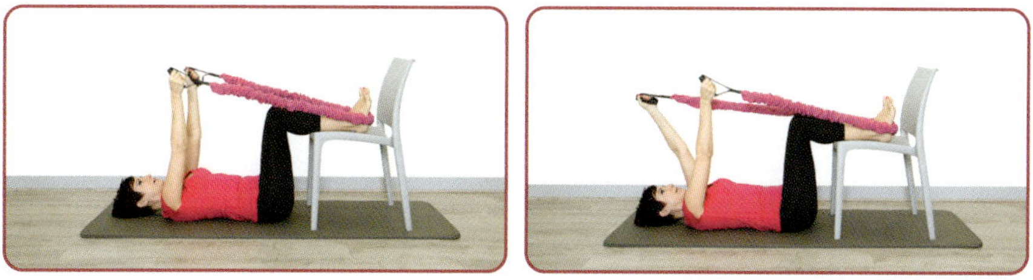

Arm Scissors

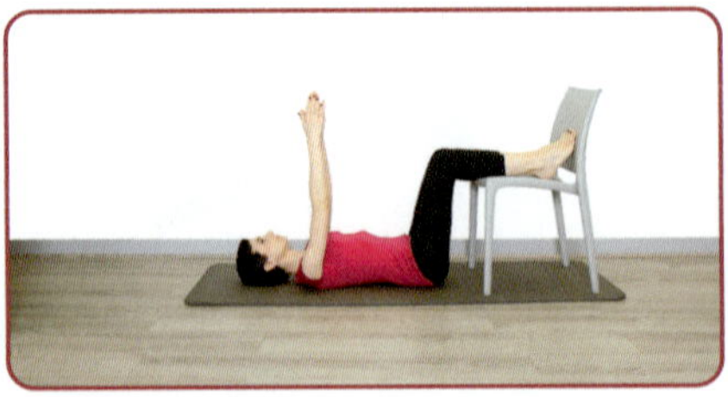

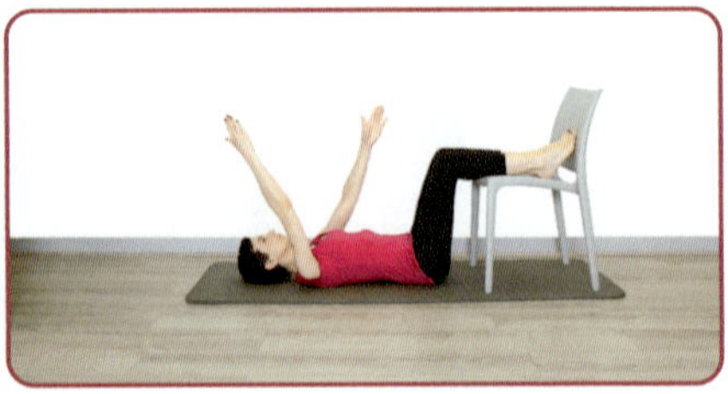

Swimming

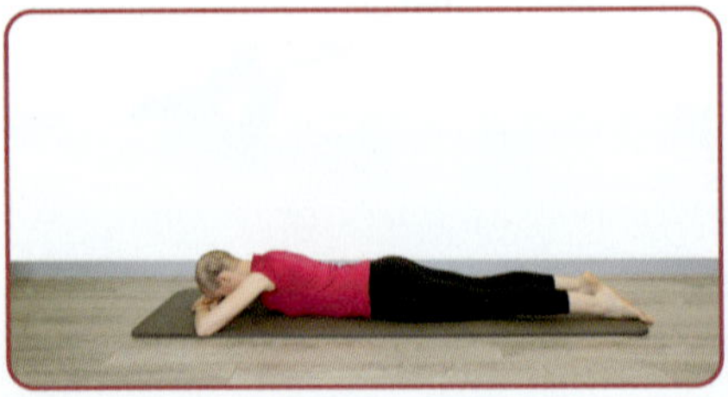

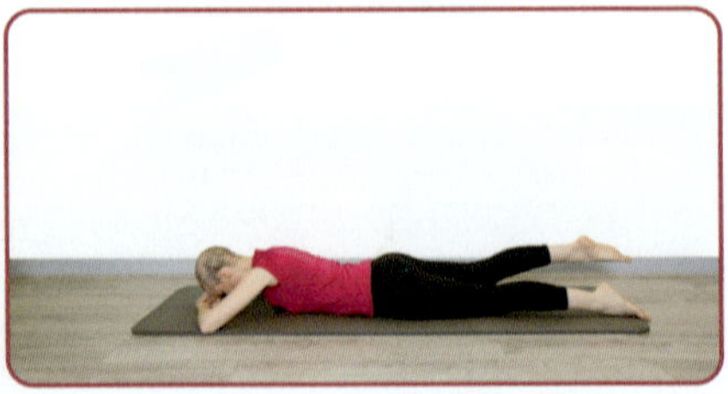

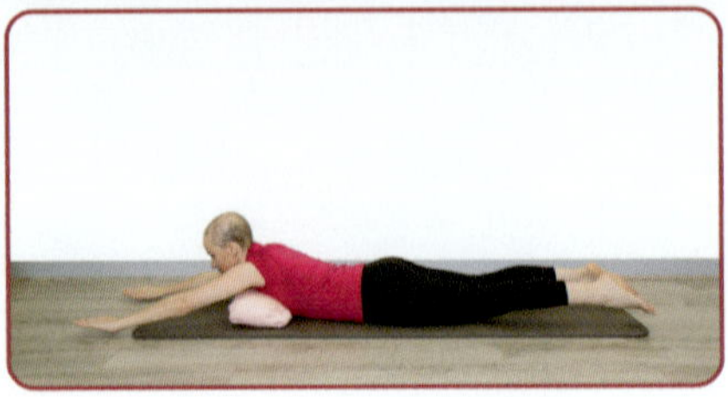

On All Fours

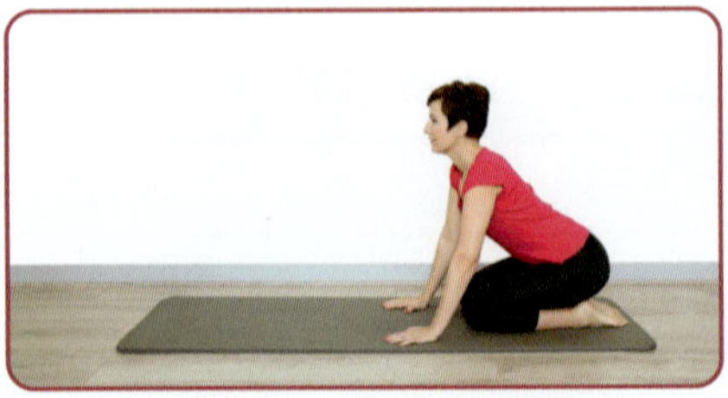

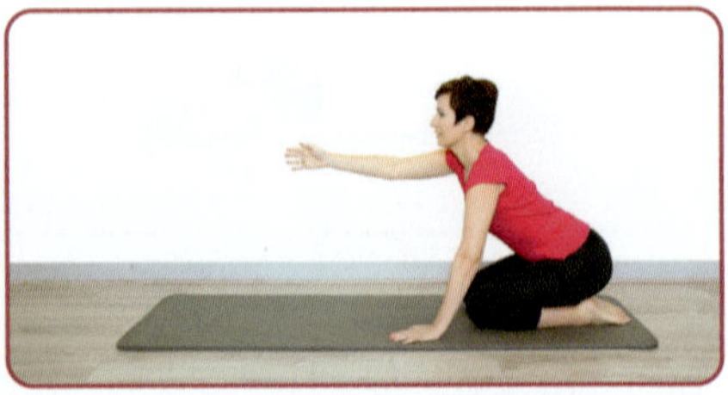

Mermaid (sur un ballon)

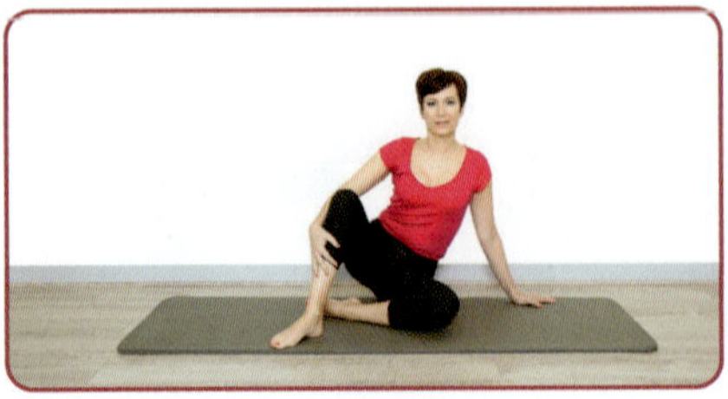

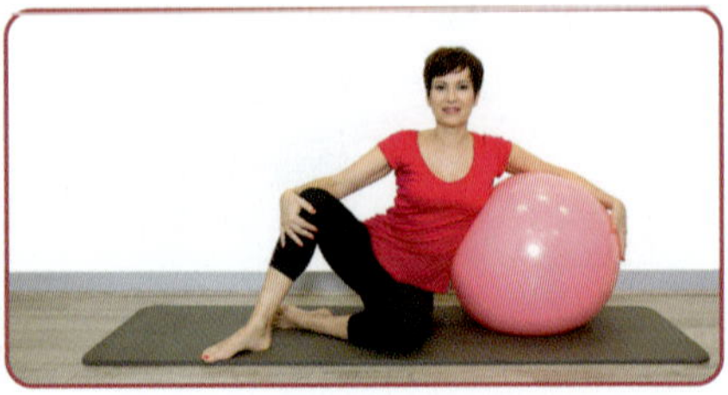

Side Kick

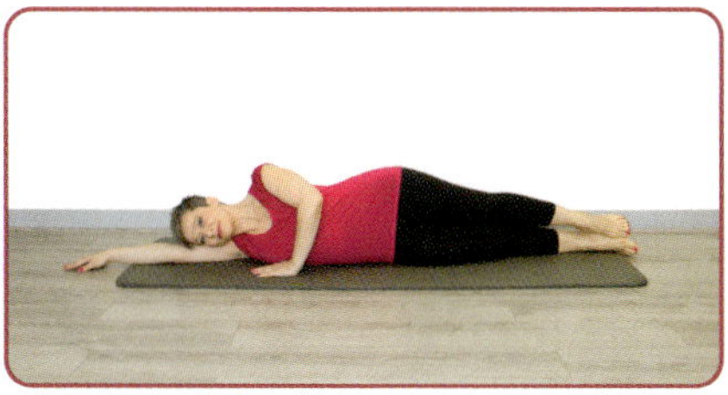
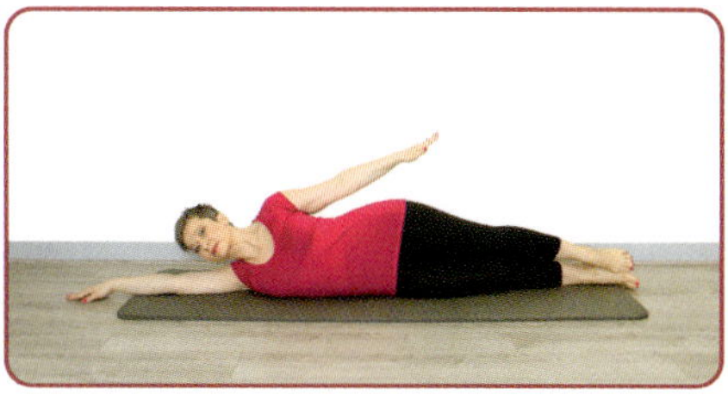

Spine Twist

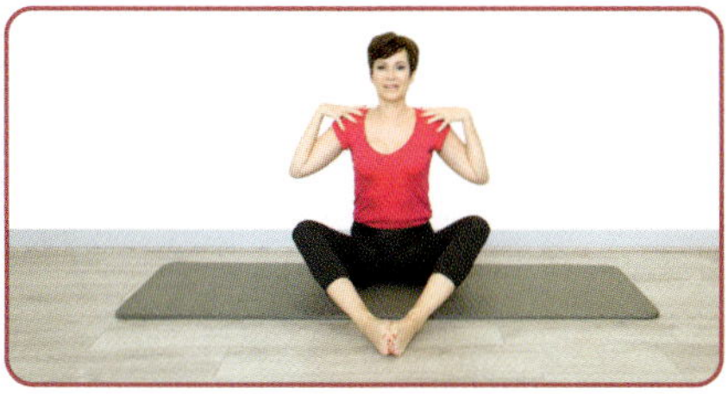
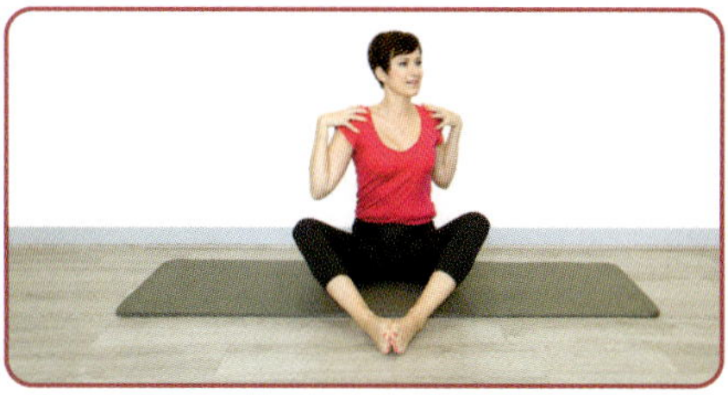
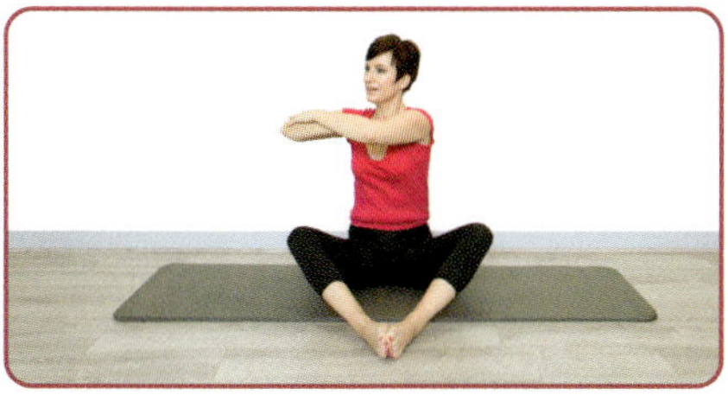

Roll Down

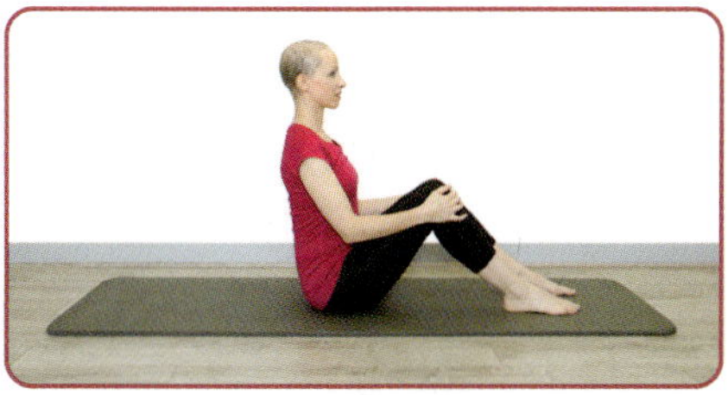
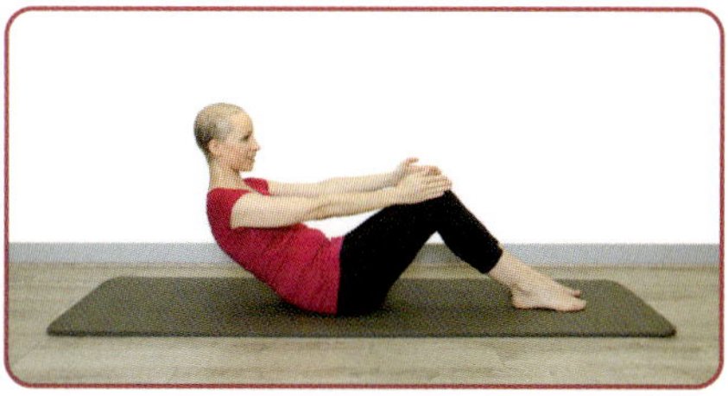

À la fin de la séance, pensez à effectuer les étirements présentés dans le chapitre 5.

Reportez-vous au programme « senior » si vous souhaitez commencer en douceur.

5

Redécouvrir son corps grâce à une activité physique sans risque

La kinésithérapie restaure la mécanique, l'activé physique remet la mécanique en action. Anne Lise (45 ans) témoigne : « Après des années de non-sport, l'épreuve du cancer et des peurs qu'il génère, la lourdeur des traitements, la mutilation et l'atteinte psychologique qu'elle entraîne, les séances de kiné dans un premier temps puis le Rose Pilates ont pour moi été un tremplin vers un retour à la vie. J'ai redécouvert mon corps et me le suis réapproprié avec bonheur et bien-être après chaque séance, grâce aux progrès réalisés. La mobilité et la force du bras étaient de nouveau là. La crainte s'estompait. Le Rose Pilates m'a redonné la souplesse mais aussi le mental : "Je le fais, j'en suis capable, je suis vivante ! Le sport c'est peut-être 50 % de récidive en moins mais c'est surtout 50 % de force psychologique en plus."

Après un cancer du sein, il est conseillé de pratiquer une activité physique[1]. Certes telle femme sportive avant son douloureux parcours aura très certainement une idée de ce qu'elle veut faire ; telle autre qui n'était pas attirée par une activité physique pourra se demander ce qui pourrait l'attirer et comment s'ouvrir à une nouvelle activité. D'autres encore précédemment actives auront envie de se dépasser et de se fixer des objectifs trop élevés pour se prouver à elles-mêmes qu'elles ont retrouvé leur potentiel d'avant, pour éventuellement le dépasser, et qu'elles sont capables de maîtriser à nouveau leur corps contre la maladie.

Pratiquer une activité physique ne signifie pas s'inscrire à un marathon et encore moins à le terminer. Marcher est une activité physique, faire sa gymnastique aussi, prendre un vélo pour ses déplacements également. Le but est ici de trouver la ou les activités physiques qui répondent aux objectifs fixés par l'oncologue, par le kinésithérapeute mais surtout par vous-même en fonction de vos goûts et de vos projets de réinvestissement face à un corps qui vous a abandonnée. Une fois ce constat effectué, la reprise devrait s'inspirer d'un principe simple pour ne pas risquer d'encourager son contraire, le découragement. Des efforts trop violents, sans progressivité, des gestes répétés sans un positionnement contrôlé des segments ne peuvent que générer des lésions osseuses, articulaires et musculaires sans parler des risques sur les zones sensibles comme le bras, l'épaule et plus largement le dos, le ventre ou le périnée.

Il est donc nécessaire de réaffirmer sans contestation possible que la reprise de l'activité physique ou du sport requiert le feu vert de votre chirurgien (en raison de la cicatrisation en cours des zones opérées lors de la chirurgie initiale ou de la reconstruction) qui sera fonction du type de chirurgie (tumorectomie, mastectomie) et du type de reconstruction (implant, lambeau musculaire ou graisseux, lipofilling), immédiate ou secondaire.

Votre oncologue vous donnera son avis pour la reprise d'une activité physique en fonction des traitements qui vous ont été prescrits ; la chimiothérapie ciblée (Herceptin) nécessitera l'avis d'un cardiologue dont l'aval sera accompagné d'une reprise prudente et toujours progressive.

Avec votre kinésithérapeute vous travaillerez les amplitudes adaptées à votre vie quotidienne et aux différentes activités que vous avez choisies mais vous devrez toujours penser à les suspendre en cas de douleurs ou d'inflammation des zones opérées. Il vous expliquera que la présence d'un curage axillaire n'est pas une contre-indication à l'activité physique bien au contraire. Il décidera avec vous en cas de « gros bras », de l'éventuel port d'un manchon ou d'une contention pendant l'effort. Il faudra lui faire confiance.

1. référentiel AFSOS **http://afsos.org** : DIF : D pour Durée 45 minutes à 1 heure, I pour Intensité moyenne à intense (être capable de parler pendant l'effort mais incapable de chanter) et F pour Fréquence au moins 3 fois par semaine.

Le Rose Pilates en 5 points

Une gymnastique telle que le Rose Pilates sert de fondement à l'activité physique au sens large. Savoir bien positionner son corps est une étape capitale pour retrouver vos capacités, que ce soit pour un geste sportif ou de loisir ou pour les gestes du quotidien, à la maison, avec les enfants, au travail. Contrôler son corps et néanmoins exiger de lui des efforts passe pour un numéro d'équilibriste, qui, s'il réussit, peut aider à son renforcement et conduire à une véritable restructuration.

Bref, une activité physique sous contrôle ne peut que vous redonner confiance dans les capacités de votre corps, le rendre plus solide pour longtemps et surtout éviter les blessures que pourrait générer une activité excessive.

❶ Le Rose Pilates apporte une SOLIDITÉ physique qui contribue à votre solidité psychique

Le Rose Pilates aide à reconstruire la silhouette (tonification et assouplissement, travail des muscles profonds qui assurent posture et maintien) pour que vous restiez « solide » (corps et esprit sont liés) durant les différentes et multiples étapes du traitement. Cette solidité vous sera utile dans la position assise face à un poste de travail ou dans les transports en commun pour ne pas faire souffrir votre cou et vos lombaires déjà malmenés. Un tronc solide vous procurera un point fixe pour toute activité physique nécessitant la mise en jeu des membres supérieurs et des membres inférieurs. Cette solidité retrouvée en Rose Pilates, puis utilisée dans des gestes plus complexes, vous permettra donc de vous engager dans des activités de plus en plus exigeantes et de reprendre confiance en vous-même et en votre corps.

Si vous tapez dans une balle de tennis sans « fixer » votre tronc par une contraction du ventre et votre souffle, la balle qui arrive violemment dans la raquette malmènera votre épaule et votre creux axillaire.

Si maintenant vous recevez la balle avec un gainage efficace du tronc, la force de la balle sera reçue par vos jambes solidement ancrées au sol. Plus de risque pour votre bras, vos aisselles, votre buste.

Pourquoi croyez-vous que les joueurs de tennis (depuis Monika Seles !) poussent un grand cri en tapant dans la balle ? Le cri est la preuve d'un souffle fort qui libère la voix et l'air venant des poumons. Ainsi le gainage par le ventre, ce que Pilates appelle le centrage, est assuré.

❷ Le Rose Pilates RELAXE certains muscles et en RENFORCE d'autres

Le bien-être est à la clé ! Les exercices correctement réalisés en Rose Pilates renforcent certains muscles et en relaxent d'autres, c'est la physiologie. La détente sera en général localisée sur des muscles trop forts qui si on les oubliait, prendraient le dessus sur les bons muscles de la posture, tout en générant à la longue des contractures et des douleurs. Les étirements conseillés et réalisés en Rose Pilates contribuent donc à vous détendre et à vous muscler. Pratiquer un sport avec des tensions est un facteur aggravant ; pratiquer un sport avec un corps flexible et détendu permet de réelles performances, sans risque de blessures.

Vous pensez que la natation est le meilleur des sports mais vous avez des contractures aux cervicales et aux trapèzes. Même en nageant sur le dos, si votre cou raide et douloureux reste mal positionné pendant la séance, par exemple avec un double-menton rentré, vous aurez des douleurs à la fin de l'exercice et vos contractures seront toujours présentes.

Par contre si vous corrigez votre attitude en vous plaçant en Position Neutre, la natation associée à la respiration apprise en Rose Pilates générera un effort mêlant détente et musculation. Vous y gagnerez que votre geste sportif sera beaucoup plus efficace.

Le nageur secouant ses membres avant de plonger dans une piscine pour une course symbolise parfaitement cette notion de mélange de détente nécessaire à la force.

❸ Le Rose Pilates vous redonne de la SOUPLESSE sans tricheries ni compensations

Le Rose Pilates aide à l'assouplissement et à l'entretien des amplitudes articulaires de tout le corps, ce qu'une activité physique lambda ne parvient pas à obtenir car elle ignore le plus souvent les zones enraidies. Il est facile de se mouvoir sans aucun profit et de recourir aux tricheries et aux compensations que tout le monde connaît pour ne pas traiter le mal là où il est vraiment, dans les blocages et les enraidissements. Optimiser la souplesse grâce au Rose Pilates en interdisant toutes les compensations, conscientes ou inconscientes, permet d'offrir une plus grande amplitude aux articulations qui alors s'abîment moins et peuvent ainsi retrouver leur fonctionnalité.

Revenons à la natation : Vous comptez récupérer une amplitude d'épaule grâce à la natation. C'est vrai que plus vous nagerez plus vos muscles redeviendront élastiques, à l'image du grand pectoral qui s'assouplit au fur et à mesure des longueurs effectuées. Mais attention à bien respecter certains principes appris en Rose Pilates, sinon l'étirement du muscle restera limité.

Si vous soufflez le plus à fond possible quand votre épaule raide est étirée, tout en gainant votre ventre et en abaissant votre omoplate comme cela est expliqué dans l'apprentissage de la Position Neutre, vous obtiendrez des résultats en beaucoup moins de temps et avec moins d'efforts. Les principes des étirements vont faire que, séance après séance, vous sentirez votre bras plus souple et vous aurez donné de l'amplitude à vos mouvements.

❹ Le Rose Pilates vous redonne CONFIANCE dans votre corps

Le Rose Pilates fait remonter votre indice de confiance dans les situations où le poids du corps s'applique sur une épaule, une main, un poignet, principalement du côté opéré. Alterner des positions d'appui sur les membres supérieurs avec des mouvements plus libres dans l'espace exploite toutes les compétences physiques des muscles et des articulations sans oublier les os qui, grâce à ces activités en charge, seront moins soumis à la déminéralisation. Et plus le squelette est solide, plus grande est la confiance que vous aurez dans votre corps ; plus la confiance touche une région qui supporte le poids du corps, plus le corps se renforce. Pratiquer des appuis sur les mains contrairement à ce qu'on pourrait penser, après de tels traitements (chirurgie et geste axillaire) est même recommandé si la mise en route est progressive et surveillée. Vélo, marche nordique (avec bâtons), ski de piste, ski de fond, tous ces sports redeviennent possibles.

Rouler à vélo renforce les jambes, tout le monde en est conscient. En même temps l'appui sur le guidon ne peut que renforcer les capacités de stabilité et de musculation des membres supérieurs. À partir de la Position Neutre de Rose Pilates, l'important est de gainer son ventre et ses lombaires tout en renforçant vos muscles grands dorsaux et vos bras. La bicyclette est donc un sport complet à conseiller après les traitements à condition de respecter les principes Rose Pilates.

❺ Le Rose Pilates permet une activité physique en toute SÉCURITÉ

Le Rose Pilates aide au maintien d'une silhouette tonique à la fois mince et jeune avec un ventre plat, malgré les traitements (anti)hormonaux accélérateurs des effets indésirables de la ménopause avec son cortège de prise de poids, de rétention d'eau, de fatigue, de douleurs articulaires et d'ostéoporose. L'impact du sport intensif sur la silhouette et en particulier sur la forme du ventre et la tonicité du périnée n'est pas toujours positif et bon nombre de sportives, même jeunes, ont aujourd'hui des fuites urinaires dues aux efforts répétés sans contrôle du périnée. Le Rose Pilates progressif et doux apprend à le tonifier, sans parler de son action sur le ventre qu'il remodèle. Grâce à l'apprentissage mis en place, le contrôle de ces régions sensibles pourra se poursuivre pendant l'effort sportif.

La question est souvent posée du bienfait de telle ou telle activité physique et l'aquagym n'échappe pas à la règle. La réponse est toujours la même : toutes les activités physiques sont bonnes du moment qu'elles sont pratiquées correctement. Que signifie correctement en ce qui concerne l'aquagym ? En respirant plutôt qu'en étant en apnée, en serrant le périnée à chaque effort fait avec les bras et les jambes, en serrant le ventre en soufflant et en étirant au mieux la colonne vertébrale. Malheureusement, l'activité rapide et essoufflante souvent pratiquée ne facilite pas le contrôle des régions à risque. Si l'animateur ne sollicite pas l'engagement de ces régions, c'est à vous d'y penser pour profiter au mieux de l'aquagym, sport idéal combinant endurance et résistance. Dans l'eau vous pratiquez sans le savoir une activité contre résistance et en même temps la température de l'eau (souvent fraîche) active votre dépense calorique.

10 conseils pratiques pour entretenir vos articulations

Les articulations, toutes les articulations et pas seulement celles qui sont touchées par la chirurgie du sein, sont malmenées dès la première chimiothérapie, sans parler de l'hormonothérapie. À cela s'ajoute l'âge des articulations qui, lorsque que le cancer se déclare, ont déjà leur histoire avec leurs antécédents d'arthrose, de tendinites, de raideurs (ancienne fracture ou chirurgie, prothèse, cicatrices), etc.

Reprendre une activité physique est donc rendu souvent difficile du fait de ces antécédents auxquels s'ajoutent les toxines des traitements chimiques. Même si la gymnastique Rose Pilates constitue un moment privilégié de recherche de mobilité et d'assouplissement, des conseils plus généraux doivent la compléter pour gagner en fluidité, garantissant des mouvements sans douleur. Quand les articulations se font oublier, le mouvement devient alors un plaisir et les activités physiques se font sans crainte et sans réticence.

> Conseil n° 1 : bougez bio !

Bio pour biomécanique bien sûr. Ce conseil primordial devrait nous faire prendre conscience qu'il existe de bons et de mauvais mouvements qu'il faut connaître.

Pour lever les bras

Lorsque vous levez les bras à l'horizontale devant vous ou sur le côté (assise, debout ou couchée sur le dos) il se peut que des douleurs vous empêchent de poursuivre votre mouvement. Essayez maintenant en tournant les paumes des mains vers le plafond et placez vos bras non pas devant vous ni latéralement mais entre les deux positions. Le mouvement paraît alors plus libre. C'est tout simplement parce que certains tendons de l'épaule sont moins sollicités dans cette position intermédiaire, paumes tournées vers le plafond. Pensez-y lorsque vous voulez lever les bras, vous épargnerez ainsi les tendons de vos épaules.

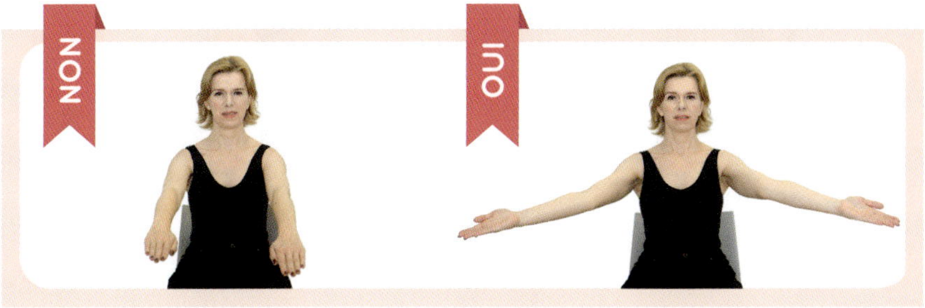

Lorsque vous désirez faire bouger des articulations comme les épaules ou les hanches, veillez à ne pas entraîner avec elles le dos (pour les épaules) et les lombaires (pour les hanches). Si vous fixez votre colonne vertébrale à la force de vos muscles, vous bougerez vraiment vos épaules et vos hanches. Sinon vous solliciterez inutilement votre colonne vertébrale à la force de vos muscles et pourriez croire que vos articulations sont revenues souples ; si la colonne ne bouge pas vous aurez une idée réelle de l'amplitude de vos épaules. Par exemple, levez vos bras à la verticale jusqu'à vos oreilles ; avez-vous instinctivement baissé la tête ? Si oui, vos bras sont arrivés à la hauteur de vos oreilles mais à une amplitude plus basse que celle que vous auriez pu atteindre en gardant la tête dans le prolongement de votre corps. Et votre cou a travaillé inutilement.

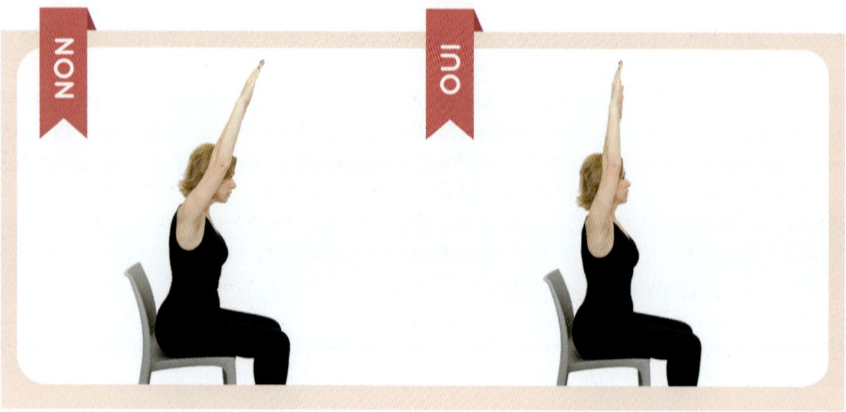

Pour lever une jambe

Si vous montez une marche d'escalier, êtes-vous resté bien droite ou bien avez-vous enroulé vos lombaires inutilement ? Épargnez votre colonne le plus souvent possible, elle restera jeune plus longtemps et apprenez à la mobiliser pendant le cours de Rose Pilates, mais pas inutilement.

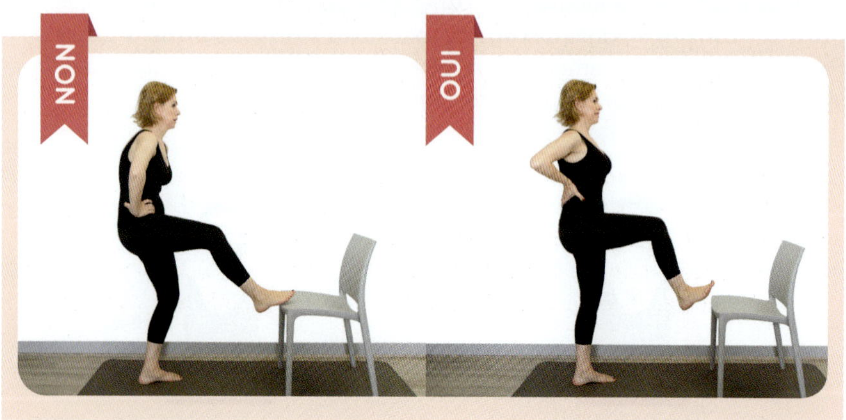

Pour vous pencher en avant

Évitez les mouvements de flexion de la colonne lombaire, par exemple pour essayer de placer coûte que coûte les doigts au sol lorsque vous êtes debout. Si vos muscles à l'arrière des cuisses, vos ischio-jambiers, sont raides, ils vont bloquer le bassin et le mouvement forcera sur l'enroulement de la colonne en faisant bâiller vos disques intervertébraux ; cela pourra générer à la longue des douleurs et des hernies discales. Pour vous pencher en avant, fléchissez les genoux pour toucher le sol et mieux encore dissociez les mouvements de la colonne de ceux des membres inférieurs.

> Conseil n° 2 : bougez progressivement

Ne brûlez pas les étapes ; si vous n'avez pas bougé depuis longtemps, soyez très progressive dans la reprise des amplitudes : démarrez petit, continuez plus ample, vos muscles et vos articulations ne peuvent pas du jour au lendemain retrouver une totale liberté. Si vous répétez tous les exercices recommandés chaque jour, vous verrez sans mal les amplitudes augmenter progressivement. Vous pourrez aussi accroître le nombre de mouvements en les répétant sans douleur et sans fatigue. Si vous avez prévu de suivre un cours de Rose Pilates et que vous n'avez pas effectué d'activité physique depuis longtemps, suivez attentivement le programme indiqué, il vous aidera dans la pratique plus élaborée du Rose Pilates. Une fois le programme Rose Pilates initié et compris, vous pourrez vous entraîner chaque jour selon vos envies et à votre rythme.

> Conseil n° 3 : bougez dans un environnement propice

Un environnement propice est celui qui permet de réchauffer les structures articulaires c'est-à-dire le cartilage, la synovie (le liquide qui lubrifie les articulations) et les tendons. Toutes ces structures ont une viscoélasticité qui comme l'huile d'un moteur est plus efficace à chaud quand elle est fluide et pas figée par le froid. Un environnement chaud, un mouvement dans l'eau chaude, vous êtes habillée d'un vêtement chaud, ou bien vous vous êtes réchauffée avec une bouillotte, tout cela aidera le mouvement. L'échauffement que vous allez pratiquer jouera le même rôle car les muscles eux aussi ont besoin d'être souples et fluides ; les danseurs et les sportifs le savent bien car un muscle froid est moins extensible et peut se rompre.

Un environnement propice est aussi celui qui diminue les contraintes ; l'eau par exemple, grâce à la poussée d'Archimède, diminue le poids du corps en offrant par ailleurs une résistance plus ou moins forte au mouvement mais sans à-coup, sans choc et sans impact. L'emploi d'élastiques ou de gros ballons peut jouer le même rôle que l'eau, ce qui convient parfaitement à des articulations fragiles.

> Conseil n° 4 : bougez et buvez de l'eau

Boire de l'eau est bon pour la santé, tout le monde connaît la chanson. Drainer les toxines est important après un effort et pour préparer le suivant ; même si des boissons de récupération existent, même si des boissons énergétiques ou énergisantes existent (mais en général elles sont trop sucrées), rien ne vaut l'eau pure pour aider à l'élimination de tous les déchets de la contraction musculaire. Comme tous les tissus du corps, les cartilages des articulations et les disques de la colonne vertébrale ont besoin eux aussi d'être hydratés pour bien fonctionner ; l'eau irrigue en permanence toutes les régions du corps. Mais attention il ne faut pas attendre d'avoir soif pour commencer à boire car avoir soif signifie que le corps manque déjà d'eau. Il faut donc boire avant d'avoir soif, en particulier dès le début d'un effort, et bien évidemment après, surtout si vous avez transpiré.

> Conseil n° 5 : utilisez l'amplitude complète de vos articulations chaque jour

Il ne s'agit pas de faire le grand écart chaque jour. Si vous ne l'avez pas fait depuis longtemps ou si vous ne l'avez jamais fait, il serait dangereux de vouloir se lancer dans un tel programme. Par contre il y a des amplitudes à « explorer » chaque jour. Avez-vous utilisé récemment l'amplitude complète de vos épaules ? Avez-vous tendu vos genoux au maximum aujourd'hui pour vérifier leur verrouillage ? Avez-vous étiré vos poignets et vos doigts en extension après avoir utilisé votre clavier d'ordinateur ? Avez-vous tendu vos coudes au maximum (mais bien sûr sans vous faire mal) ? Faites le test suivant, essayez de bouger toutes vos articulations en allant au maximum de leur amplitude et demandez-vous combien de fois vous utilisez cette amplitude chaque jour. Le conseil n°6 vous donne des exemples d'exercices simples à répéter chaque jour pour une véritable hygiène articulaire.

> Conseil n° 6 : fréquence et répétition

Tous les jours vous vous brossez les dents, tous les jours vous devriez préserver la santé de vos articulations en les mobilisant là où dans la vie quotidienne elles ne sont pas toujours sollicitées. Mais attention, leur mise en tension ou en mouvement ne doit pas être douloureuse, sinon vous devez en parler à votre médecin ou à votre kinésithérapeute.

10 mouvements à réaliser chaque jour même si vous pratiquez le Rose Pilates, et impérativement si vous ne le pratiquez pas

1. Debout ou assise, élevez les bras à la verticale en tendant vos coudes, doigts croisés, étendus et mains retournées.

2. Debout ou assise, attrapez vos mains dans votre dos, une main passant par dessus votre tête, l'autre passant sous le creux de l'aisselle.

3. Assise ou debout, tournez la tête à droite puis à gauche en marquant un temps d'arrêt entre les deux directions.

4. Assise ou debout, faites tourner vos épaules toujours dans le même sens, bras immobiles le long du corps : vers le haut puis vers l'arrière et le bas, revenez en avant et recommencez.

5. Debout en vous tenant à un meuble ou à une chaise si nécessaire, montez un genou le plus haut possible sans bouger la région lombaire, faites la même chose de l'autre côté.

6. Dans votre lit, allongée sur le dos, tournez-vous sur le côté puis sur le ventre, puis de l'autre côté et revenez sur le dos puis effectuez la même chose de l'autre côté.

7. Debout, placez-vous en chevalier servant, un genou au sol (par exemple le droit), un pied en avant (le gauche) puis placez l'autre genou au sol (le gauche), puis avancez l'autre pied en avant (le droit) puis relevez-vous. Redescendez ainsi de l'autre côté. Si cet exercice est difficile, aidez-vous en vous appuyant sur un meuble bien stable.

8. Allongée dans votre lit ou au sol, faites fonctionner vos chevilles en pointant puis en relevant les orteils et les pieds vers vous.

9. Asseyez-vous sur vos talons, pieds et orteils allongés puis orteils en appui ; si cet exercice est difficile sur un sol dur, installez-vous sur votre lit.

10. Debout, élevez les bras à la verticale en tendant vos coudes, les doigts tendus vers le plafond et étirez-vous au maximum comme si chaque main, la droite puis la gauche, voulait toucher le plafond successivement.

Tous ces exercices seront exécutés en respirant tranquillement, le plus simple étant de compter à haute voix en énumérant le nombre de répétitions ; effectuez 10 fois chaque exercice.

> Conseil n° 7 : rituel et routine articulaires

Faites-vous une feuille de route avec les mouvements décrits dans le Conseil n°6 et refaites toujours les mêmes gestes. C'est en organisant des rituels que vous serez certaine de réaliser des exercices tous les jours. Trouvez-vous un moment privilégié pour ne pas avoir à rentrer en négociation avec vous-même ou une tierce personne pour réaliser ce travail articulaire en routine. Vous ne dérogez pas à la règle de vous brosser les dents chaque jour, pourquoi l'entretien des articulations ne serait-il pas aussi important que la prévention de vos caries dentaires ? Vous voulez pouvoir manger tranquillement toutes sortes d'aliments pendant de nombreuses années encore sans souffrir des dents et vous voulez aussi bouger sans problème le plus longtemps possible voire toute votre vie. Vous voyez donc ce qu'il vous reste à faire.

> Conseil n° 8 : relaxation, méditation, massage

Vos articulations bougeront mieux si vous êtes détendue ; n'hésitez pas à vous faire masser, à apprendre des techniques de relaxation pour détendre vos muscles tendus, à bien respirer amplement à tout moment de la journée, à méditer pour apprendre à mieux ressentir votre corps, vos émotions, vos tensions. Le plus souvent possible dans la journée, relâchez vos mâchoires, poussez des soupirs, inspirez amplement comme si vous aviez devant vous une fleur que vous voudriez sentir à fond. Bouger avec des tensions, des blocages et des résistances est illusoire ; pour mieux bouger, la première étape consiste à rechercher la détente ; chaque mouvement améliorera ensuite cette détente, un cercle vertueux à mettre en pratique et à améliorer sans cesse.

Enfin, pour vraiment vous détendre, vous pouvez desserrer les dents, relâcher vos mâchoires et sourire ; vos articulations temporo-mandibulaires[1] vous diront merci, vos muscles de la nuque se relaxeront, la détente de votre visage se propagera à l'ensemble de votre corps.

> Conseil n° 9 : quelques produits naturels pour vos articulations

Des produits naturels de phytothérapie peuvent vous aider à soulager les douleurs des articulations :

- Après la chimiothérapie, ils vous aideront à libérer l'organisme des produits toxiques responsables de douleurs siégeant au sein des articulations, des tendons, et qui génèrent des raideurs.
- Pendant l'hormonothérapie à l'identique.

Pendant la chimiothérapie, le Desmodium est la plante conseillée en premier, car c'est la plus protectrice pour le foie. Elle s'utilise surtout en décoction ou en « sirop ».

1. Articulation entre la mâchoire supérieure attachée à l'os temporal et la mâchoire inférieure, la mandibule.

Après la chimiothérapie, on remplacera le Desmodium par des plantes plus drainantes et réparatrices :

- Le Chardon-Marie est la plante de référence pour la « cicatrisation » du foie.
- Le Chrysantellum americanum est souvent associé au Chardon-Marie. C'est un excellent détoxifiant.
- Le Romarin est un grand draineur hépatique tout en ayant des propriétés antioxydantes.
- Le Fumeterre et le Pissenlit pourront compléter les 3 plantes précédentes, car ce sont des draineurs de base pour les toxines.

Ces plantes sont souvent utilisées en extraits secs sous forme de gélules. Cette présentation offre ainsi le meilleur rapport qualité/prix.

Si vous avez des douleurs articulaires qui limitent vos mouvements et votre rééducation, d'autres produits naturels pourront vous aider :

- Avant tout l'Aloe vera qui est un grand dépuratif tout en étant un bon reminéralisant pour les tissus. On utilise un extrait le plus pur possible en jus.
- Une plante peut avoir un rôle très intéressant dans cette indication : Una de gato (la griffe du chat) qu'on appelle aussi Uncaria tomentosa (surtout proposée en gélules). Elle présente à la fois des propriétés immunostimulantes particulièrement intéressantes en cancérologie et des propriétés anti-inflammatoires aidant à soulager les douleurs.

L'enzymothérapie et en particulier la bromélaïne a aussi des effets anti-inflammatoires et anti-œdémateux et elle est souvent utilisée en rhumatologie et en cancérologie. Il faudra l'utiliser en forte concentration.

Si les douleurs persistent malgré un bon drainage et l'usage de ces plantes, on pourra essayer d'autres plantes à visée rhumatismale : en priorité l'Harpagophytum, mais aussi le Saule blanc et la Reine des Prés ainsi que les bourgeons (gemmothérapie) de cassis, de frêne ou de pin qui vous aideront efficacement. La liste serait incomplète si on ne citait pas le curcuma et les oméga-3 pour leurs effets anti-inflammatoires reconnus.

Pour finir, afin de récupérer en profondeur, il sera utile d'agir sur la flore et la muqueuse intestinales en utilisant :

- Des probiotiques associés éventuellement à des prébiotiques.
- De la chlorophylle qui assainit l'intestin, panse la muqueuse et aide au nettoyage de l'organisme en le débarrassant des métaux lourds.

Pour le choix des produits et leur posologie, il est préférable de consulter un médecin spécialisé en homéopathie et phytothérapie qui saura adapter les protocoles sans risque d'interactions médicamenteuses dangereuses pour votre santé présente et à venir.

> Conseil n° 10 : adoptez une alimentation qui respecte vos articulations

Des conseils nutritionnels sont souvent prodigués pendant le traitement initial du cancer et pour éviter ensuite une prise de poids ; la qualité de l'alimentation a son rôle à jouer pour éviter les douleurs articulaires, en particulier lors de l'hormonothérapie.

De plus en plus de professionnels de santé s'accordent pour dire que notre corps est le reflet de notre alimentation ; nos articulations, notre souplesse, notre mobilité n'échappent pas à la règle. Une alimentation riche en aliments irritants peut rendre perméable la muqueuse intestinale et contribuer à encrasser l'organisme ; des produits normalement éliminés ne le sont plus. Ils retournent dans la circulation sanguine qui absorbe ces déchets pour les redéposer çà et là dans le corps.

Cet encrassement s'accompagne d'une inflammation, en particulier au niveau des articulations, générant arthrose, tendinite et douleurs. Parmi les aliments irritants (on parle alors d'intolérance alimentaire) les laitages et tous ses dérivés ainsi que le blé et le gluten sont identifiés comme molécules particulièrement à risque.

Pour tester votre muqueuse intestinale, supprimez ces aliments si vous en consommez une grande quantité ; si vos douleurs et raideurs s'atténuent, vous saurez que vous disposez d'une piste intéressante. En parallèle votre médecin pourra confirmer cette sensibilité en faisant réaliser un test IMUPRO[1].

En raison de sa toxicité intestinale la chimiothérapie a pu contribuer à l'irritation de cette muqueuse. Toutefois, si vos douleurs et raideurs sont difficiles à supporter et mettent en jeu l'observance de votre traitement d'hormonothérapie, vous aurez une bonne raison de rechercher une cause alimentaire à vos problèmes avant d'incriminer le Tamoxifène ou les inhibiteurs d'aromatases.

Un autre phénomène d'origine alimentaire peut générer des douleurs et de la fatigue chronique, il s'agit de l'acidose. Pour protéger le pH sanguin en cas d'absorption d'une dose importante d'aliments acidifiants, l'organisme stocke ces toxines dans différents tissus qui peuvent devenir douloureux. Pour combattre cette acidose, il faudrait privilégier une alimentation alcalinisante : réduire le sel et les aliments salés, consommer davantage de potassium alimentaire et donc de légumes et de crudités.

Pour finir, je vous rappellerai que votre principal ennemi reste le sucre. Le sucre est certainement le principal facteur alimentaire qui favorise la croissance et la multiplication des cellules cancéreuses. C'est aussi le nutriment le plus acidifiant avec l'excès de sel et c'est la principale cause d'un phénomène qui entraîne beaucoup

1. **http://www.intolsante.com/**

de douleurs : la glycation. La glycation, pour simplifier, est une sorte de « caramélisation » qui touche en particulier les articulations. Si vous avez des douleurs « partout », c'est que vous êtes « encrassée » par l'accumulation de toxines. Il faut donc utiliser des draineurs comme cela est expliqué dans la fiche n°9. Mais il faut aussi réduire l'apport de toxines et réduire le phénomène de glycation en réduisant drastiquement votre consommation de sucre.

Pour en savoir plus sur l'alimentation qui protègera le mieux vos articulations et plus globalement votre corps, en un mot l'alimentation anti-inflammatoire, reportez-vous au livre du Dr David Servan Schreiber, *Anti-Cancer*[1], une base essentielle pour apprendre à bien manger en révisant la notion d'index glycémique. En complément d'une diminution des douleurs, cela vous aidera à mieux gérer votre silhouette et votre poids.

Vous retrouverez tous les conseils d'accompagnement par des soins de support au naturel dans le livre de Dumas Alain et Menat Éric, *Cancer : un accompagnement qui change tout,* La Source Vive Éditions. 2015.

10 étirements réalisés selon les principes du Rose Pilates

Pour lutter contre les douleurs de l'hormonothérapie, pour combattre les raideurs post-chimiothérapie et pour entreprendre et poursuivre une activité physique sans effet secondaire désagréable, il est recommandé de pratiquer régulièrement des étirements des muscles et des articulations.

Si avant de réaliser votre étirement, une douleur est ressentie dans la zone que vous souhaitez étirer, demandez à votre kinésithérapeute s'il est judicieux de le réaliser. Les étirements sont efficaces et portent leurs fruits si vous effectuez des séances régulièrement, au mieux tous les jours ; les bonnes habitudes sont souvent faites de rituels. Fixez-vous un moment dans la journée et respectez-le.

Pour étirer un muscle ou une région du corps le recours à une méthodologie bien particulière garantissant son efficacité est impératif ; cela évitera aussi tout effet indésirable en particulier sur les régions voisines de la zone ciblée. Puisque les principes du Rose Pilates vous sont familiers, vous allez pouvoir les appliquer pendant les étirements ; ce sont ces principes qui vous aideront à obtenir les meilleurs résultats.

1. Servan-Schreiber David, *Anticancer : Prévenir et lutter grâce à nos défenses naturelles*, Paris : Robert Laffont, 2007.

Conseils pour effectuer vos étirements

Toujours tirer sur les deux extrémités du muscle concerné	En effet pour tirer sur une ficelle il est nécessaire d'appliquer une force de traction sur ses deux extrémités et en sens contraire; il faudra donc veiller à fixer l'une des extrémités du muscle concerné pendant qu'une traction est appliquée sur l'extrémité opposée de ce même muscle. Cette fixation se réalise par le centrage, le maintien de la fameuse « Position Neutre » empêchant tout mouvement incontrôlé du corps qui ferait perdre toute efficacité à la mise en tension du muscle. Ainsi l'étirement se réalise en isolant l'effort et avec une précision du début à la fin de la mise en tension du muscle choisi. Pour une plus grand efficacité pensez à chauffer vos muscles en réalisant une marche sur place ou des mouvements de bras avant l'étirement proprement dit, ou bien en portant comme les danseurs, des vêtements qui réchauffent les muscles : collants, jambières, manches longues, etc.
Toujours associer la respiration pour bien se relâcher pendant l'étirement	Pour vous relâcher un maximum il est important de souffler pendant l'étirement puis d'inspirer lors du relâchement de la tension exactement comme vous l'avez appris en Rose Pilates. Le souffle dans l'étirement vous aidera à stabiliser votre région lombaire et votre ventre, profitez-en ! Un étirement peut être douloureux surtout si vous êtes « raide » de nature ou après un traitement ; ne forcez jamais, respirez profondément, essayez de relâchez l'ensemble de votre corps. La douleur ne doit jamais persister après la séance. Au fil des séances, la douleur diminuera et dans le meilleur des cas, chaque exercice d'étirement vous apportera des bienfaits et un certain réconfort.
Étirer le muscle avec la technique dite de la « marche d'escalier »	Pour étirer au mieux la structure concernée il est déconseillé d'agir par à-coups ce qui au contraire renforce le muscle sans l'assouplir. La technique conseillée consiste à aller vers l'étirement puis de le relâcher légèrement pour le reprendre et ainsi de suite pour aller de plus en plus loin, à la manière des marches d'un escalier. Répétez le mouvement d'étirement 3 à 5 fois de chaque côté, étirez vos cordes 5 fois et réalisez le grand étirement final 5 fois ; 1 fois signifie avec une respiration (expiration + inspiration). Gardez la Position Neutre à chaque étape.

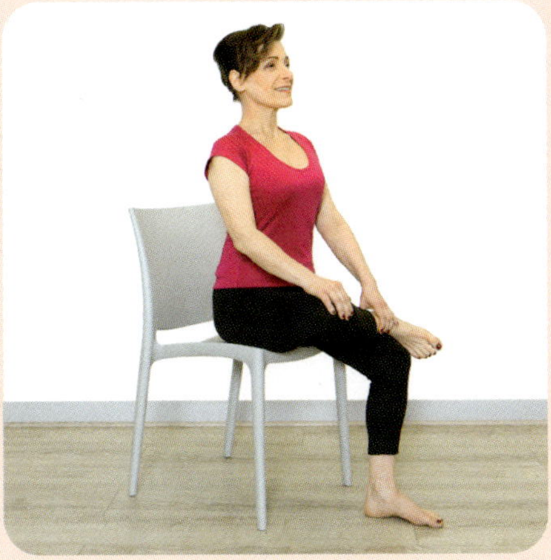

Étirement des hanches et des muscles fessiers

En position assise, croisez une jambe sur l'autre en ouvrant le genou sur le côté ; redressez la région lombaire qui doit rester légèrement creusée et immobile pendant l'étirement. La tension est ressentie dans la fesse du côté du genou ouvert.
Attention : c'est la tenue de la région lombaire qui garantit un bon étirement.
Soufflez en ouvrant un peu plus le genou, relâchez cette ouverture en inspirant.
Répétez plusieurs fois le mouvement puis changez de côté.

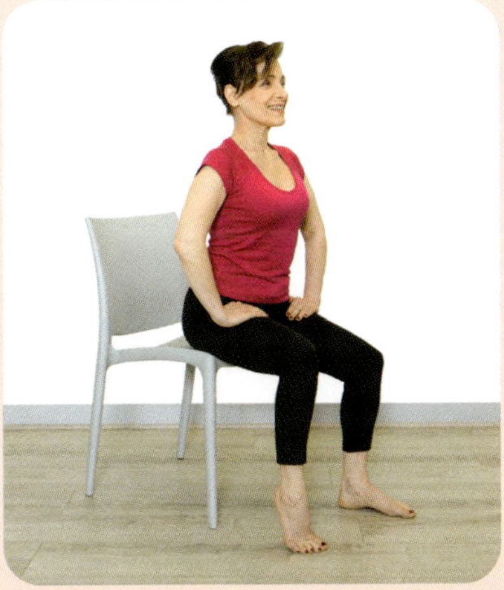

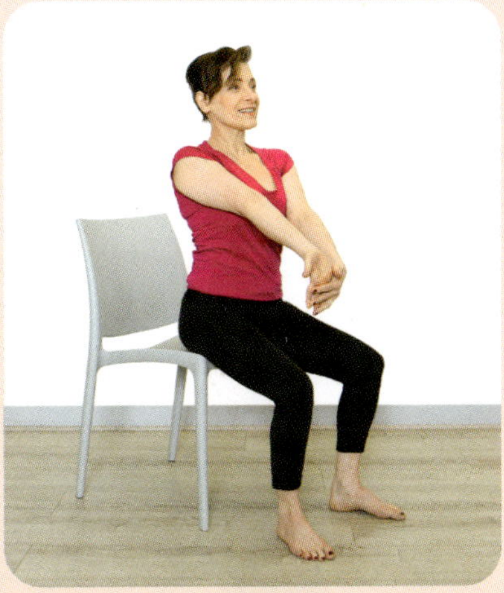

Mobilisation des orteils et des doigts

En position assise, en appui sur les orteils, décollez le talon le plus haut possible ; les orteils se placent au maximum à angle droit par rapport au reste du pied. La main sur le genou permet d'appuyer légèrement pour que les orteils restent bien au sol.
Soufflez en décollant le talon, inspirez en le reposant.
Répétez plusieurs fois le mouvement puis changez de côté.
Toujours en position assise, allongez le bras à étirer puis avec l'autre main mettez en tension poignets et doigts tout en soufflant.
Répétez plusieurs fois le mouvement puis changez de côté en insistant sur le bras du côté opéré.

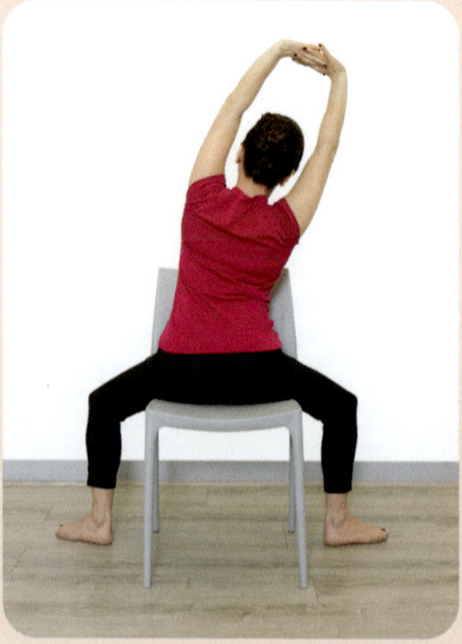

Étirement du grand dorsal

En position assise à califourchon sur une chaise, croisez vos doigts et tendez les bras vers le plafond. Etirez-vous vers le plafond puis inclinez la colonne en soufflant tout en gardant les deux fesses bien en appui.
Attention : le bassin doit rester bien stable.
Relâchez l'étirement en inspirant puis étirez davantage en soufflant.
Etirez le grand dorsal avant une transposition, après (sur les conseils de votre kiné), et pour toute raideur d'épaule ou pour le traitement et la prévention des cordes lymphatiques. Le grand dorsal est étiré du côté opposé à l'inclinaison.
Répétez plusieurs fois le mouvement puis changez de côté en insistant sur le bras du côté opéré.

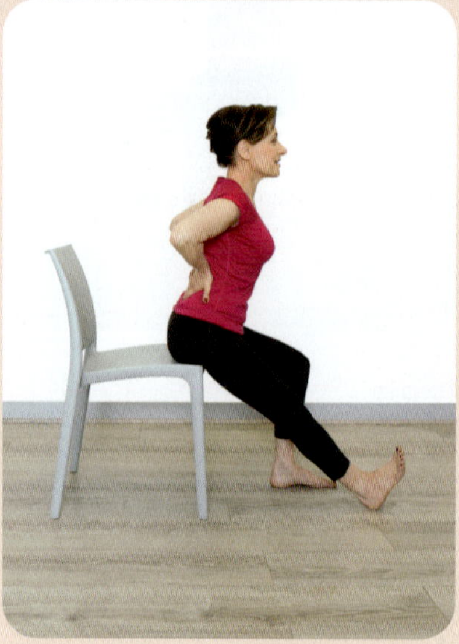

Étirement des ischio-jambiers (muscles à l'arrière de la cuisse)

En position assise, allongez une jambe devant vous, talon en appui et pointe de pied relevée vers vous. En soufflant, penchez-vous en avant en roulant sur vos fesses (vos ischions) et en gardant le dos plat, le pied bien relevé et le genou tendu, relevez un peu plus la pointe du pied. Placez vos mains sur votre région lombaire pour la maintenir immobile.
Attention : si vous arrondissez la région lombaire, l'étirement sera inefficace et vous risqueriez de déclencher des douleurs lombaires inutiles.
Répétez plusieurs fois le mouvement, puis changez de côté.

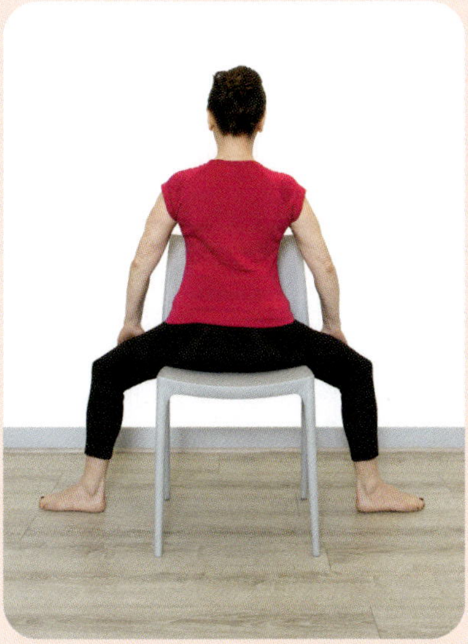

Étirement des adducteurs (muscle à l'intérieur de la cuisse)

Asseyez-vous à califourchon sur une chaise les pieds bien écartés ; redressez-vous puis poussez vos genoux vers l'arrière avec vos mains à l'intérieur des cuisses tout en soufflant.
Pour intensifier l'exercice, augmentez l'écartement des pieds. Gardez la tête dans le prolongement du corps.
Attention : si vous arrondissez la région lombaire, l'étirement est inefficace et vous risquez de déclencher des douleurs lombaires inutiles. Répétez plusieurs fois le mouvement.

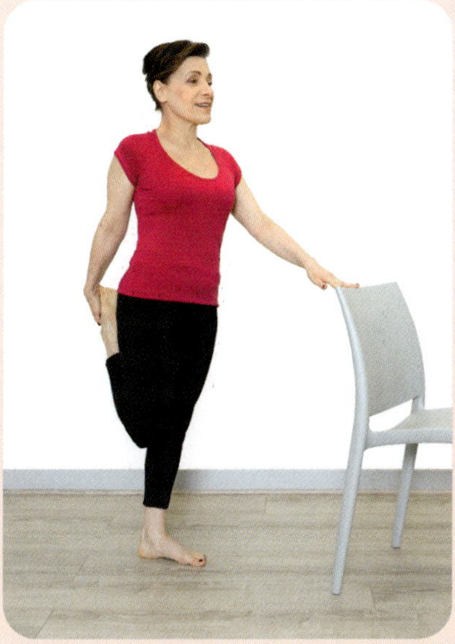

Étirement du quadriceps (muscle du devant de la cuisse)

Debout, attrapez votre pied et fléchissez doucement le genou pour que votre talon touche progressivement votre fesse. Les deux cuisses doivent se toucher et être sur le même plan.
Attention : votre région lombaire doit être immobile et étirée, ni arrondie, ni trop cambrée. Ne pas écarter les genoux.
Soufflez en étirant le devant de la cuisse, relâchez légèrement la tension en inspirant puis reprenez l'étirement. L'étirement se prolonge jusqu'aux orteils en incluant le cou-de-pied si vous tenez vos orteils.
Répétez plusieurs fois le mouvement puis changez de côté.

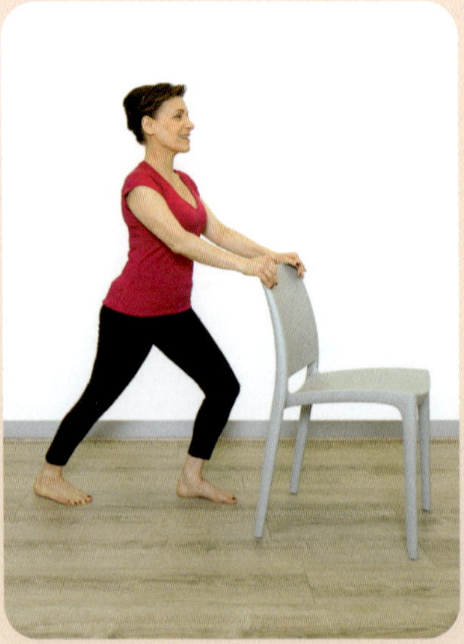

Étirement du tendon d'Achille (et du mollet)

Placez-vous en position de fente avant, les deux pieds bien à plat, écartés l'un de l'autre mais parallèles ; aucun des deux talons ne doit décoller du sol pendant l'exercice. Portez le poids du corps sur le pied avant en fléchissant le genou ; le mollet arrière est mis en tension en soufflant.
Attention : le tronc doit rester dans le prolongement de la jambe arrière.
Répétez plusieurs fois le mouvement puis changez de côté.

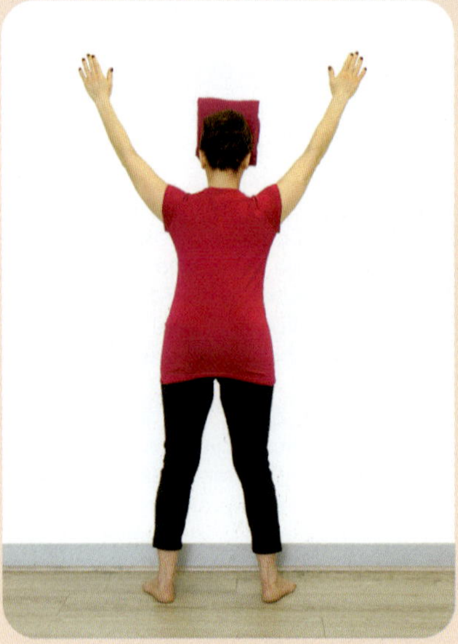

Étirement des grands pectoraux

Placez-vous face à un mur, les pieds éloignés du mur de quelques centimètres ; montez vos mains le plus haut possible en écartant les bras. Votre front repose sur le mur. Soufflez en portant votre buste vers le mur pendant l'étirement.
Plus vous reculez vos pieds en les éloignant du mur plus l'étirement est intense. Répétez le mouvement plusieurs fois ; ne forcez pas sur le côté opéré, relâchez-vous et relaxez vos épaules.

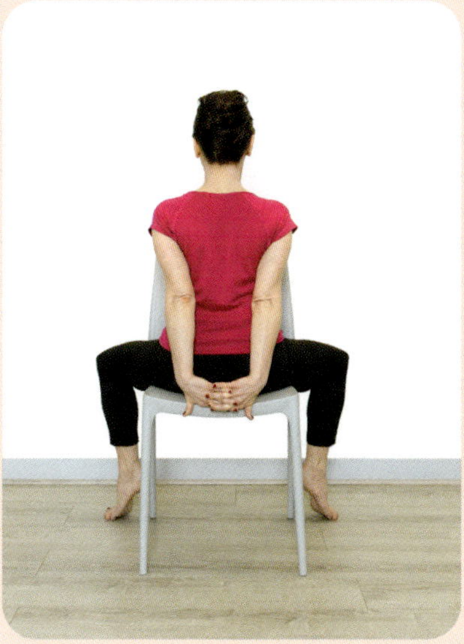

Étirement des petits pectoraux

Assise à califourchon sur une chaise, croisez vos doigts, bras derrière votre dos, coudes tendus ; en soufflant serrez vos omoplates puis étirez vos pouces vers le sol en gardant vos coudes tendus, en inspirant relâchez puis recommencez le mouvement plusieurs fois.

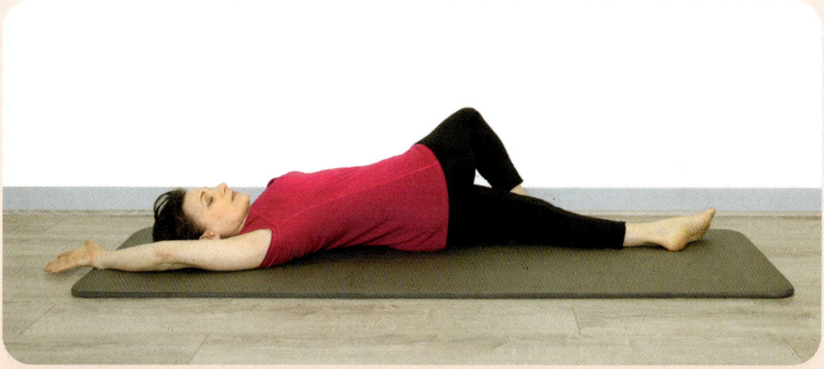

Étirement des cordes (thromboses lymphatiques superficielles) ou étirement global d'un membre supérieur

Allongez-vous sur le dos, le membre supérieur à étirer (du côté opéré là où sont les cordes) dans le prolongement du corps, le pied du même côté placé à l'extérieur du genou opposé. En soufflant faites tourner votre bassin vers le côté opposé aux cordes, revenez légèrement en inspirant puis allez plus loin dans la torsion du bassin en soufflant sans décoller vos membres supérieurs du sol. Répétez le mouvement plusieurs fois.

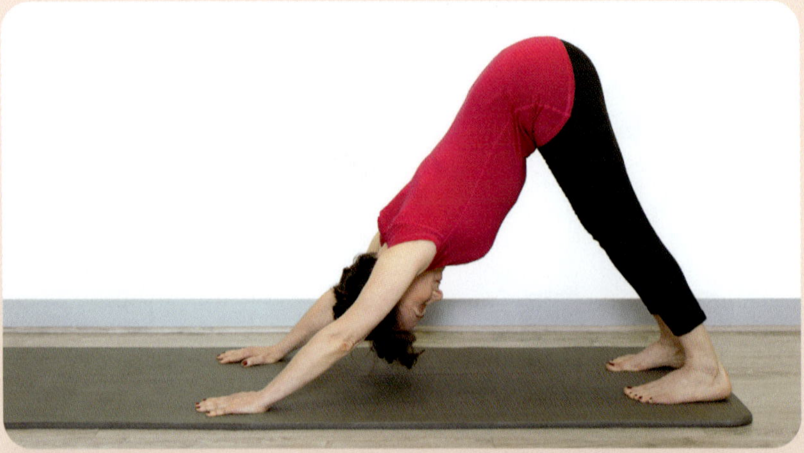

Grand étirement

À partir de la position « à 4 pattes » en creusant exagérément vos lombaires, décollez les genoux, tendez vos jambes et poussez vos fesses vers le plafond. Descendez progressivement vos talons en gardant vos genoux tendus, laissez tomber votre tête, et essayez de maintenir le creux de la région lombaire ; la mise en étirement se fait en soufflant, le retour à 4 pattes en inspirant. L'étirement se prolonge jusqu'aux poignets et aux doigts.
Répétez le mouvement plusieurs fois.

10 conseils pour vous permettre de reprendre le sport plus facilement

> Conseil n° 1 : le choix

Sachez qu'idéalement, le sport après un cancer du sein doit être d'intensité modérée à soutenue, vous permettant de continuer à parler mais pas de chanter pendant l'effort (ce qui signifie que votre cœur garde une fréquence de battements d'intensité moyenne). Cette activité devra avoir lieu au moins 3 fois par semaine avec la possibilité de varier le type d'effort en associant endurance et musculation; plusieurs activités physiques sont donc recommandées en alternance tout au long de la semaine. Chaque séance devra se prolonger 45 minutes au moins. Les objectifs de l'exercice sont multiples :

- lutter contre la fatigue et les douleurs par le reconditionnement des muscles et des articulations ;
- aider à contrôler votre poids en brûlant les calories apportées par votre alimentation ;
- se muscler pour augmenter son métabolisme ;

- transpirer pour éliminer certaines toxines comme les pesticides, et enfin s'amuser, se vider la tête et se détendre ;
- en prime, l'effort physique répondant aux critères ci-dessus a démontré son efficacité pour diminuer fortement le risque de récidive.

La combinaison de différentes activités dans la semaine vous apportera les bénéfices attendus à condition de les choisir en connaissance de cause.

Les activités recommandées

- **Pour reconditionner muscles et articulations :** Rose Pilates, yoga, stretching, danse classique, barre au sol, aquagym, escalade, etc.
- **Pour contrôler votre poids** (activités d'endurance à réaliser, sans essoufflement et de préférence à jeun, pendant au moins 45 minutes successives) : marche de randonnée, marche nordique, bicyclette ou vélo d'appartement, course à pied, rameur en salle ou aviron, ski de fond, marche avec des raquettes, vélo elliptique, natation, etc.
- **Pour augmenter la masse musculaire** (répétition des entraînements et augmentation des résistances) : course à pied, bicyclette en montée, bicyclette statique avec forte résistance, natation avec plaquettes et/ou palmes, rameur en salle ou aviron, musculation avec machine, etc.
- **Pour vous essouffler, stimuler votre cœur et transpirer :** danse en musique, zumba, step, aérobic, saut à la corde, tennis, interval training, etc.

L'activité transpirante peut être obtenue par un passage au sauna ou au hammam à la condition de n'avoir aucune lymphostase ni de lymphœdème. À la sortie du sauna ou hammam, une douche fraîche sur le membre supérieur relancera le système veino-lymphatique. En cas de doute, demandez conseil à votre médecin.

Une consultation médicale est vivement recommandée pour obtenir un feu vert à la reprise du sport même s'il n'est pas pratiqué en compétition. En particulier un test d'effort peut être utile pour éliminer tout risque cardiaque ; il sert aussi de guide pour la pratique de l'activité physique choisie car il permet d'évaluer votre capacité d'effort en MET (1 MET ou Metabolic Equivalent of Task équivaut à la dépense énergétique d'un individu au repos soit 1 kcal/min/kg). Votre capacité à l'effort est en rapport avec votre niveau d'entraînement. Il peut être faible juste après les traitements ou bien parce que vous n'étiez pas spécialement sportive avant le diagnostic. Votre capacité d'effort évoluera avec votre pratique à condition qu'elle soit progressive, régulière et prolongée dans le temps (6 mois au moins).

Le tableau des MET, *Metabolic Equivalent of Task*[1], permet de connaître l'intensité de telle ou telle activité physique et de mieux choisir celle qui vous sera bénéfique ; les activités conseillées dans les suites du cancer de sein sont celles dont l'intensité dépasse le niveau moyen. Ce tableau permet de mixer plusieurs activités par semaine en toute connaissance de cause pour obtenir la « dose » souhaitée ; une activité simple à réaliser et qui n'est pas vraiment un sport, comme par exemple « passer l'aspirateur », ne sera pas négligeable pour atteindre votre « dose » hebdomadaire.

Tableau des activités en fonction des MET

Léger (3 à 5 MET)	Moyen (5 à 7 MET)	Soutenu (7 à 9 MET)
	Activités domestiques	
Passer l'aspirateur, balayer lentement	Porter des charges (courses, pack d'eau) en montant des escaliers	Porter des charges (2 packs d'eau) en montant des escaliers
	Activités d'entraînement et sportives	
Gym légère, aquagym, marche en terrain plat, bicyclette en terrain plat, golf	Natation (brasse), bicyclette statique à faible résistance, marche rapide, marche en montée, tennis en double, Rose Pilates	Gymnastique intense, natation (crawl), trottinement, bicyclette statique avec résistance forte, marche en montagne avec sac à dos 5 kg, natation intense, tennis en simple, course à pied
	Activités de loisirs	
Marcher, courir avec des enfants	Jardinage (tondeuse à main), danse (rock)	Bricolage intense, déménagement

> Conseil n° 2 : la progression

Quel que soit le sport choisi, réhabituer son corps à l'exercice est essentiel afin d'éviter les conséquences néfastes d'une reprise trop rapide, comme les douleurs, les œdèmes ou tout simplement le découragement. Comme tout athlète qui reprend la compétition après un accident, vous devrez passer par un réentraînement

1. L'équivalent métabolique (Metabolic Equivalent of Task, MET) est une méthode permettant de mesurer l'intensité d'une activité physique et la dépense énergétique. On définit le MET comme le rapport de l'activité sur la demande du métabolisme de base. L'échelle d'équivalence métabolique va de 0,9 MET (sommeil) à 18 MET (course à 17,5 km/h). Plus l'intensité de l'activité est élevée, plus le nombre de MET est élevé.

au geste sportif. Aucun sportif n'oserait passer de la sédentarité à l'effort sans organiser sa progressivité. Ce réentraînement permet de ne pas brusquer le corps et de ne pas maltraiter les zones qui ont été fragilisées. Toute femme opérée du sein doit bénéficier du même type de programme, que vous soyez sédentaire et que vous vouliez commencer une activité sportive nouvelle ou que vous soyez déjà sportive et que vous souhaitiez reprendre la pratique de votre sport favori.

Préparez votre planning pour bien doser la durée de l'exercice avant de vous rendre sur le lieu d'activité. Vous savez quel objectif vous avez envie d'atteindre (ce que vous faisiez avant ou bien ce que vous aimeriez réaliser) : durée de l'effort ou de la séance, nombre de kilomètres ou de longueurs de piscine par exemple. Divisez cette valeur par 2 si vous êtes proche de votre forme optimale, par 4 ou 6 si vous vous sentez encore fatiguée ou faible. De semaine en semaine, vous augmenterez la « dose » c'est-à-dire la durée de l'exercice, le nombre de longueurs de piscine, etc.

Le passage à une durée plus importante est fonction de l'absence de sensations désagréables non seulement pendant la séance mais également dans les quelques jours qui suivent l'effort. La douleur n'est pas le signe de l'efficacité de l'exercice, bien au contraire. La douleur est un signal d'alarme qu'il faut savoir écouter. Allez-y progressivement et votre corps s'adaptera, sans découragement et sans lésions.

Du point de vue de l'effort lui-même, essayez de trouver une progressivité pour ne pas solliciter « du jour au lendemain » vos muscles et vos articulations au maximum. Par exemple, si vous jouez au tennis, commencez par vous entraîner face à un mur ; puis jouer avec des balles dites « molles » (un peu vieillies), avec un partenaire qui enverra des balles en douceur et sans vous faire trop courir. Passez ensuite aux balles normales (neuves) puis choisissez un partenaire plus difficile, puis augmentez la durée du jeu.

Si vous vous remettez au Pilates ou au Yoga choisissez d'abord des niveaux débutants, des postures faciles, aux résistances progressives. Si vous reprenez le ski choisissez des pistes bleues, puis vertes, puis rouges ou noires. Si vous nagez, commencez par des nages qui nécessitent peu d'amplitude d'épaule ; si vous marchez commencez par une marche sans bâton puis avec ; si vous avez choisi l'aviron montez en 8 ou en 4, puis en double et enfin seule mais commencez par vous y remettre avec des séances d'ergomètre sur la terre ferme ; si vous jouez au golf commencez par un parcours facile et court puis de plus en plus long. Si vous connaissez bien votre sport favori vous saurez le reprendre progressivement tout en augmentant peu à peu son intensité.

> Conseil n° 3 : les échauffements

Si votre activité physique sollicite votre cœur (activité d'endurance ou de vitesse), prévoyez une préparation cardiaque en alternant marche et trottinement sur place. Ne démarrez jamais votre activité sans progression : marchez si vous avez décidé de courir, de faire du vélo ou de jouer au tennis ; nagez la brasse très lentement si vous avez décidé de faire des longueurs de crawl ; marchez en faisant des mouvements de bras si vous allez faire un parcours de golf ; marchez dans l'eau si vous allez entamer une séance d'aquagym ; marchez avec vos chaussures de ski si vous avez décidé de faire du ski ; marchez en portant vos skis si vous partez faire du ski de fond ; faites des mouvements simples de mise en route pour toute séance de yoga ou de Pilates, etc.

Comme tout sportif, pensez à vous étirer avant l'effort, en particulier si vous avez subi une chimiothérapie ou si vous êtes sous traitement d'hormonothérapie car dans ces deux cas vos articulations sont plus raides. L'étirement se fait plus facilement en soufflant pour mieux se détendre. Comme il est important de mettre en tension le muscle cible en tirant sur ses deux extrémités il faut veiller à la bonne réalisation des exercices sans tricheries ni compensations. Pensez à étirer vos membres inférieurs et vos membres supérieurs ; choisissez les étirements qui conviennent spécifiquement à votre activité physique. Demandez conseil à votre kinésithérapeute pour des idées d'exercices ou reportez-vous au chapitre 6.

> Conseil n° 4 : la respiration

La respiration est indispensable pendant tout effort ; dans le cas d'une intervention pour un cancer du sein, la respiration ample et bien effectuée (soufflez par la bouche en rentrant le ventre, inspirez par le nez en gonflant le thorax) aura pour effet d'aider au drainage lymphatique naturel du sein et du membre supérieur tout en favorisant l'oxygénation des muscles. Ne jamais négliger la respiration pendant l'effort est un gage favorable à l'endurance et à une bonne récupération après l'effort. La respiration est apprise lors du Rose Pilates ; ce type de respiration gainante est tout à fait adapté à la pratique de nombreux sports, marche, bicyclette, aviron, etc. Elle donne de la force aux mouvements des bras et des jambes lors des activités comme le tennis, le golf, la danse, l'aquagym. Elle diffère de la respiration du yoga plus centrée sur le gain d'amplitude. Le passage de l'une à l'autre est parfois déconcertant mais il permet de développer la maîtrise de son corps.

> Conseil n° 5 : la mise en jeu des différents segments du corps

Si votre activité met en jeu votre membre supérieur du côté du sein opéré, en première intention (golf, tennis) pensez toujours à bien positionner vos épaules en position basse, loin de vos oreilles (les omoplates se rapprochant de la colonne) et insistez pour corriger au mieux le côté atteint (comme cela est réalisé en Rose Pilates).

Si votre activité met en jeu les 2 membres supérieurs (natation, aviron, marche nordique, ski de fond), veillez à équilibrer la mise en jeu des deux membres supérieurs sans favoriser l'usage du côté le plus fort. Si votre côté atteint n'est pas votre côté dominant, ne le laissez pas en retrait. Si vous êtes en appui sur vos membres supérieurs pendant l'effort (gymnastique, bicyclette), pensez toujours à être tonique, sans être avachie et sans peser de tout votre poids sur vos mains.

Si l'activité ne sollicite vos membres supérieurs qu'en seconde intention, c'est-à-dire que les membres supérieurs ne sont pas au premier plan de l'effort, course à pied par exemple, veillez néanmoins à bien positionner vos épaules tout en recherchant le maximum de relâchement de l'ensemble des muscles du cou, des épaules et des omoplates. Pensez à alterner les positions de votre membre supérieur, en bas, en l'air, pour aider au drainage ; courir longtemps bras ballants le long du corps peut entraîner œdème et douleur. C'est l'occasion de porter votre manchon.

Les activités mettant en jeu les membres supérieurs de manière intense voire violente comme l'escalade ou le ski nautique devront être reprises avec une progressivité encore plus grande que pour tout autre sport du fait des contraintes appliquées à l'épaule, au creux axillaire et à toute la région du sein. Pour le ski nautique, il est conseillé de ne choisir cette activité que si elle était pratiquée avant.

> Conseil n° 6 : le gainage du centre du corps

Lorsque vous faites un effort avec votre membre supérieur, vous devez gainer votre corps pour que votre bras soit fort et résiste ainsi à l'effort. Le membre supérieur s'attache par l'omoplate et par l'épaule au tronc, lui-même rendu solide par les abdominaux en avant et les muscles du dos en arrière. Plus vous contractez ventre et dos pendant l'effort (en vous tenant bien droite et immobile), plus votre mouvement de bras sera puissant et stable, évitant ainsi toute élongation désagréable et dangereuse pour les articulations, les ligaments, les tendons de l'épaule. La respiration apprise en Rose Pilates ainsi que le contrôle de la Position Neutre seront d'un grand secours dans ce cas.

> Conseil n° 7 : l'écoute du corps

Restez à l'écoute de votre corps ; ne forcez jamais sur les différentes structures, les tendons, les muscles, les ligaments. Toute douleur est signe de souffrance d'un tissu, d'une lésion qui s'installe, que celle-ci survienne pendant ou après l'exercice. Votre corps a besoin de douceur et de progressivité, de récupération après l'effort, de temps de repos avant de recommencer. La douleur est un signal d'alarme et non un critère d'efficacité. Pensez-y quand vous recommencez une activité, même si les premiers moments vous encouragent à poursuivre. Une activité d'endurance fait sécréter à votre corps des endorphines, l'hormone du bien-être. Sous l'influence de cette substance, les signaux d'alerte sont mis en sommeil ; prudence donc pour ne pas avoir de surprises désagréables.

Une douleur juste après un effort prolongé signifie qu'une certaine quantité d'acide lactique s'est accumulée dans vos tissus ; celui-ci s'élimine en ayant recours à ce que les sportifs appellent un décrassage, c'est-à-dire que l'effort va se prolonger à une intensité beaucoup plus faible pour drainer ces déchets de la contraction musculaire. Après un effort dans lequel les muscles ont une activité excentrique (ils sont étirés en même temps qu'ils se contractent), la douleur peut survenir après un délai de 48 heures ; celle-ci est très intense car elle est le fait d'une micro-rupture des fibres musculaires. Disparaissant en quelques jours (2 à 3 jours habituellement), elle peut empêcher la reprise de l'exercice. Si vous la ressentez après ce délai, vous ne pourrez que choisir une activité qui ne génère pas ce mode de contraction ou bien drainer vos muscles après ce type d'effort. En faisant des accroupissements ou des fentes, en faisant une randonnée (descente d'un sommet), en retenant une charge ou un élastique qui étire le muscle ; toutes ces activités physiques sont susceptibles d'avoir ce type de conséquences.

Attention : il était classique autrefois de réaliser des étirements à la fin d'une séance de sport. Aujourd'hui les étirements sont préconisés avant la séance car ils pourraient accentuer les douleurs s'ils étaient effectués après que les fibres musculaires ont été sollicitées plus ou moins durement par l'exercice.

> Conseil n° 8 : le retour au calme

Après un effort, il est important de consacrer un peu de temps pour faire revenir le calme en vous. Cela consiste à prolonger l'activité mais avec une intensité moindre comme pour sevrer le corps de l'effort. Prévoyez donc un temps où l'intensité sera décroissante jusqu'au repos. C'est ce que l'on appelle le décrassage permettant à l'acide lactique de s'éliminer plus rapidement en cas d'activité prolongée et intense : marcher après avoir couru, ramer en douceur après avoir ramé intensément, rouler en roue libre après une belle sortie à vélo. Après une séance de gymnastique qui ne produit pas d'acide lactique, le retour au calme est un moment de relaxation qui permet de se reconnecter à l'environnement. Des étirements de détente sans recherche d'amplitude permettent cette reconnexion un peu comme devrait le faire tout individu le matin au saut du lit.

> Conseil n° 9 : l'entretien entre les séances d'activité physique

Même si vous faites une activité physique ou du sport pour votre plaisir ou pour vous maintenir en forme, pensez toujours à vérifier la souplesse de vos cicatrices et de votre épaule du côté opéré. Parfois l'exercice pratiqué ne les met pas suffisamment en tension donc en étirement pour qu'elles restent souples. Demandez à votre kinésithérapeute qu'il vous conseille des mouvements pour les assouplir et les libérer. Une activité sportive dynamique met en jeu les zones souples, le corps s'adaptant au geste demandé sans solliciter les zones « raides » qui de toute façon seraient autant d'obstacles insurmontables. La poursuite de la kinésithérapie sera donc parfois nécessaire pour parfaire le traitement des zones enraidies.

> Conseil n° 10 : l'équipement et le matériel

Toute activité sportive s'appuie sur un matériel spécifique ; l'équipement vestimentaire, outre la tenue adéquate qui souvent sacrifie aux tendances de la mode, sera particulièrement étudié pour une femme opérée d'un cancer du sein.

En cas de lymphostase ou de lymphœdème du membre supérieur, le vêtement ne devra pas présenter d'élastiques risquant de créer un effet de garrot dans les zones susceptibles de gonfler, poignet, bras, coude. Attention, quand il fait chaud, à une manche retroussée et qui serre, attention à la fixation du « smartphone » au bras avec un élastique, attention aux positions basses prolongées. Se méfier aussi d'une montre cardio-fréquencemètre portée du côté opéré et d'un support thoracique, enregistreur de la fréquence cardiaque, qui peuvent eux aussi générer des compressions. Il est donc préférable de porter votre montre du côté non opéré et de ne pas trop serrer votre ceinture thoracique. Tout autre bracelet connecté sera lui aussi porté du côté non opéré.

Le port du manchon est recommandé lors de la pratique du sport à la condition que celui-ci ne soit pas compressif et n'augmente pas le risque d'œdème. Pour cela il doit être réalisé sur mesure, ces mesures étant relevées par des personnes formées spécifiquement. Il doit impérativement comporter un gantelet permettant d'éviter l'œdème de la main.

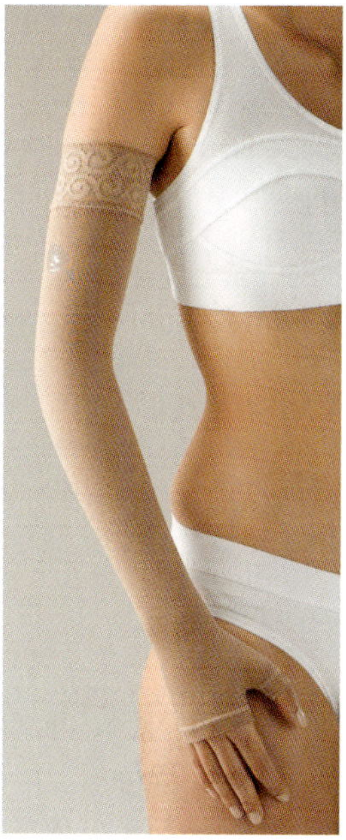

Manchon avec mitaine
© Thuasne - www.thuasne.fr

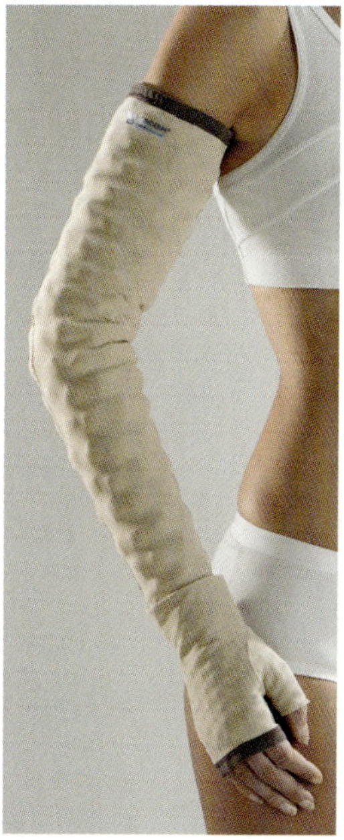

Manchon avec mitaine
Mobiderm © Thuasne

Le soutien-gorge quant à lui devra lui aussi présenter quelques caractéristiques particulières pour ne pas devenir inconfortable. Un soutien-gorge de sport propose en général un maintien d'autant plus ferme que l'activité sollicite les tissus suspenseurs du sein. Malheureusement un maintien trop fort laisse des traces sur la peau, témoin de la compression veineuse et lymphatique, ce qui peut amplifier des œdèmes déjà présents. Choisir une brassière de sport avec un juste maintien n'est pas chose facile mais cela est important ; les brassières sans couture seront préférées car elles diminuent le risque de striction. Lorsque le port d'une prothèse externe est indiqué, la prothèse contact de la marque Amoena®, dispositif médical, permet par une fixation spécifique par ventouse, de faire corps avec le thorax. Ainsi les mouvements ne sont pas gênés et le thorax reste équilibré. Pour la natation et l'aquagym, d'autres prothèses existent, résistantes à l'eau et adaptables à des maillots de bain de plus en plus féminins.

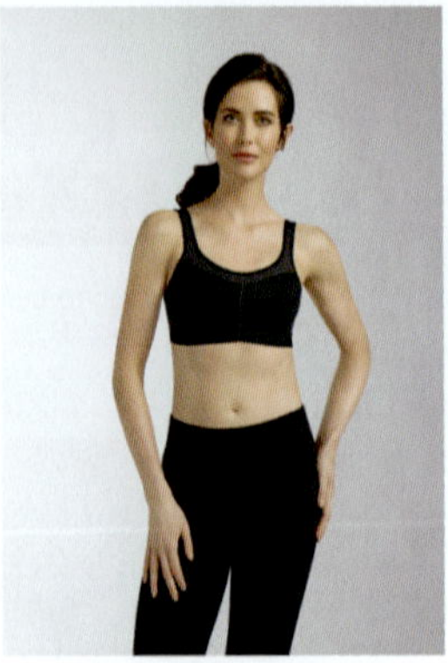

Soutien-gorge Power SB
sans armature © Amoena

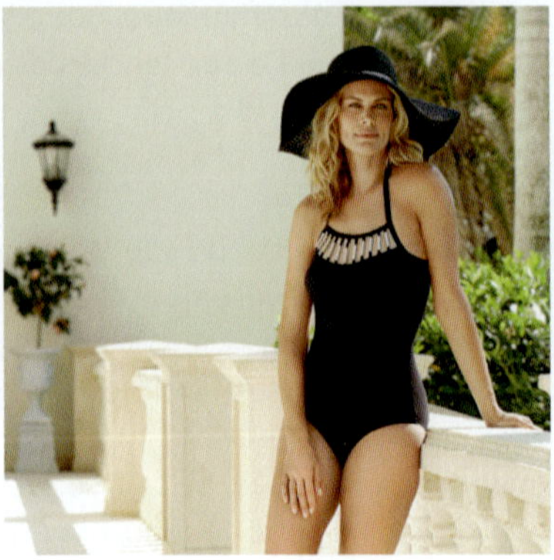

www.amoena.com

Maillot de bain Cuba
avec poche pour prothèse © Amoena

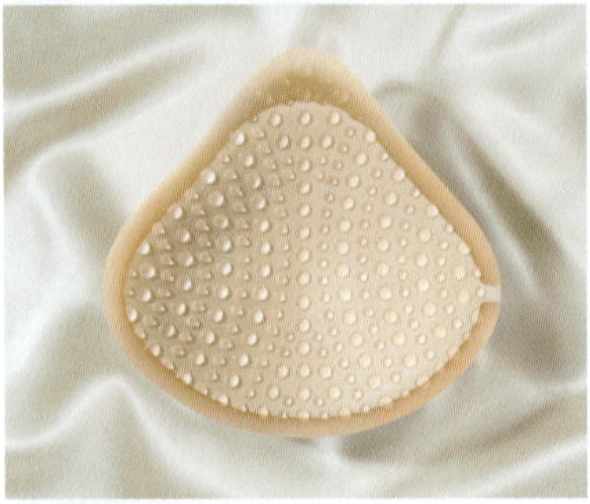

Prothèse Contact
© Amoena

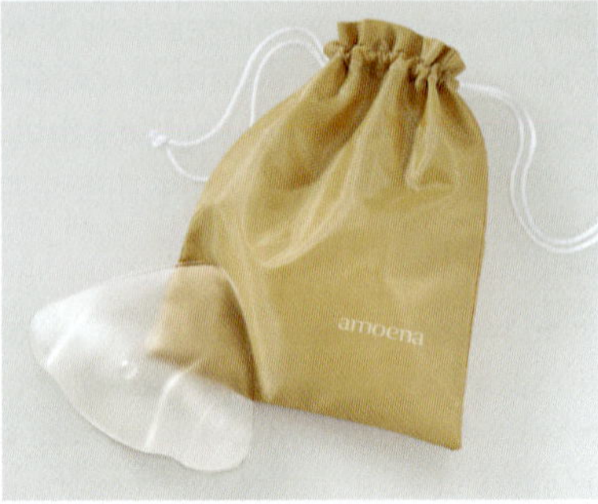

Prothèse AquaWave
spéciale piscine © Amoena

Les contentions par système de bandes collées sur la peau de type K-taping sont aussi d'un grand secours pour aider le membre supérieur à ne pas prendre du volume et à ne pas être douloureux lors d'un entraînement ou d'une compétition, en particulier si le bras est pendant de manière prolongée.

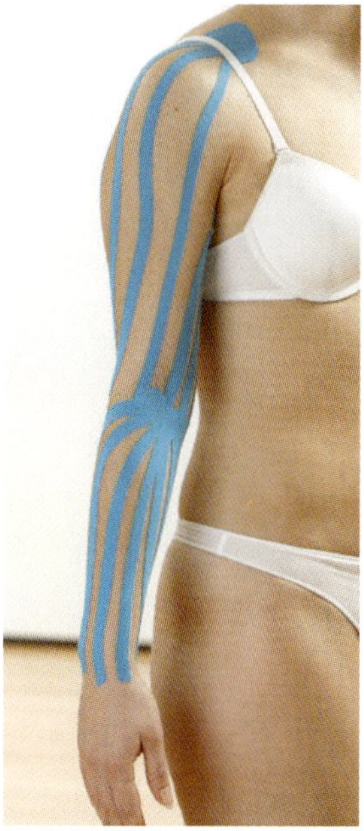

Exemple de soutien du drainage par K-Taping.
Les bandes de taping permettent une mobilité totale ainsi qu'un confort, tout en favorisant la circulation lymphatique.

© K-Taping® / www.k-taping.fr

L'activité physique sert à maintenir un poids stable, à entretenir la silhouette et à éliminer certaines toxines, ce qui entretient la « propreté » du corps. Elle renforce les muscles et les os et favorise une circulation sanguine optimale à laquelle s'ajoute une sensation de bien-être moral grâce à la production des endorphines. Entretenir son corps prévient également le vieillissement, ce qui est important dans les suites de cancer du sein, en particulier lors des traitements d'hormonothérapie.

Pierre de Coubertin disait que « les femmes et le sport ne font pas bon ménage » ; ce grand homme a été démenti depuis par le nombre grandissant de femmes pratiquant toutes sortes de sports, y compris ceux qui étaient encore (mais de moins en moins) traditionnellement réservés aux hommes. Car le sport n'est pas l'antithèse de la féminité et après un cancer du sein, retrouver une activité sportive permet, au contraire, aux femmes de se reconstruire dans la performance et la maîtrise de leur corps, pour restaurer leur intégrité corporelle en dépit de la chirurgie et des traitements.

6

À chacune son programme pour retrouver son corps

Les exercices, les principes et les bienfaits du Rose Pilates n'ont plus de secret pour vous. La méthode sera d'autant mieux appliquée et mise en œuvre après des interventions telles que la tumorectomie, le ganglion sentinelle ou le curage axillaire, pendant la chimiothérapie, la radiothérapie ou en cas d'hormonothérapie. Reprise du sport et Rose Pilates se complètent donc pour toutes les femmes ayant développé un cancer du sein. En fonction du type de reconstruction et même lorsqu'aucune reconstruction n'est programmée, une adaptation des exercices est nécessaire. Quels exercices de Rose Pilates sont indiqués en fonction du type de chirurgie ? Tous les étirements sont-ils adaptés ou bien certains sont-ils plus pertinents que d'autres ? Quel mouvement privilégier en cas de non-reconstruction ? Enfin, des massages et séances de kinésithérapie doivent-ils être poursuivis pour une meilleure qualité de vie avec ou sans reconstruction ?

Après une reconstruction par un lambeau de grand dorsal, Diane (54 ans) comparait le massage du dos à une sensation de réunification du corps alors que la cicatrice qui barrait son tronc était décrite et ressentie comme un fil de fer barbelé enserrant son thorax. Ses nombreuses cicatrices (qui mises bout à bout, atteignaient 1 mètre de long), ne l'ont pas empêché de ressentir les bénéfices du Rose Pilates : ***« Un corps plus fort, indolore, confortable, répondant aux désirs de mouvement, est un corps ressenti à nouveau comme un compagnon de route sur lequel il est possible de compter ! »***

Chaque « compagnon de route » est différent ; chaque femme doit gérer des déficits propres à sa situation pour obtenir une reconstruction optimale. Faire, ne pas faire, quel sport choisir, quel est le mouvement optimal, quel est celui qui n'est pas le bienvenu, comment s'y retrouver ?

4 situations particulières sont analysées ici en prenant comme point de départ le type de chirurgie. En fonction de votre âge ou de votre état, senior ou jeune maman, vous trouverez aussi des réponses à vos questions. Enfin si vous avez pris du poids pendant les traitements, des pistes vous seront suggérees pour mieux contrôler votre silhouette.

Programmes après chirurgie

Programme 1 : Vous avez subi une mastectomie sans reconstruction.

Programme 2 : Vous avez subi une reconstruction par un lambeau du grand dorsal, immédiate ou secondaire.

Programme 3 : Vous avez subi une reconstruction avec la graisse et la peau du ventre, le DIEP, immédiate ou secondaire.

Programme 4 : Vous avez subi une reconstruction par implant mammaire avec ou sans lipofilling, ou sans implant mammaire, par lipofilling seul.

Programme 5 : Jeunes mamans, seniors : à chacune son programme.

Programme 6 : Votre silhouette a changé, vous avez pris du poids pendant les traitements.

En fonction de votre situation, **4 exercices Rose Pilates** sont fortement conseillés et il y en a 1 surtout **qui est préconisé** sous réserve d'y adjoindre le matériel adéquat. Dans le même temps je vous donnerai la liste des exercices qui ne sont pas en adéquation avec votre situation.

Si vous devez subir une reconstruction, les 4 exercices conseillés sont à réaliser une fois la reconstruction effectuée mais les réaliser avant l'intervention sera tout aussi profitable. Un muscle renforcé ou une région éduquée **avant** la chirurgie restent plus actifs **après** !

Indépendamment des délais pour solliciter les zones opérées et des précautions à prendre, j'ai spécialement étudié quatre champs d'intervention spécifiques, l'activité physique adaptée, les étirements, la kinésithérapie et les massages.

Délais de prise en charge

Les délais pour pratiquer le Rose Pilates sont de **2 mois** après une chirurgie conservatrice du sein et après un ganglion sentinelle et de **3 mois** après une chirurgie non conservatrice ou après un curage axillaire ; il peut être pratiqué avant l'intervention en cas de chimiothérapie néo-adjuvante, avant une reconstruction pour mieux la préparer et à partir de **3 mois** après une reconstruction par prothèse, **4 mois** après un lambeau de grand dorsal, **6 mois** après une reconstruction par DIEP.

Quoi qu'il en soit, vous devez obtenir le feu vert de votre chirurgien ou de votre oncologue.

> Programme 1

Vous avez subi une mastectomie sans reconstruction.

Pour entretenir la souplesse de la région du thorax (peau, muscles et côtes) qui aura toujours tendance à se refermer sur la cicatrice et à se replier sur elle-même, il sera nécessaire de rechercher dans les exercices tout ce qui peut mettre en tension la zone du muscle pectoral et celle de la cicatrice. Il sera donc capital de renforcer en priorité les muscles arrière de l'épaule et les muscles entourant l'omoplate pour contrebalancer la tendance à la fermeture du thorax et de l'épaule. La respiration ample sera une aide précieuse tout au long des exercices pour garder des côtes mobiles ; elle devra donc être amplifiée lors des exercices gymniques ou lors des efforts d'endurance.

Pour équilibrer le thorax, en particulier lors des appuis à plat ventre et pendant les séances de gymnastique, il sera préférable de porter une prothèse externe, de préférence adhérente à la peau du buste[1]. En l'absence de cet appareillage, il serait souhaitable de placer une petite serviette éponge pliée entre le sol et le thorax pour éviter tout positionnement asymétrique du buste.

Attention : lorsque vous achetez une prothèse externe non adhérente, choisissez une taille légèrement inférieure à celle de votre soutien-gorge ; en effet une prothèse placée dans le soutien-gorge représente un poids dissocié du thorax. Ce poids est donc plus violemment ressenti et si croyant bien faire, le vendeur veut recréer un volume identique au sein manquant, ce sera au risque d'alourdir les contraintes appliquées au dos et aux épaules.

Si vous choisissez une prothèse adhérente, le risque de déséquilibre est moins important puisque la prothèse est réellement intégrée au thorax ; sachez cependant qu'un sein fait de graisse et de glande est souvent plus « léger », à volume égal, qu'une prothèse faite d'un produit de synthèse ressenti homogène.

1. Prothèse contact Amoena www.amoena.fr

Le programme « après mastectomie »

(après le feu vert du chirurgien)

> L'INCONTOURNABLE

Side Kick

Un étirement maximal de l'épaule et du membre supérieur pour un réapprentissage des appuis sur le côté opéré avec gainage pour renforcer l'ensemble du corps.

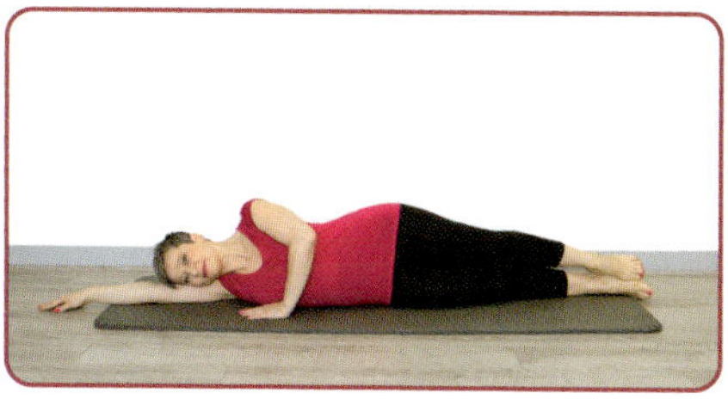

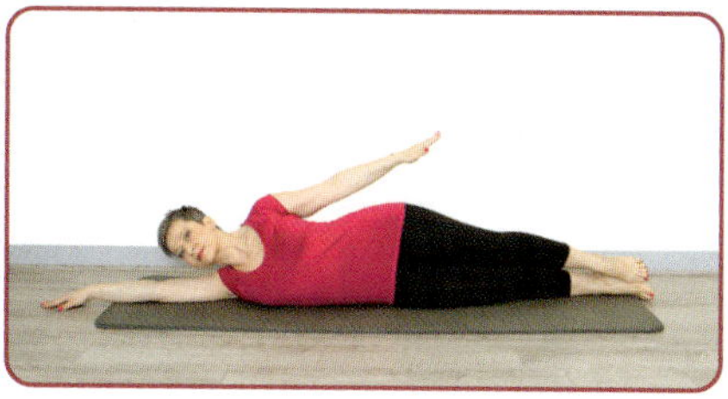

> LES EXERCICES CONSEILLÉS

Shoulder Bridge

Exercice de détente de la colonne vertébrale et d'assouplissement des épaules.
Pour étirer les pectoraux et les épaules, utilisez au maximum les positions de bras

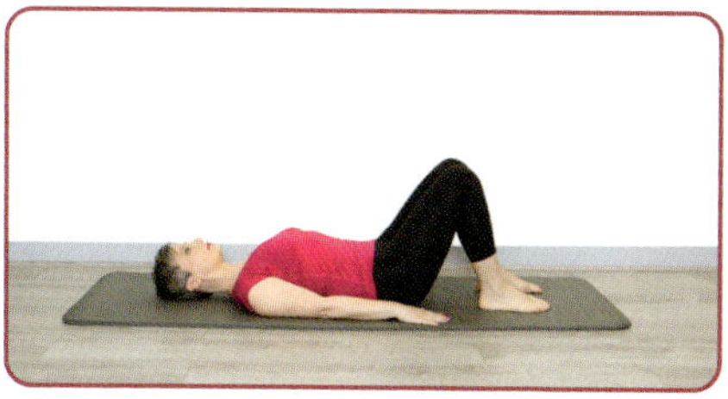

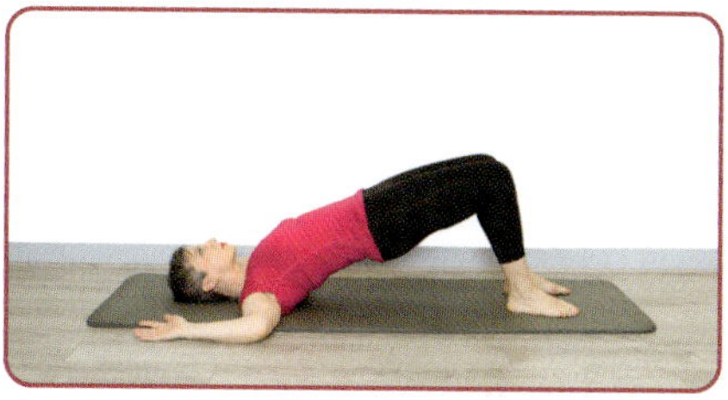

Swimming

Exercice pour les muscles des bras, du dos et des omoplates, dans des positions d'étirement des pectoraux, ou l'on recherchera l'appui sur le sein manquant/prothétique.
Placez un coussin comme indiqué sur la photo en bas à droite, si besoin.

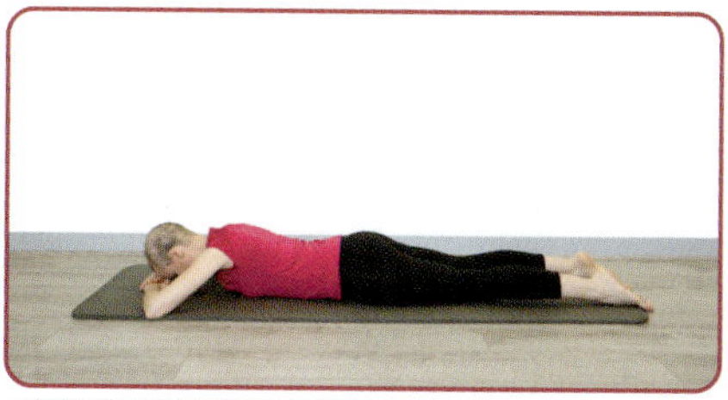

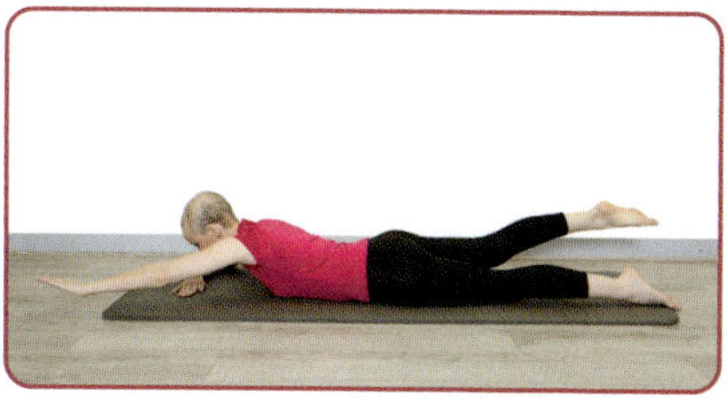

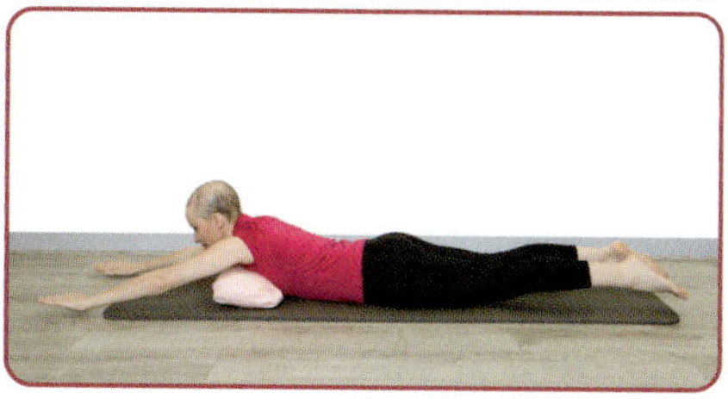

Double Arm Stretch

Exercice de renforcement des membres supérieurs à effectuer avec une sangle élastique.

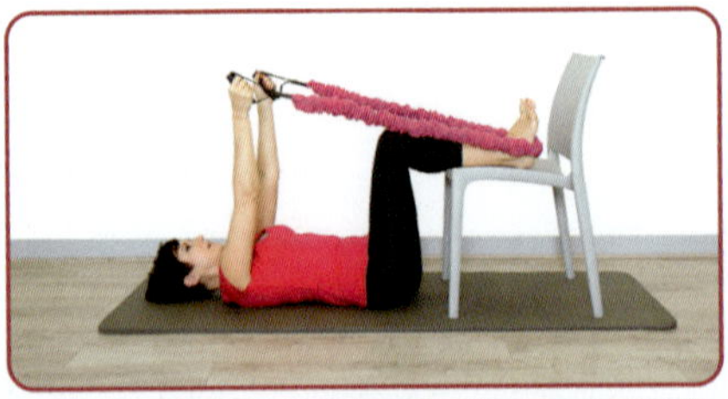
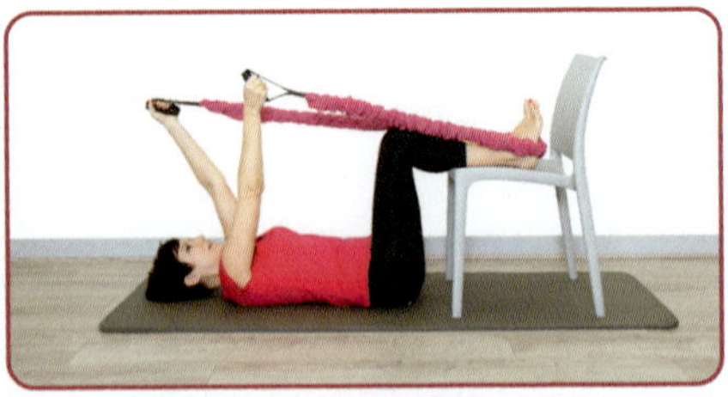
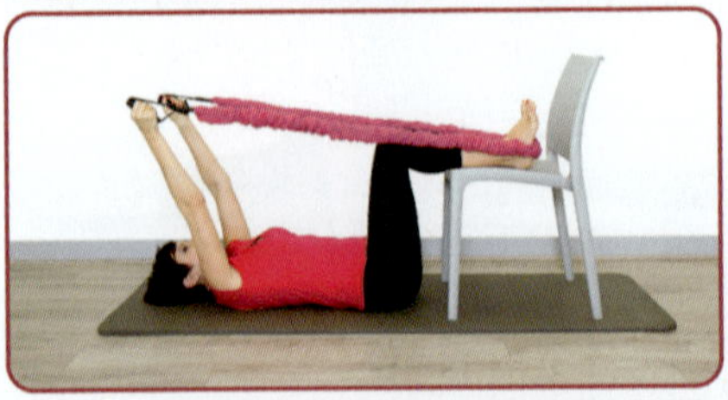
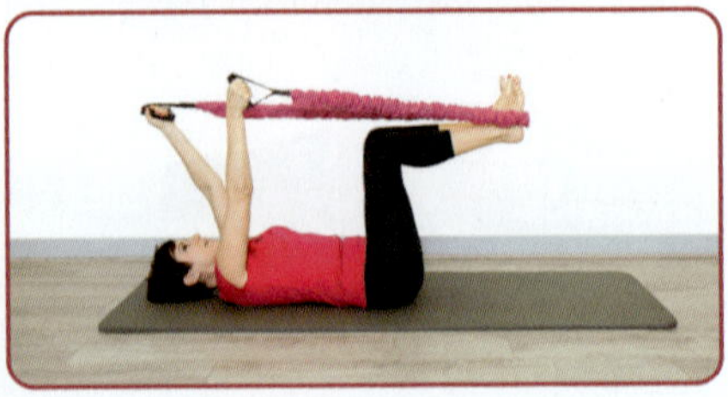
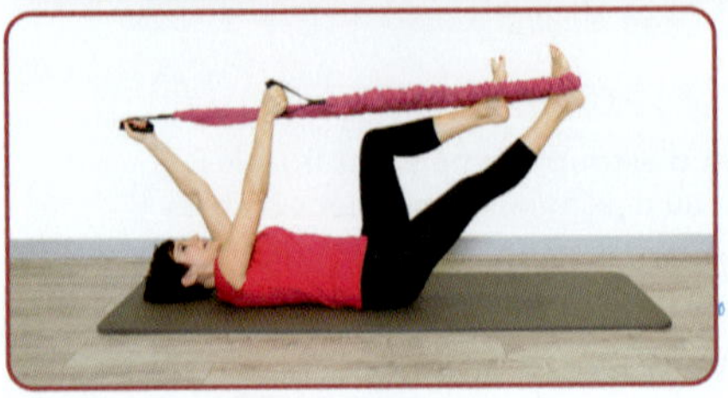

> LES EXERCICES À ÉVITER

- *Roll Down*
- *Hundred*
- *Half Plank*

Ces conseils sont à respecter tant que l'équilibre entre zone arrière des épaules (trop faible) et zone pectorale (trop forte) n'est pas obtenu et que le grand pectoral et la zone de la cicatrice enroulent l'épaule en avant.

Pour mobiliser les côtes et la cicatrice thoracique, insistez sur la respiration, en particulier l'inspiration après avoir soufflé profondément.

> CONSEILS POUR LE QUOTIDIEN

70 % des femmes ayant subi une mastectomie choisissent de ne pas être reconstruites. Ce choix respectable ne doit pas faire oublier que toute zone cicatricielle est une zone de rétraction potentielle et à ce titre elle doit être sans cesse massée

et étirée. En effet une reconstruction regonfle la zone du sein et étire les tissus. Sans reconstruction, la zone reste creuse et seule une aide extérieure permet d'entretenir la souplesse de la peau et des muscles pectoraux.

Toutes les formes de stretching, yoga, danse, Qi Gong, Rose Pilates qui s'accompagnent des gestes d'ouverture seront conseillés ; les étirements seront réalisés bras en élévation en associant inclinaison et rotation du bassin ou des épaules (comme en cas de corde lymphatique). Le ballon sera l'outil idéal pour les étirements des épaules et de la zone thoracique ; pour annuler la contraction de défense du grand pectoral vous devrez toujours penser à solliciter les muscles postérieurs en poussant avec votre main sur une balle, un coussin, un mur.

Étirement global des épaules et du thorax

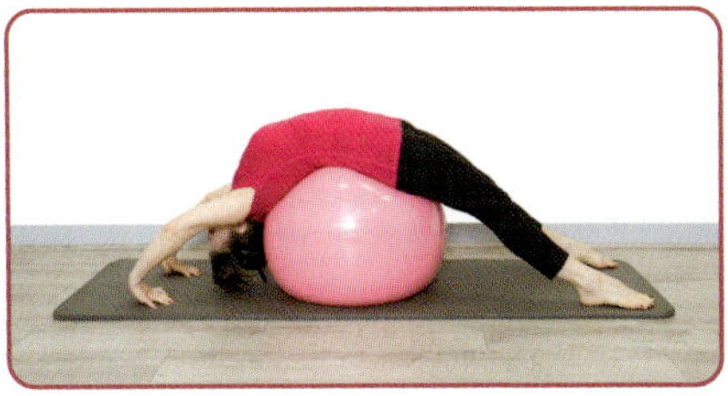

Étirement complet d'un membre supérieur

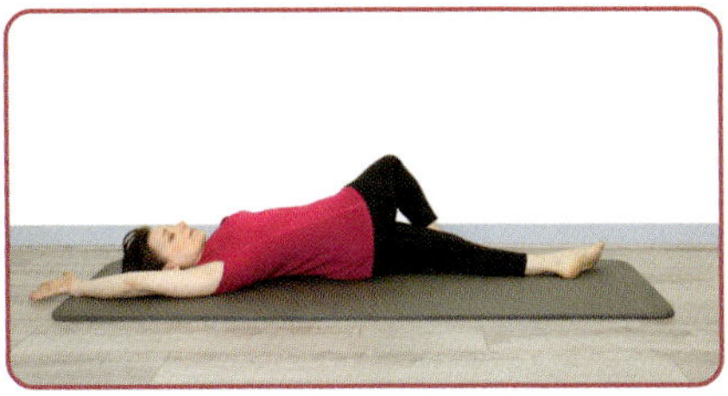

Étirement du grand pectoral

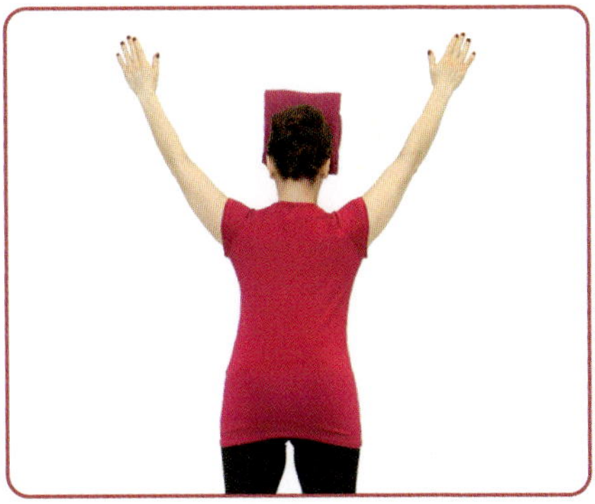

Étirement du grand dorsal

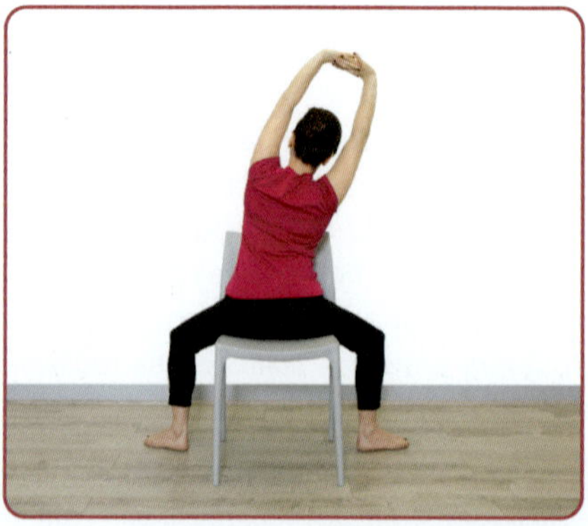

Pour être à nouveau en harmonie avec votre corps après une mastectomie, vous devrez retrouver une zone souple (épaule, thorax) sans douleur ni tension. Les gestes d'étirement de la zone opérée doivent se faire sans appréhension ni retenue. Si au fil des jours vous ressentez des sensations de resserrement des tissus ou une entrave au mouvement, c'est que vos exercices d'étirement du thorax et de renforcement des muscles autour des omoplates n'ont pas été satisfaisants. Vous devrez en parler à votre médecin ou à votre kinésithérapeute afin de continuer vos séances de kinésithérapie (conseillées au rythme d'une fois par mois).

> Programme 2

Vous avez subi une reconstruction par un lambeau du grand dorsal, immédiate ou secondaire.

Dans ce cas, la rééducation gymnique peut commencer avant la chirurgie (2 à 3 mois avant) pour assouplir le dos et ses tissus (en complément des massages et des étirements), et renforcer la musculature qui va être transplantée. Les douleurs ou raideurs du dos qui existaient bien avant votre cancer du sein doivent être prises en charge. Utiliser le dos pour la reconstruction n'est pas un geste anodin ; l'utiliser alors qu'il présente déjà des faiblesses musculaires, des zones d'adhérence, des cellulalgies voire des raideurs peut compromettre le résultat fonctionnel. Préparer votre dos et travailler votre posture avant l'intervention augmentent les chances d'une meilleure récupération après la chirurgie.

Après l'intervention il est capital de retrouver la souplesse de tous les tissus du dos malgré la cicatrice qui barre le thorax droit ou gauche au niveau du soutien-gorge ; un dos équilibré et indolore avec une posture symétrique est un objectif difficile à atteindre en raison de la perte unilatérale d'une partie d'un (gros) muscle remplacé par du tissu cicatriciel généralement sous tension.

Pour éviter les douleurs et garantir une meilleure souplesse des tissus cicatriciels, les séances de kinésithérapie et de massage pourront être poursuivies une à deux années après la chirurgie. Pendant les séances de Rose Pilates les exercices mettant en jeu la musculature du dos seront privilégiés, entrecoupés d'étirements bien spécifiques du dos en position arrondie pour retrouver la flexibilité des tissus.

Pendant certains exercices mettant en jeu le muscle transplanté, par exemple en appui sur les mains pour soulever le poids du corps, le sein a tendance à se contracter puisqu'il est composé d'une partie du muscle grand dorsal. Cette contraction ne met pas en danger votre reconstruction ; elle peut cependant créer un peu d'appréhension et de gêne lors de certains exercices.

Le programme « lambeau dorsal »

(après le feu vert du chirurgien)

> L'INCONTOURNABLE

Rolling Like a Ball

Un exercice de détente et d'étirement du dos constitue aussi un essai de « lâcher prise » dans la recherche de la souplesse maximale du dos sans retenue.

Des arrêts en position assise permettent le renforcement des abdominaux sur une position étirée du dos.

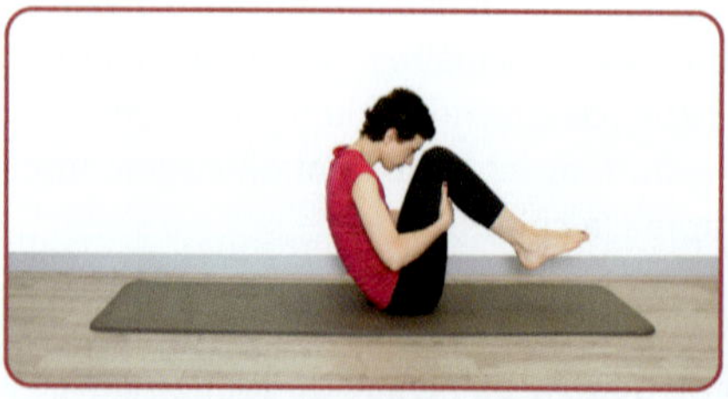
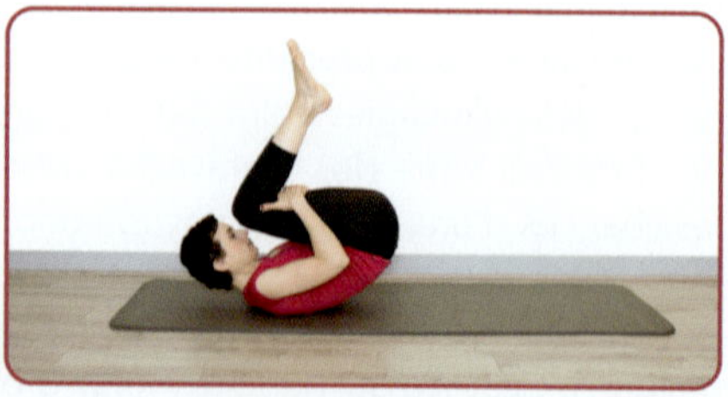

> LES EXERCICES CONSEILLÉS

On All Fours

Exercice de gainage du dos et du ventre tout en renforçant le contrôle du dos en Position Neutre. Une balle lestée ou une bouteille d'eau dans une main permet un renforcement des épaules et des muscles des omoplates en position immobile sur le dos.

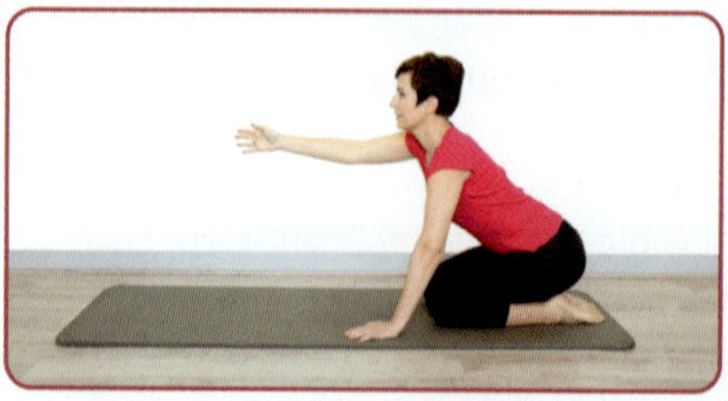
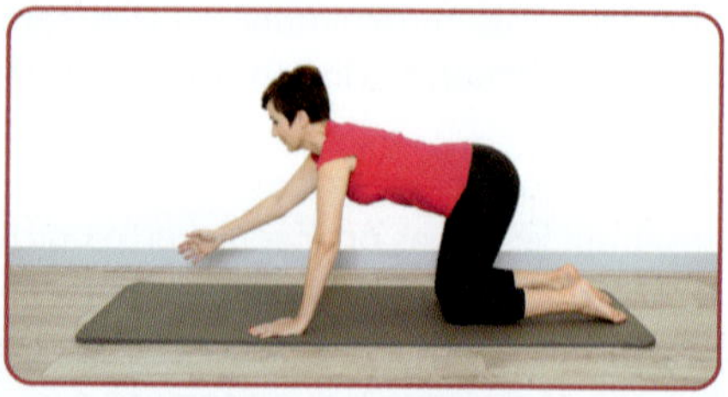

Roll Down

Exercice de renforcement dynamique des abdominaux allongeant les muscles du dos, y compris le grand dorsal.

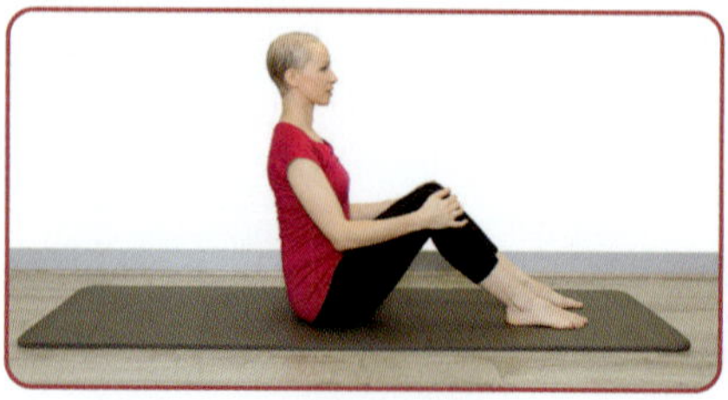
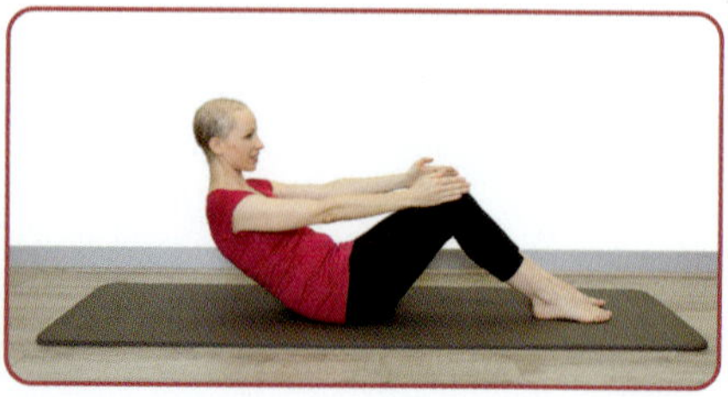

Half Plank

Exercice de renforcement de toute la chaîne postérieure et gainage du dos en alternance avec le maintien de la Position Neutre.

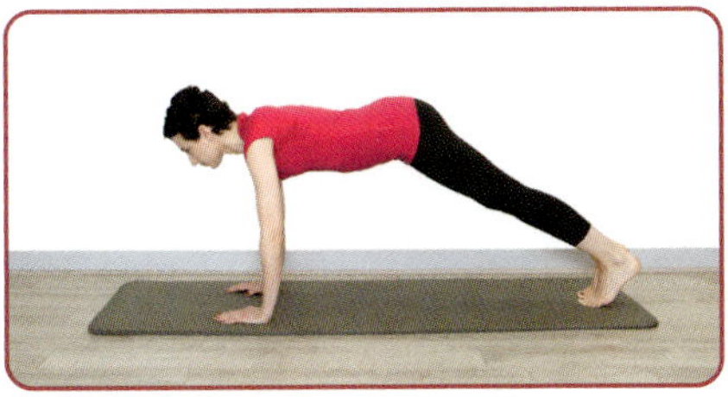

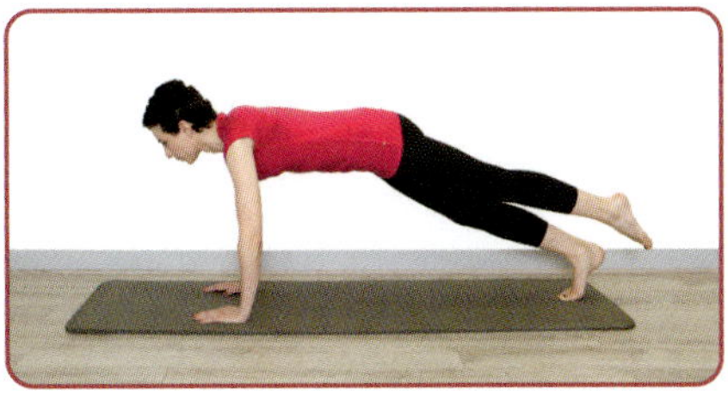

> LES EXERCICES À ÉVITER

- *Swan Dive*
- *Side Bend*
- *Swimming*

Ces exercices seront repris progressivement en fonction de la récupération de la force du dos et de la sensation de « contraction du sein » acceptée peu à peu.

Ces interdictions sont à respecter tant que les tissus du dos sont raides et que la gêne est décrite comme un élastique ou une sangle ou même un fil de fer barbelé qui enserre violemment le thorax.

Pour mobiliser la cage thoracique et la zone de la cicatrice dorsale, insistez sur la respiration, en particulier l'inspiration, après avoir soufflé profondément.

> CONSEILS POUR LE QUOTIDIEN

Le grand dorsal est un muscle capital pour la posture et le maintien du dos ; selon une étude rétrospective ayant regroupé 450 personnes[1], environ 40 % des femmes souffrent du dos après ce type d'intervention, 4 femmes sur 10 se plaignent de la cicatrice et 2 sur 10 jugent le handicap important. Toute zone cicatricielle est une zone de rétraction potentielle et particulièrement lorsqu'elle est en interaction avec un tissu musculaire. Toute forme de massage y compris mécanique sera bénéfique pour lever ou prévenir les adhérences. Toutes les formes de stretching, yoga, Rose Pilates, danse, Qi Gong développant des gestes d'enroulement du dos seront conseillés en association avec des mouvements de redressement et de creusement favorisant le glissement des tissus sur les côtes. Le ballon est une nouvelle fois l'outil idéal pour tous ces gestes d'étirement extrême.

1. Dejode M., Bordes V., Jaffre I., Classe J.-M., Dravet F., « Résultats oncologiques, fonctionnels et esthétiques ; évaluation de la qualité de vie après reconstruction mammaire par lambeau de muscle grand dorsal. A propos d'une série rétrospective de 450 patientes », *Ann Chir Plats Esthét*, 2011, 56, 207-215.

Étirement complet du dos

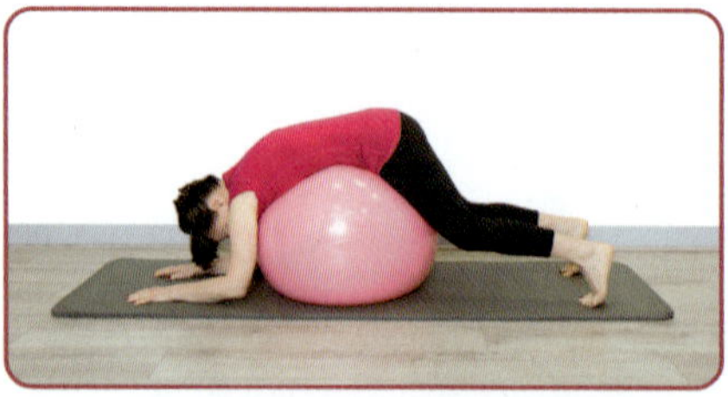

Étirement du grand dorsal

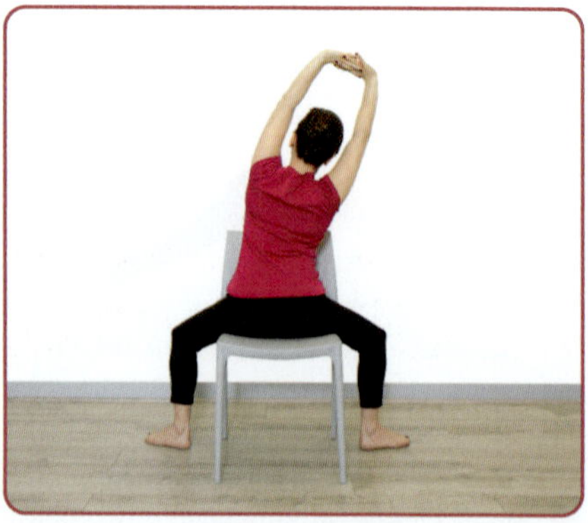

Exercice de détente et de glissement des tissus du dos

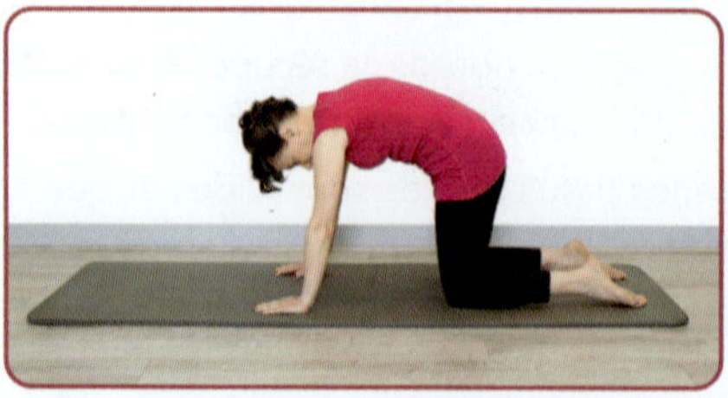

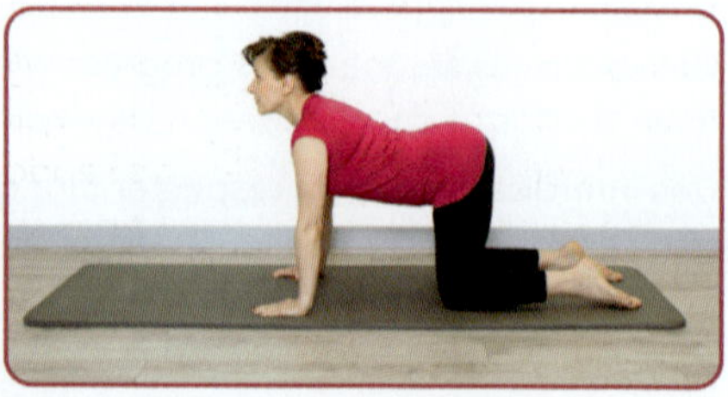

Posture d'étirement du dos et des épaules

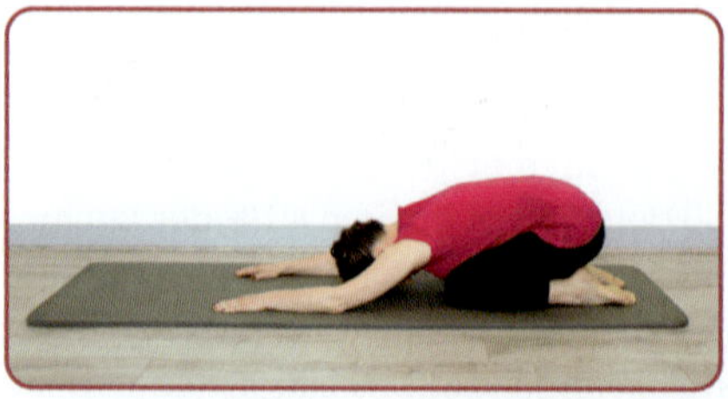

Les activités physiques sont choisies pour renforcer les muscles du dos tout en lui redonnant une fonctionnalité, sans appréhension puis sans retenue. Golf, tennis, squash, escalade ne sont pas contre-indiqués. Les sutures du grand dorsal pourront générer une raideur d'épaule qui devra être particulièrement assouplie dans les exercices d'étirement, en position de pont en arrière sur le ballon et particulièrement après les efforts sportifs.

La marche nordique qui a un effet métabolique en faisant travailler 4 membres en même temps est également un excellent moyen de solliciter l'appui sur les mains et le grand dorsal en y associant la meilleure posture d'étirement axial.

> Programme 3

Vous avez subi une reconstruction avec la graisse et la peau du ventre, le DIEP, immédiate ou secondaire.

Dans cette situation, c'est principalement l'abdomen, zone de prélèvement du greffon et siège d'une large cicatrice, qui doit être renforcé avec la tonification du transverse. Même si l'intervention n'a pas d'impact sur la musculature abdominale, le volume du ventre qui a orienté le choix de cette intervention laisse préjuger de la faiblesse du muscle transverse, souvent déficitaire. Après l'intervention, l'alitement, pendant au moins 48 heures, en position d'enroulement du dos, permet d'éviter toute tension sur les sutures microchirurgicales très vulnérables. Les muscles du dos sont alors étirés et s'affaiblissent très vite. La tendance au maintien de l'enroulement de l'épaule persiste dans les semaines qui suivent l'intervention, car la mise en tension des sutures et des cicatrices récentes et extrêmement fragiles peut provoquer une appréhension bien compréhensible (la suture est réalisée sous microscope et il existe un risque de rejet du greffon si les sutures ne résistent pas). Le nouveau sein est là mais l'abdomen reste sensible, sa peau est tendue et le muscle au-dessous d'elle n'est pas sollicité car le bassin se place spontanément en rétroversion (ventre tassé, fesses effacées).

Le programme « DIEP »

(après le feu vert du chirurgien)

> L'INCONTOURNABLE

Swan Dive

Cet exercice a l'avantage de placer le ventre en léger étirement pour solliciter plus facilement le transverse lors de l'expiration. Le redressement progressif permet un renforcement du dos en position étirée.

L'appui sur le sein reconstruit est également sollicité.

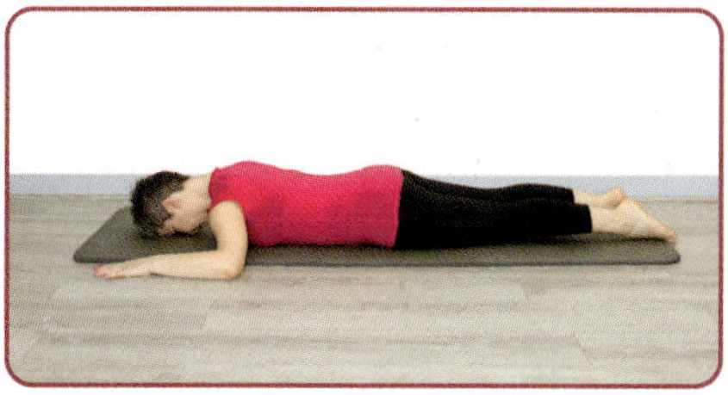

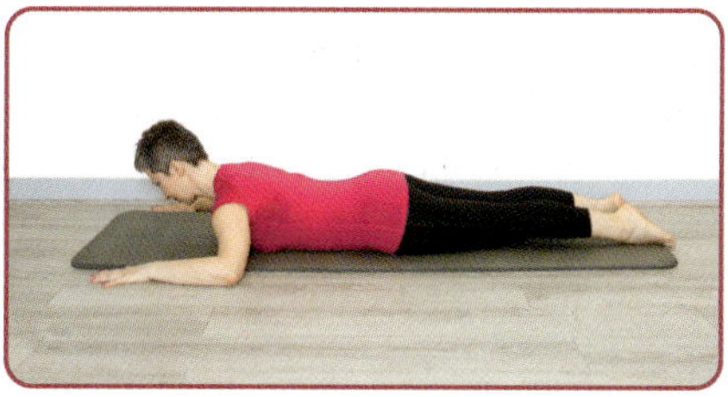

> LES EXERCICES CONSEILLÉS

Arm Scissors

Exercice de gainage du ventre tout en choisissant des positions de bras variées à contrôler.

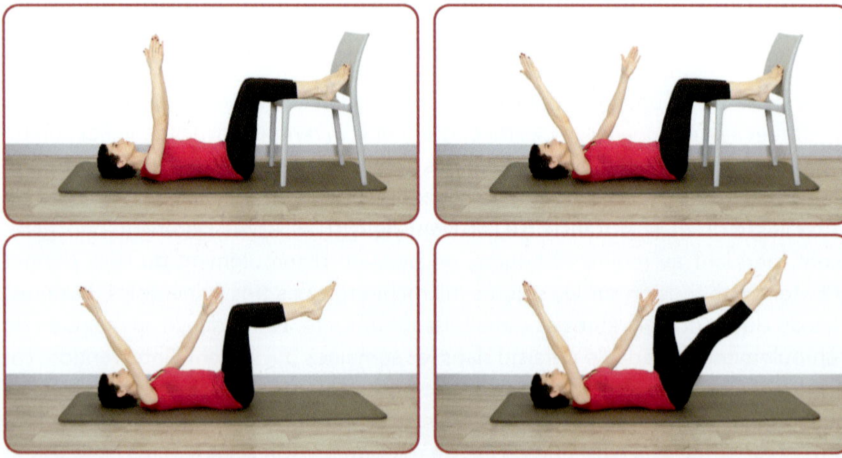

Swimming

Exercice de renforcement des muscles dorsaux pour lutter contre l'attitude en fermeture du corps. Les positions des membres supérieurs permettent d'ajouter le renforcement des muscles des épaules en position d'étirement des pectoraux trop raides.

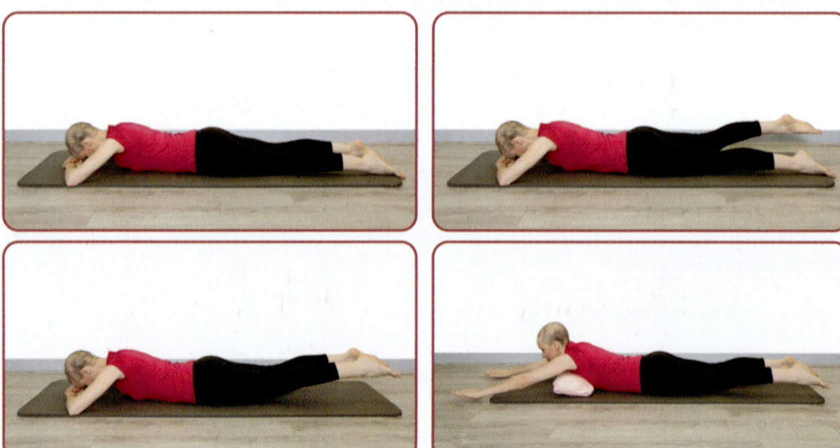

Double Arm Stretch

Exercice de renforcement du plan antérieur (abdominaux) qui favorise également les mouvements d'ouverture des membres supérieurs à la condition de les solliciter avec une sangle élastique renforçant les muscles arrière des épaules.

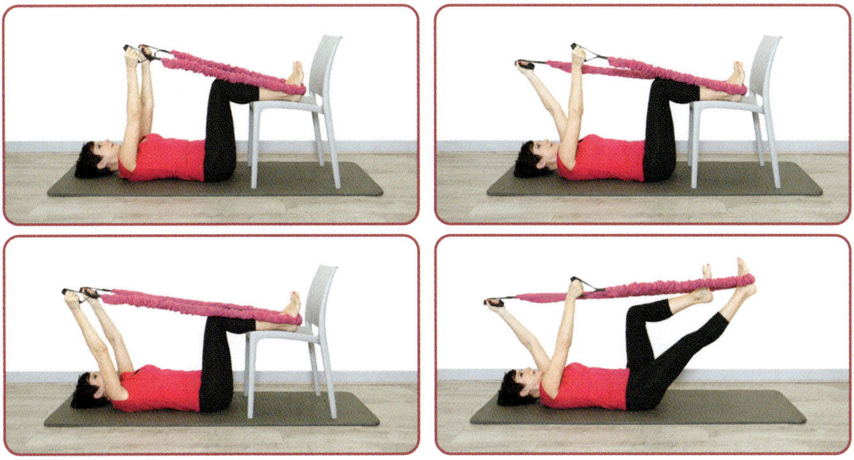

> LES EXERCICES À ÉVITER

- *Roll Down*
- *Rolling Like a Ball*
- *On All Fours*

Ces interdictions sont à respecter tant que les tissus du ventre sont faibles et que la peau du ventre est ressentie comme cartonnée avec une sensibilité accrue de la cicatrice ; cette fragilité de la paroi abdominale favorise la posture de fermeture de la région du ventre, affaiblissant les muscles du dos.

Pour mobiliser le ventre et la zone de la cicatrice abdominale, insistez sur la respiration, en particulier l'expiration, en engageant au mieux le transverse.

> CONSEILS POUR LE QUOTIDIEN

Les résultats fonctionnels et esthétiques du DIEP sont généralement satisfaisants. La cicatrice du bas-ventre s'assouplit progressivement. Les étirements sont cependant les bienvenus pour maintenir une région lombaire souple et indolore. Cette souplesse de la région lombaire en creux permettra de pérenniser la force du ventre et en particulier celle du transverse ; elle permettra aussi d'éviter les douleurs lombaires en rapport avec une activité trop sédentaire ou des gestes de la vie quotidienne mal effectués.

Toutes les formes de stretching, yoga, Rose Pilates, danse, Qi Gong favorisant des gestes d'étirement du ventre seront conseillés en association avec des mouvements d'étirement de l'épaule. Le ballon sera une nouvelle fois l'outil idéal pour tous ces gestes d'étirement extrême ; les postures d'étirement du ventre seront réalisées en particulier après des stations assises prolongées (transports, travail) en y associant l'étirement des épaules.

Exercice de détente et d'étirement du ventre

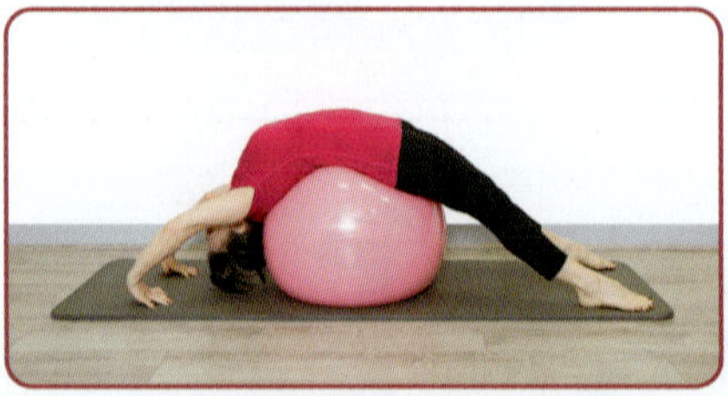

Exercice d'étirement du plan antérieur

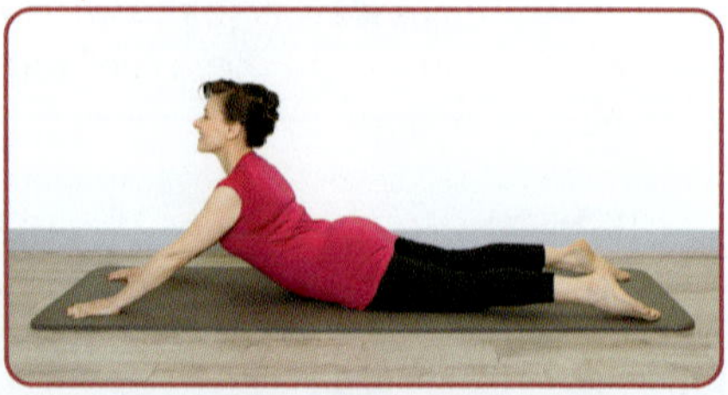

Exercice de détente du ventre

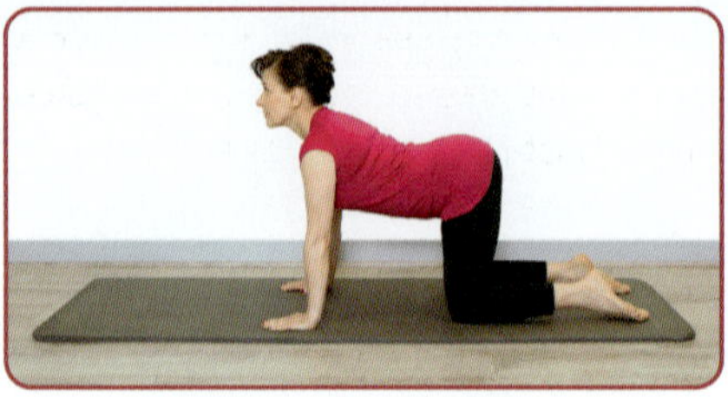

Étirement de l'épaule et du grand dorsal

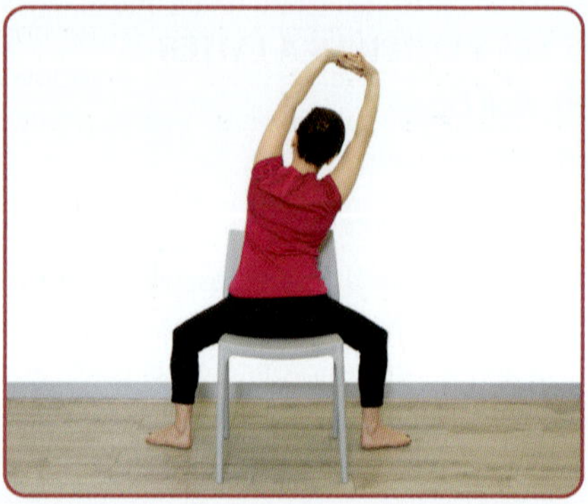

Vous aimerez à nouveau votre corps après une opération par un lambeau dorsal ou un lambeau abdominal lorsque tous les troubles douloureux des zones prélevées auront disparu et que la sensibilité des régions reconstruites aura été restaurée, tout en sachant que les résultats peuvent varier d'une femme à une autre. Pour ces deux types de lambeaux, les problèmes persistent plus longtemps au niveau des prises de greffe qu'au niveau des seins reconstruits qui en général ont un volume et une consistance satisfaisants. Il est donc judicieux d'entretenir plus longtemps ces zones-là en sachant que toute zone cicatricielle est une zone à forte tendance rétractile qui nécessitera l'intervention d'un kinésithérapeute au fil des années. Vous pourrez continuer les séances de kinésithérapie tant que vous ressentirez des tensions au niveau des zones cicatricielles. Le kinésithérapeute associera des manœuvres de massage manuel et mécanique pour lever peu à peu les adhérences restantes.

> Programme 4

Vous avez subi une reconstruction par implant mammaire avec ou sans lipofilling, ou sans implant mammaire, par lipofilling seul.

S'appuyer sur un sein reconstruit avec un implant mammaire n'est pas contre-indiqué mais le geste est appréhendé comme s'il était risqué de s'appuyer sur une prothèse. Les exercices solliciteront souvent cette position, ce qui permettra en outre de renforcer les muscles du dos. Souvent affaiblis par la posture recroquevillée, résultat de la tension accrue des pectoraux (les implants sont placés derrière le muscle), ils favorisent la rétraction de l'éventail pectoral s'ils ne sont pas renforcés. Pour lutter contre cette attitude et cette tendance à la rétraction, les membres supérieurs seront toujours placés au maximum de leur élévation et de leur étirement.

La reconstruction par lipofilling seul n'utilise pas de prothèse et les interventions successives peuvent aboutir à la constitution d'un volume de sein sans implant mammaire ; il peut cependant exister une certaine appréhension à s'appuyer sur le sein nouvellement restitué. Ce manque de confiance s'estompera très vite grâce aux exercices réalisés en situation d'appui sur le buste et sur les mains.

Le programme « reconstruction par implant mammaire »

(après le feu vert du chirurgien)

> L'INCONTOURNABLE

Swimming

Exercice de renforcement du dos avec une sollicitation des appuis sur le buste en associant des positions variées des membres supérieurs.

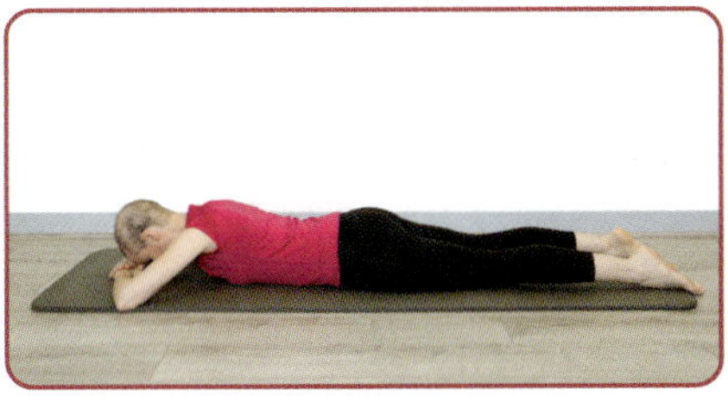

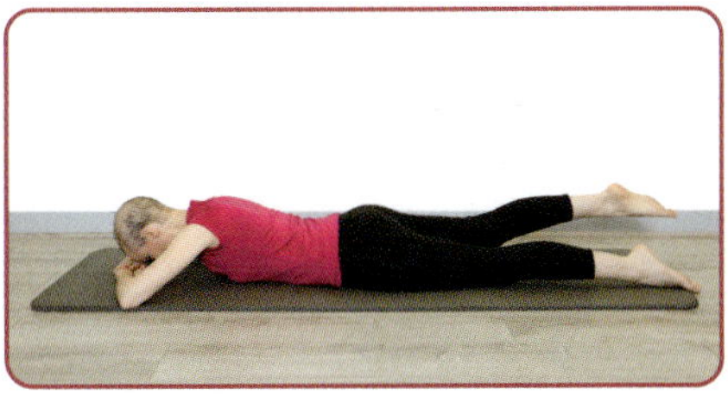

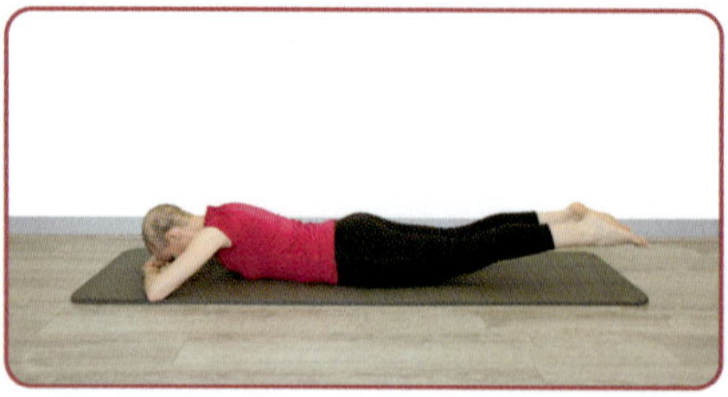
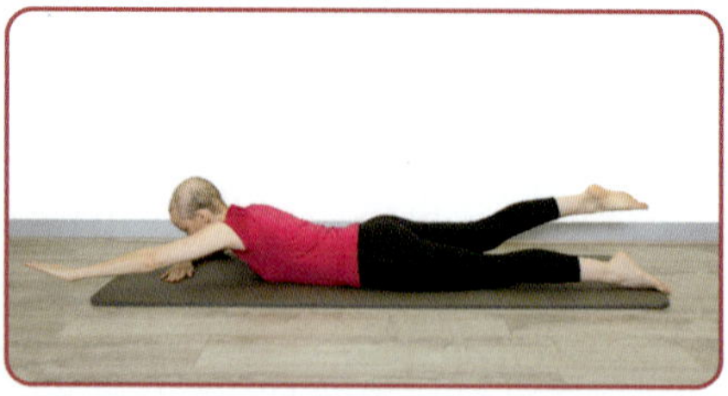
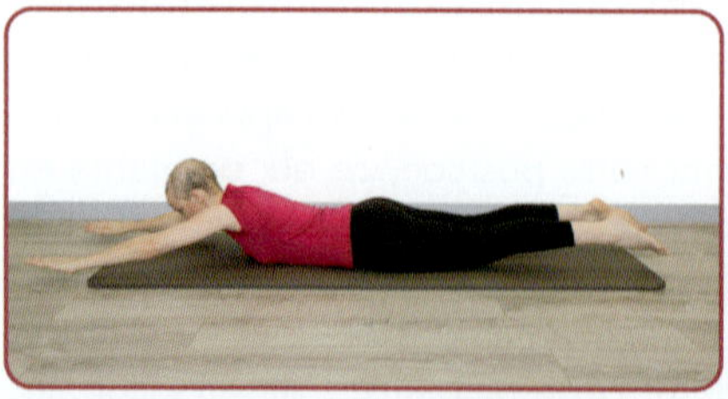
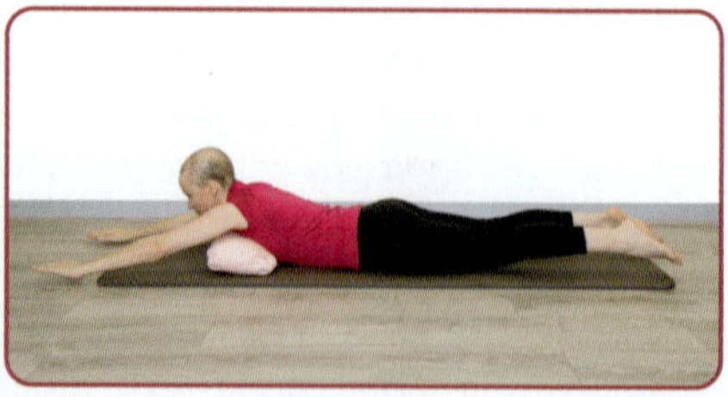

> LES EXERCICES CONSEILLÉS

Front Bend

Exercice de renforcement des muscles dorsaux pour lutter contre l'attitude en fermeture du corps. Les positions des membres supérieurs permettent d'ajouter le renforcement des muscles des épaules en position d'étirement des pectoraux trop raides et en sollicitant le contrôle des épaules.

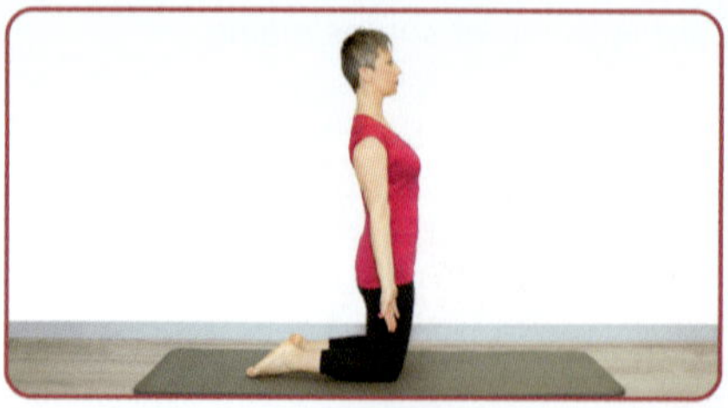
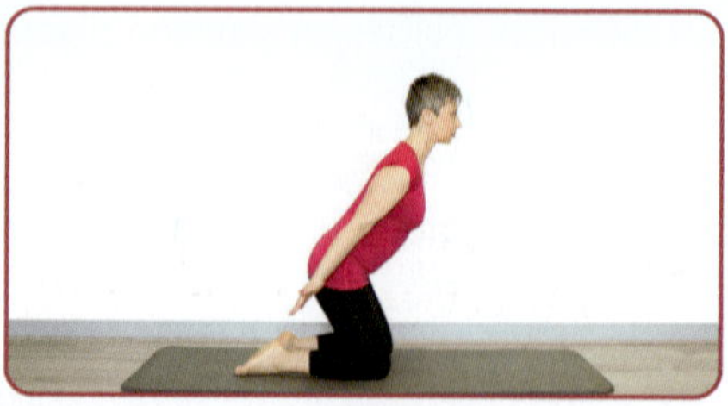
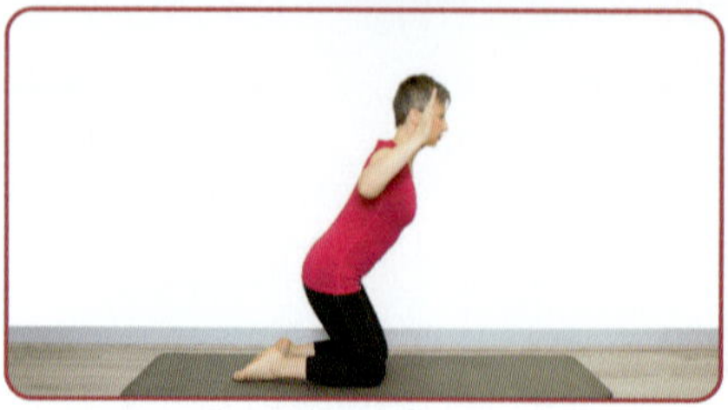
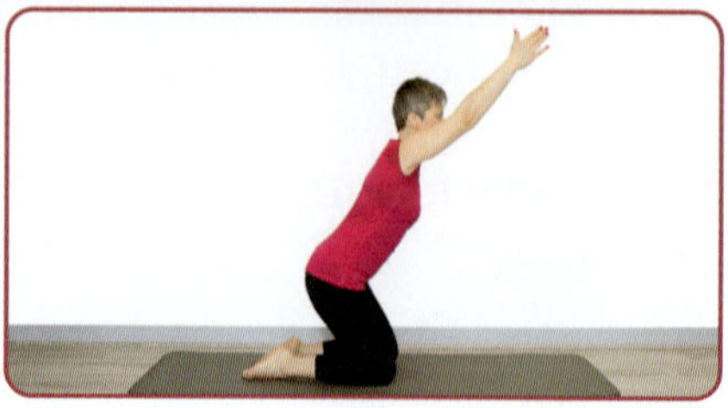

Shoulder Bridge

Exercice de détente de la colonne vertébrale et d'assouplissement des épaules tout en sollicitant le ventre et le transverse.

Pour étirer les pectoraux et les épaules, utilisez au maximum toutes les positions possibles de vos bras.

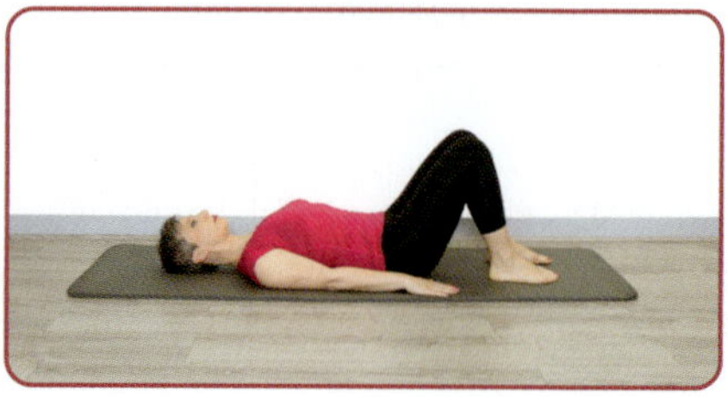

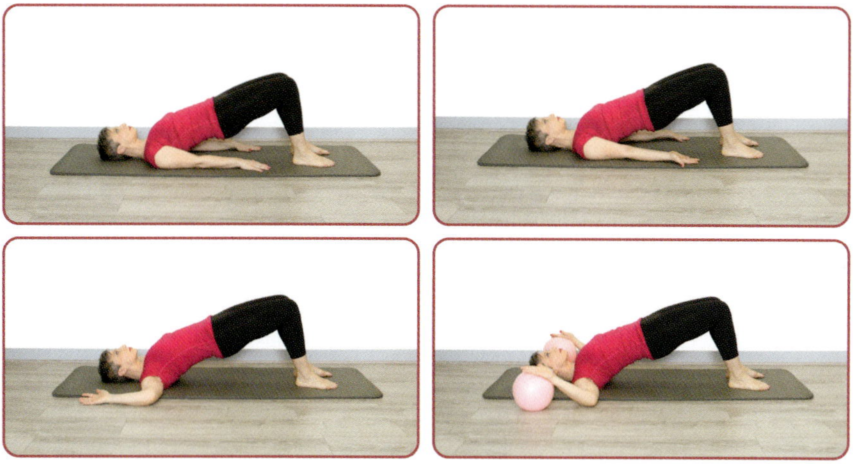

Scissors

Exercice de renforcement des abdominaux associé au contrôle de la région lombaire et du périnée ; les positions des membres supérieurs viennent compléter l'effet bénéfique de l'exercice en renforçant les muscles postérieurs des épaules qui inhibent les pectoraux trop raides.

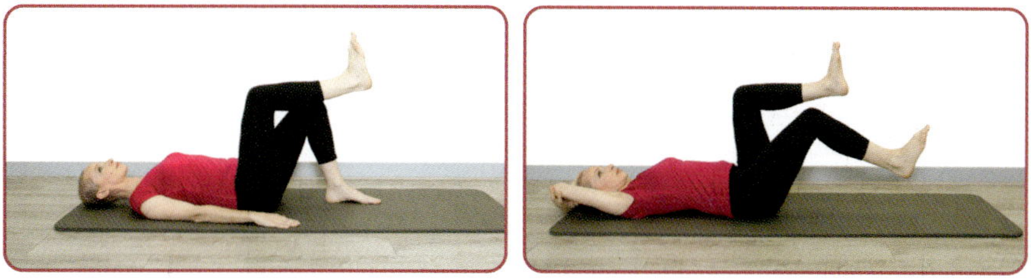

> LES EXERCICES À ÉVITER

- *On All Fours*
- *Rolling Like a Ball*
- *Leg Pull Prone*

Ces interdictions sont à respecter tant que l'équilibre entre zone arrière des épaules (trop faible) et zone pectorale (trop forte) n'est pas obtenu et que le grand pectoral et la zone de la cicatrice enroulent l'épaule en avant.

Pour mobiliser la cage thoracique et étirer le pectoral, insistez sur la respiration, en particulier l'expiration pour abaisser vos côtes au maximum.

> CONSEILS POUR LE QUOTIDIEN

Après la pose d'un implant, des tensions et des crispations du pectoral entraînent des douleurs de la nuque avec des contractures des muscles trapèzes ; des massages et des étirements sont conseillés très précocement. La nuque sera donc l'objet d'une attention particulière dans les postures de la vie quotidienne : ne pas regarder le sol devant ses pieds en marchant mais au contraire regarder loin devant, ne pas avancer la tête à la manière d'une tortue face à un écran mais ajuster sa vue avec des lunettes si besoin, ne pas dormir sur le ventre mais à plat sur le dos sans oreiller ou bien sur le côté avec un oreiller de la largeur d'une épaule…

Toutes les formes de stretching, yoga, Rose Pilates, danse, Qi Gong, favorisant des gestes d'étirement des épaules et des pectoraux seront conseillés. Le ballon est une nouvelle fois l'outil idéal pour tous ces gestes d'étirement extrême ; les postures d'étirement seront réalisées en particulier après des stations assises prolongées (transports, travail) en associant l'ouverture des bras et l'expiration.

Étirement des pectoraux et des épaules

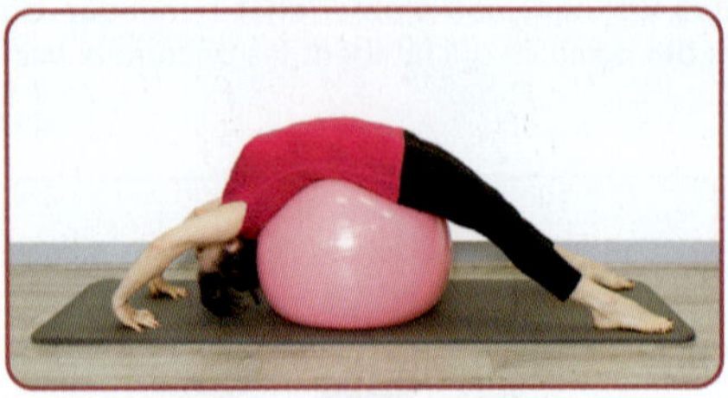

Étirement du grand et du petit pectoral

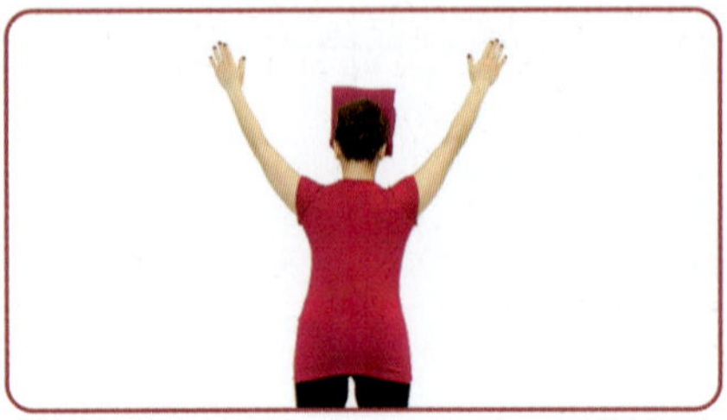

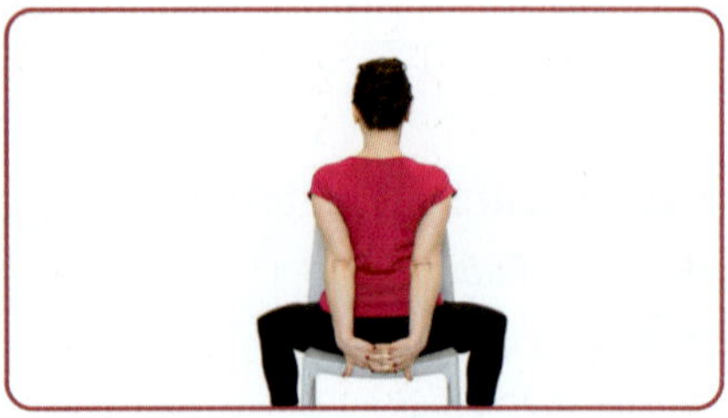

Étirement complet d'un membre supérieur

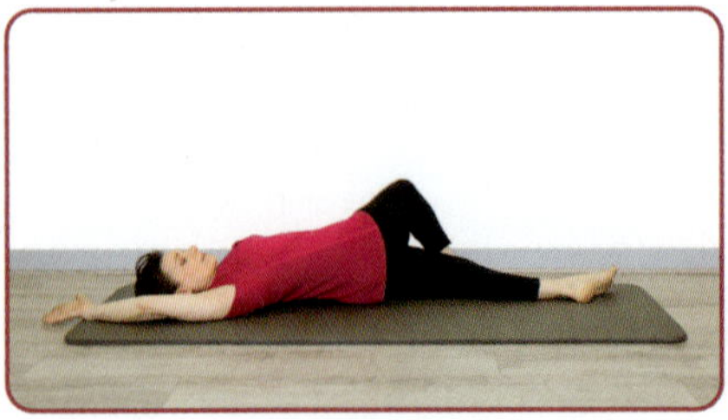

Se muscler oui, mais s'étirer ensuite

La plupart des activités physiques ont tendance à ramener les bras vers le ventre et le thorax quelle que soit la discipline sportive. Ainsi le golf ou le tennis mais aussi la bicyclette ou la marche nordique seront suivis de séances d'étirement visant à allonger la zone cicatricielle (région pectorale, cicatrice abdominale, muscles pectoraux). La nage sur le dos, dos crawlé, sera préférée à la nage sur le ventre comme la brasse ou le crawl pour développer l'amplitude des épaules. Des moments de flottaison et de détente (« faire la planche » en étirant les bras) permettront de relaxer les muscles ayant trop travaillé. Les exercices plus en force comme l'aviron, l'escalade, mais aussi ceux laissant les bras ballants comme la marche ou la course, seront obligatoirement suivis d'exercices d'étirement.

L'aquagym, une activité physique aux multiples facettes

L'aquagym est tout à fait indiquée après une chirurgie de reconstruction ou sans reconstruction ; les mouvements des bras contre la résistance de l'eau favorisent leur renforcement et le gainage du ventre réalisé en Position Neutre de Pilates avec l'engagement du périnée, ce qui est essentiel pour toutes les femmes. L'effet métabolique (l'exercice en eau fraîche de piscine permet de brûler davantage de calories que le même effort réalisé dans un environnement à température ambiante) est intéressant car la graisse féminine du haut du corps est particulièrement sensible à ces efforts endurants. L'aquagym rentre bien dans les conseils d'activité physique d'intensité modérée, non essoufflante, aérobie, musclante, qui, réalisée avec les principes acquis du Rose Pilates, en fait un sport complet totalement adapté aux femmes en cas d'hormonothérapie. Les mouvements des bras devront privilégier le renforcement des muscles de l'arrière des bras et des omoplates en minimisant l'action des pectoraux souvent trop raides et trop forts.

Positions de repos des bras et des épaules

Dans la journée, au lit, et particulièrement après des heures de travail devant votre ordinateur par exemple, la détente dans des positions d'étirement sera recherchée. Les bras devront rester immobiles pendant que la respiration et en particulier l'expiration mettront en tension les pectoraux.

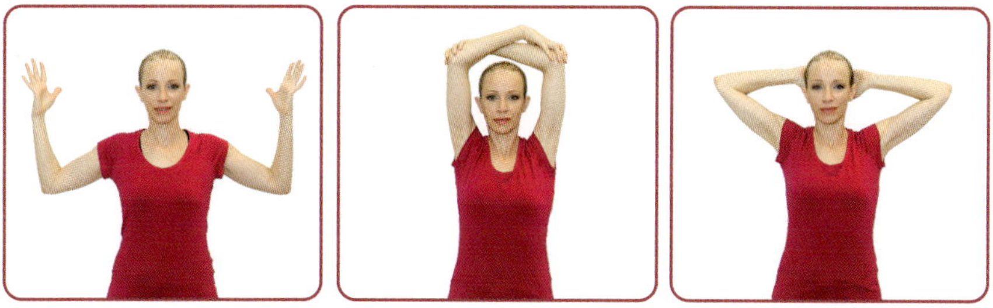

> Programme 5

Jeunes mamans, seniors : à chacune son programme.

Programme « senior »

Les chiffres du cancer du sein sont en augmentation dans des tranches d'âge encore épargnées il y a quelques années ce qui explique que, l'espérance de vie des femmes ne cessant de croître, des femmes de plus en plus âgées soient dépistées et traitées. Mais les reconstructions sont rarement programmées alors qu'elles sont souvent souhaitées par des femmes soucieuses à tout âge de leur féminité.

Prévalence des cancers du sein par tranche d'âge au-dessus de 70 ans

Age	70-74	75-79	80-84	85-89	90-94	95 et +
Nombre en 2012	4317	3750	3556	2681	1167	285

Élise, 80 ans, n'aurait pas choisi de se faire reconstruire mais aurait aimé qu'on le lui propose, pour le principe. Heureusement, des échanges avec d'autres femmes plus jeunes lui ont permis de connaître l'existence des prothèses adhésives, qu'Élise a décidé d'expérimenter à la place de sa prothèse amovible, peu confortable, portée dans le soutien-gorge. Pendant sa séance de kinésithérapie, Élise a eu ses mots : « c'est comme si on venait de me rendre mon sein ». La semaine suivante, profitant de soldes, Élise arborait un nouveau soutien-gorge pour valoriser sa nouvelle poitrine.

À l'image d'Élise et si votre état général vous le permet vous pouvez rentrer dans le programme Rose Pilates. Mais si vous présentez des troubles vous empêchant de vous allonger au sol (vertiges, troubles de l'équilibre, douleurs articulaires, raideurs) voici un programme spécifique Rose Pilates pour vous, sur une chaise.

Même si vous n'avez pas pratiqué d'activités physiques depuis longtemps, vous trouverez ici des conseils car vous aussi avez besoin de « bouger » régulièrement pour votre silhouette, vos muscles, vos articulations, en un mot votre bien-être.

Voici, personnalisés et symbolisés par Élise, 80 ans, des exercices Rose Pilates à effectuer avec une chaise et des conseils pour une vie plus active. À noter que si la chimiothérapie vous a laissée sans force, vous pourrez tout à fait initier le programme Rose Pilates avec ce chapitre. Quoi qu'il en soit, lisez le chapitre expliquant la Position Neutre avant de commencer les exercices suivants.

Pour apprendre et pratiquer la Position Neutre

En position assise prenez l'habitude de vous redresser en plaçant vos mains dans vos lombaires et étirez-vous le plus souvent possible. Évitez la position avachie. Habituez-vous à la position assise tonique pour renforcer les muscles de votre dos. Quand vous êtes debout, cherchez toujours à vous grandir comme si vous étiez sous une toise.

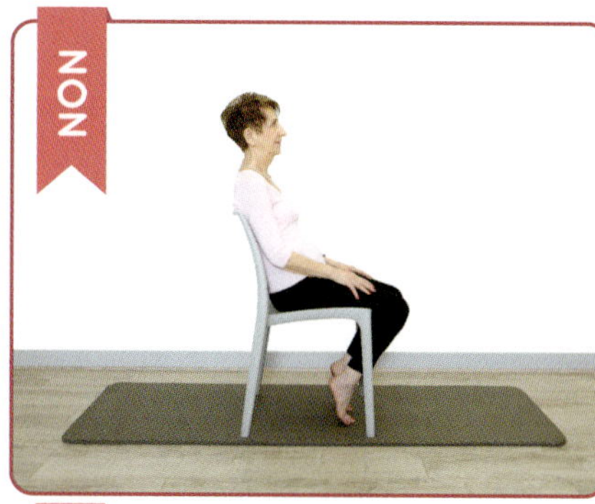

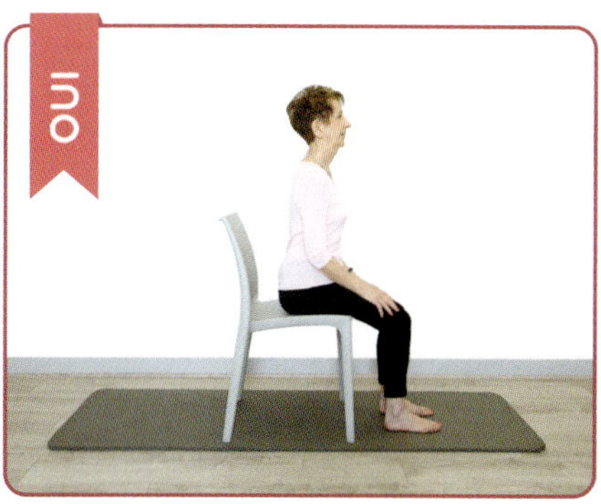

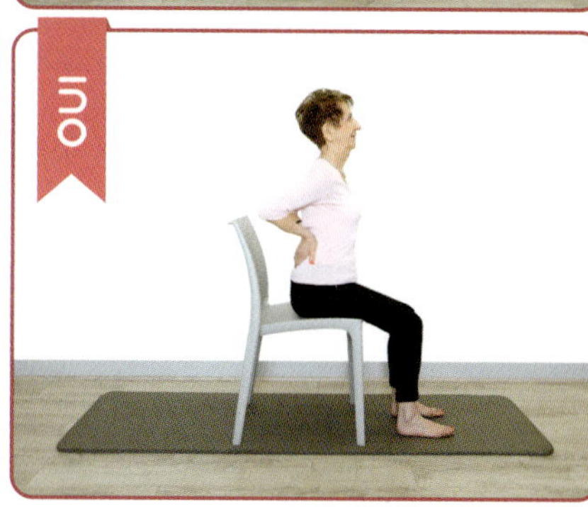

Pour avoir un dos et des jambes solides

Chaque fois que vous vous levez d'une chaise penchez-vous en avant dos plat en soufflant et en serrant votre ventre ; ainsi vous renforcerez vos jambes et votre dos sera plus tonique.

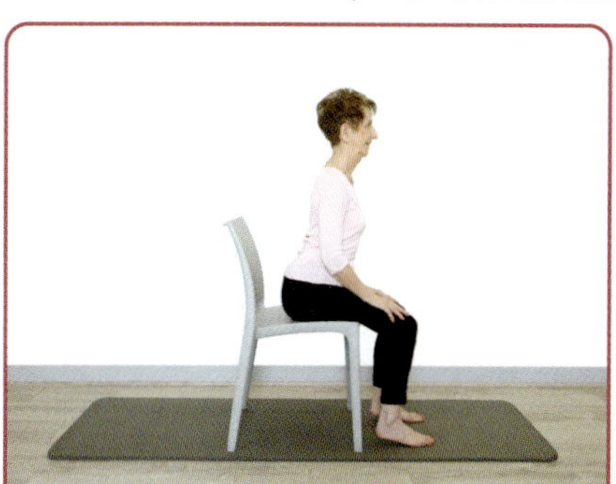

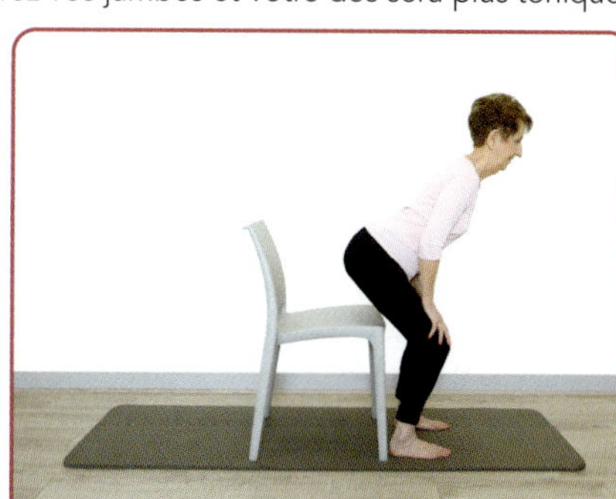

Pour renforcer vos bras et vos épaules

Placez vos mains sur vos épaules, puis penchez-vous légèrement en avant dos plat en soufflant ; puis levez un bras le plus possible dans le prolongement du tronc sans baisser la tête et en soufflant, relâchez le bras en inspirant ; insistez sur le bras du côté opéré.
Si cet exercice est difficile, empaumez un bâton et levez vos deux bras en même temps.

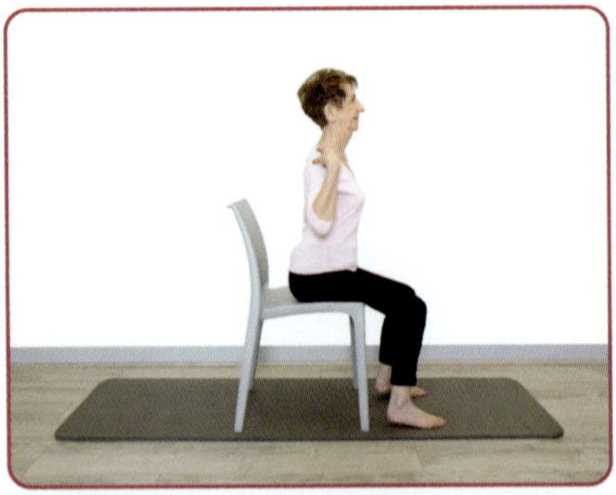

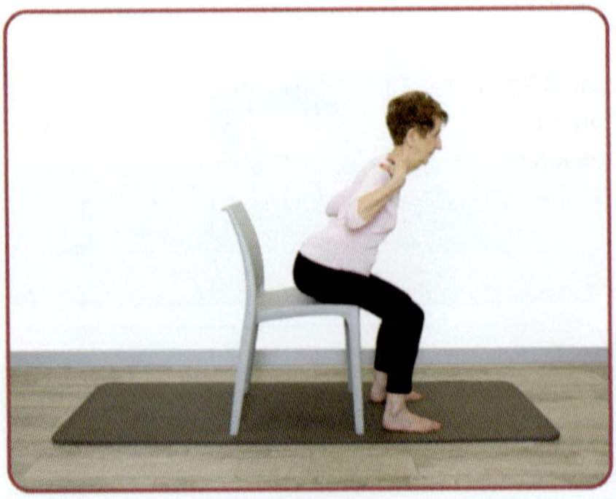

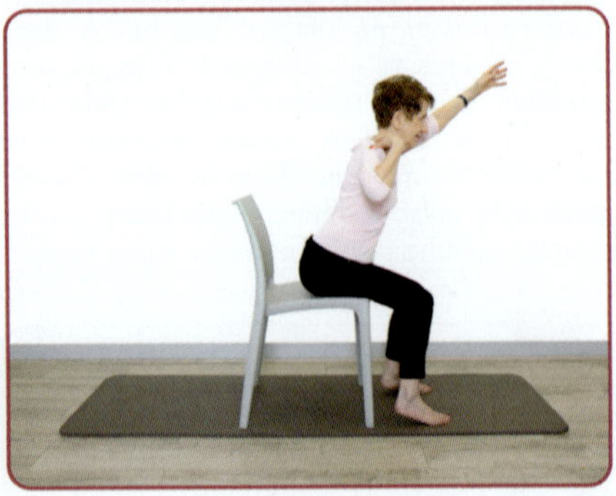

Placez une écharpe ou une sangle élastique sous vos pieds ; vos paumes sont tournées vers l'avant ; tirez doucement sur la sangle en levant vos bras sans lever vos épaules tout en serrant vos omoplates et en soufflant.

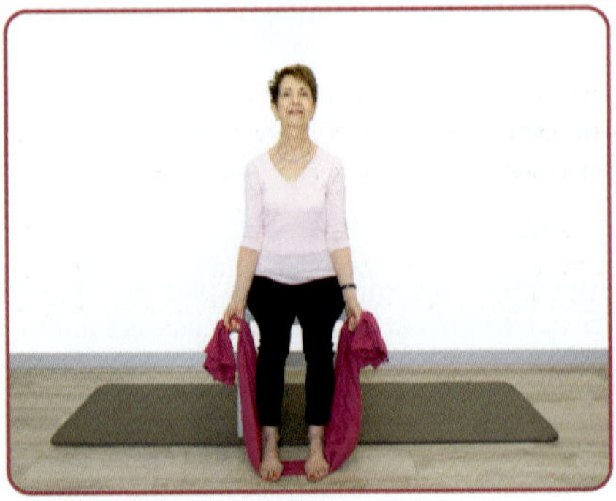

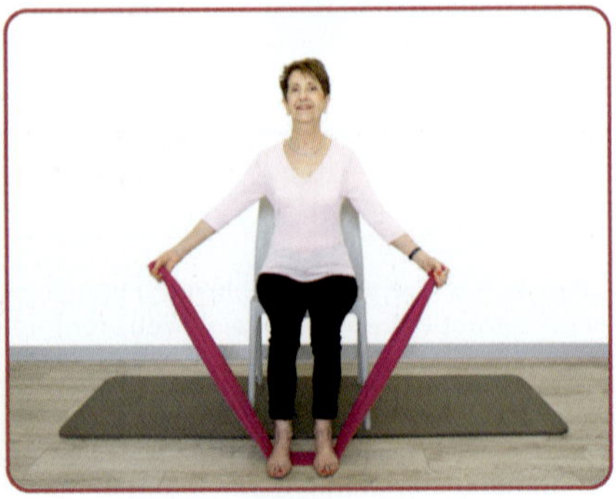

Pour assouplir vos bras et vos épaules

Croisez vos doigts, retournez vos mains, tendez vos coudes puis en soufflant levez vos mains en les regardant. Décollez votre dos de la chaise et gardez-le bien droit quand vous portez vos bras à la verticale.

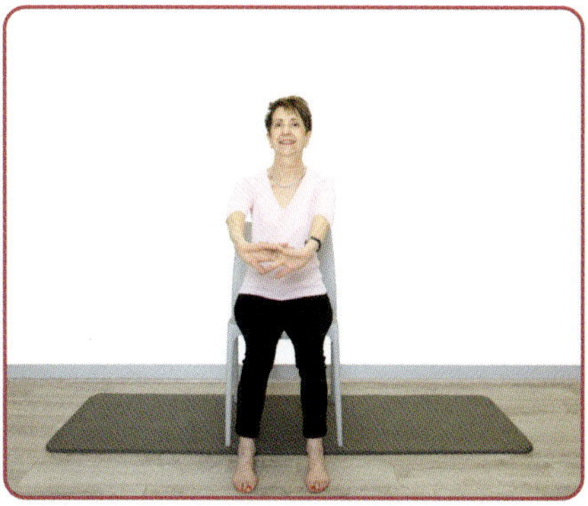
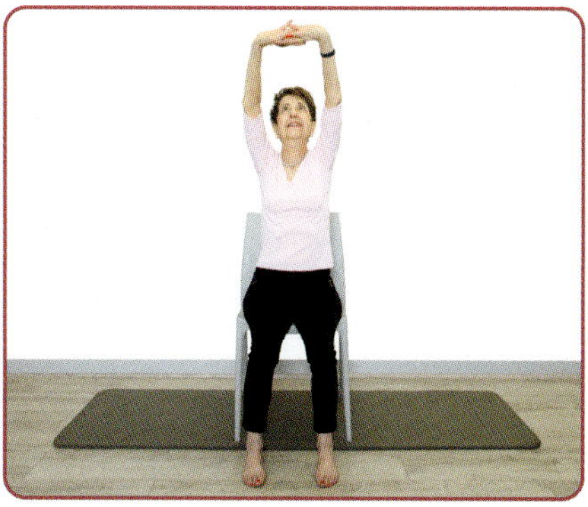

Placez vos mains derrière la tête en croisant les doigts, tirez vos coudes vers l'arrière en soufflant puis tendez les coudes en gardant les bras le plus possible en arrière et en soufflant à nouveau. Gardez toujours vos épaules bien basses et resserrez vos omoplates.

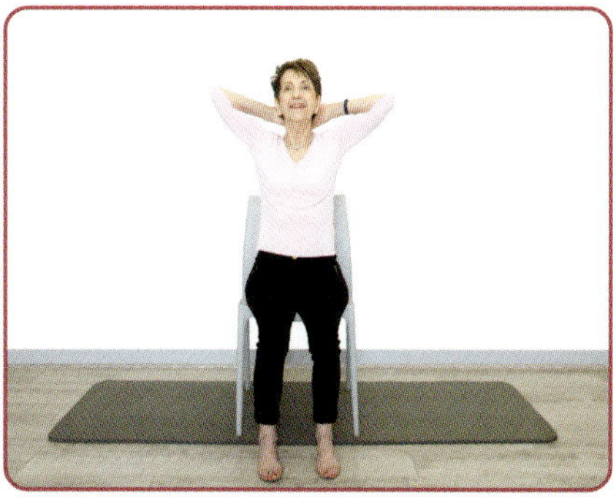
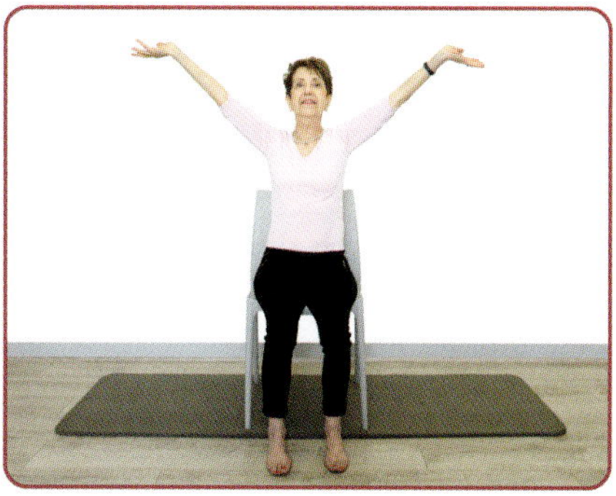

Pour renforcer votre ventre

Assise bien droite en Position Neutre, les deux bras horizontaux, levez un genou en soufflant et en serrant le ventre et le périnée. Votre dos reste bien droit ; inspirez en reposant le pied au sol puis levez l'autre genou. Répétez plusieurs fois l'exercice sans bouger votre dos.

Puis levez à nouveau un genou, mouvement combiné avec l'élévation du bras opposé tout en soufflant. Votre dos doit rester droit et étiré, votre région lombaire est maintenue légèrement creusée pendant les mouvements des bras et des jambes. Répétez l'exercice plusieurs fois.

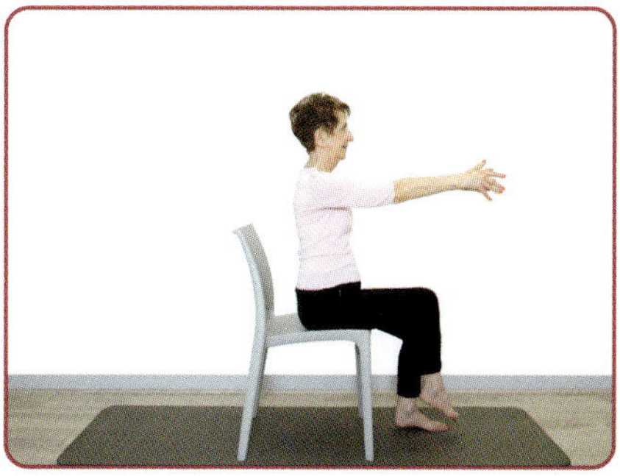
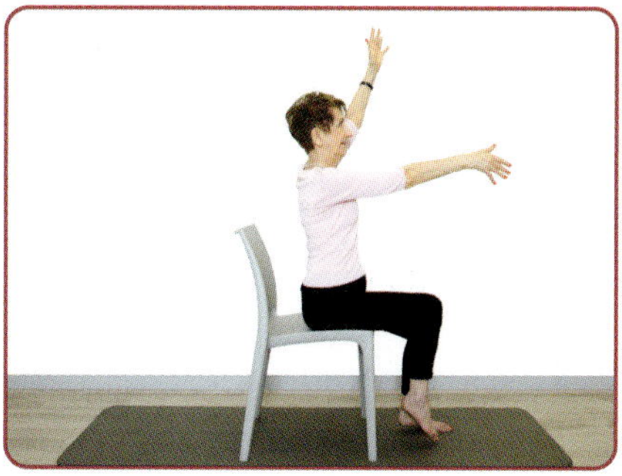

La marche constitue à tout âge l'activité idéale à condition qu'elle soit non essoufflante et d'intensité modérée. S'équiper d'un podomètre permettra de calculer ses pas chaque jour et de noter dans un cahier la progression et le total de l'activité par semaine et par mois. Le but est de ne jamais régresser et de toujours essayer d'augmenter votre périmètre de marche. Si vous ne possédez pas de podomètre, la mesure objective des pas est remplacée par la description des trajets, par exemple, domicile – boulangerie, domicile – mairie, etc. qui vous permettra de calculer de la même façon votre activité hebdomadaire ou mensuelle et de mesurer sa constante progression.

Des activités physiques comme le yoga, le Rose Pilates, le Taï Chi et le Qi Gong, la marche nordique, la bicyclette, la natation peuvent être pratiquées sans limite d'âge. Il existe au sein des communes des associations proposant des activités pour le 3e voire le 4e âge et certains clubs accueillent sans problème des vétérans. Renseignez-vous aussi auprès des associations régionales de lutte contre le cancer qui pourront vous indiquer des lieux où se pratiquent des activités physiques adaptées.

Programme « jeune maman »

Les femmes jeunes (moins de 40 ans) sont de plus en plus nombreuses à souffrir d'un cancer du sein. Souvent jeunes mamans, elles sont confrontées à la nécessité de pratiquer une activité physique avec un programme hebdomadaire bien précis tout en gardant le temps nécessaire pour s'occuper de leurs jeunes enfants.

Prévalence des cancers du sein par tranche d'âge au-dessous de 40 ans

Âge	20-24	25-29	30-34	35-39
Nombre en 2012	18	150	507	1669

Vous êtes une jeune maman, vous pouvez suivre un programme Rose Pilates adapté ; mais si votre agenda ne vous laisse pas assez de temps libre pour organiser de véritables séances pour vous toute seule, vous allez pouvoir profiter de l'activité avec vos enfants pour réaliser votre propre gymnastique.

Cette idée « gain de temps » vous permettra de récupérer un minimum de force musculaire pour reprendre confiance dans vos propres capacités fonctionnelles. Une fois votre emploi du temps organisé et vos enfants plus grands, vous pourrez alors concevoir un programme propre en ayant gardé une masse musculaire adéquate.

Voici quelques gestes à bien effectuer au quotidien et quelques exercices à réaliser après avoir lu le chapitre vous permettant de vous placer facilement en Position Neutre.

> LA POSITION NEUTRE AU QUOTIDIEN

Pour une promenade en poussette en Position Neutre

Profitez de ce temps d'exercice en marchant avec un rythme soutenu ; gardez une colonne vertébrale étirée, les épaules basses, les omoplates resserrées, le ventre et le périnée sous contrôle. Calculez le nombre de pas grâce à un podomètre et augmentez progressivement ce chiffre.

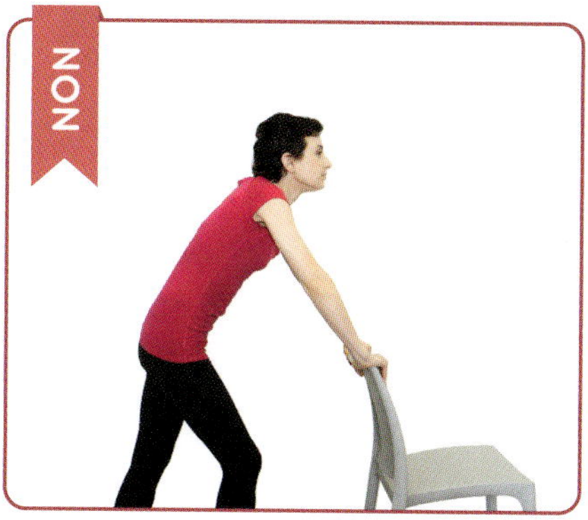

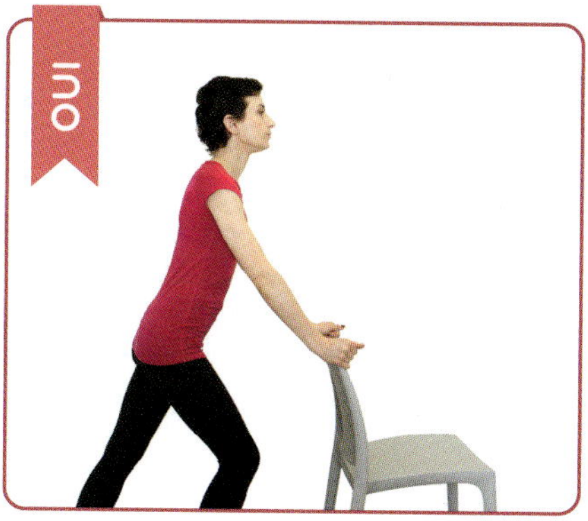

Soulever et porter son enfant, le sortir d'un berceau

Cet effort peut, à la longue, vous donner mal au dos. Mais si vous adoptez la Position Neutre, non seulement vous protégez votre colonne lombaire mais de plus vous vous musclez. L'effort se réalise en soufflant, en engageant ventre et périnée. Plus vous rapprochez votre enfant de vous, plus l'effort est facilité.

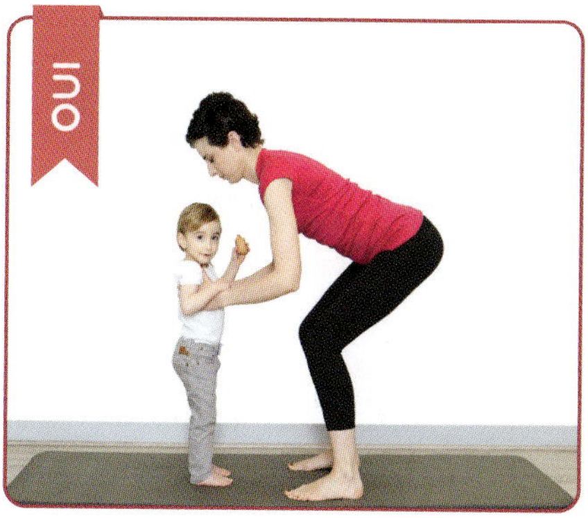

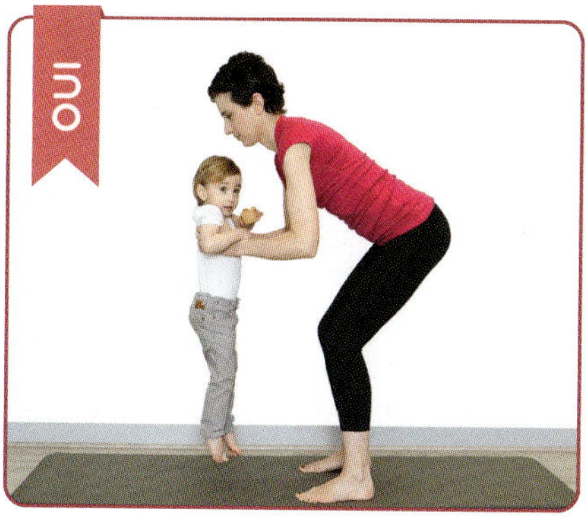

› LES EXERCICES À FAIRE AVEC SON ENFANT

Shoulder Bridge

Pour renforcer vos fessiers et votre ventre.

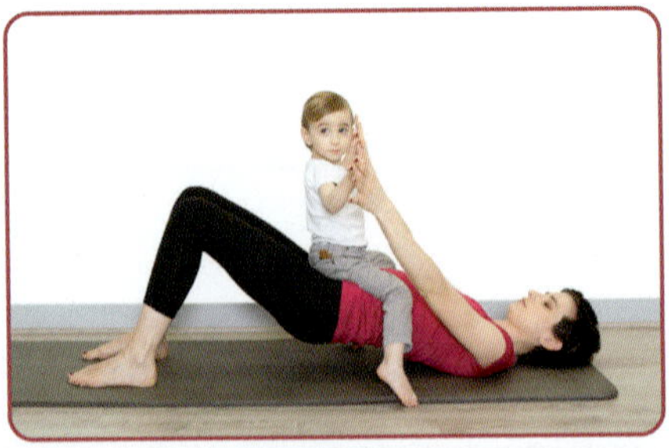

On All Fours

Pour renforcer vos bras.

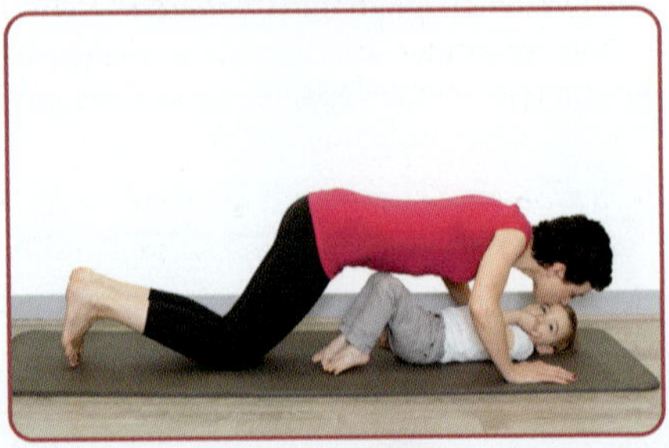

Chaise renversée

Pour contrôler la Position Neutre du bassin en renforçant ventre et périnée.

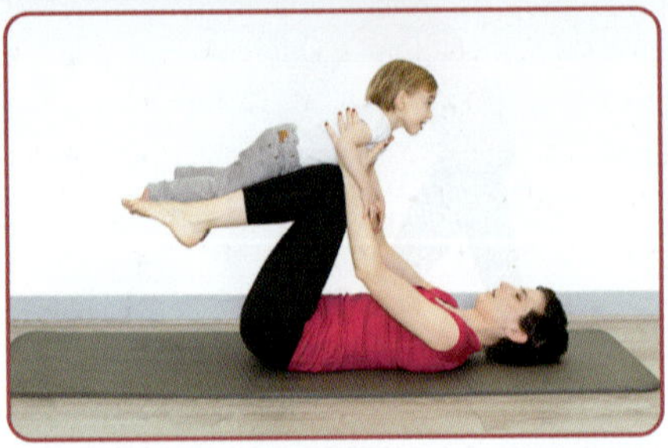

Half Plank

Pour renforcer vos bras.

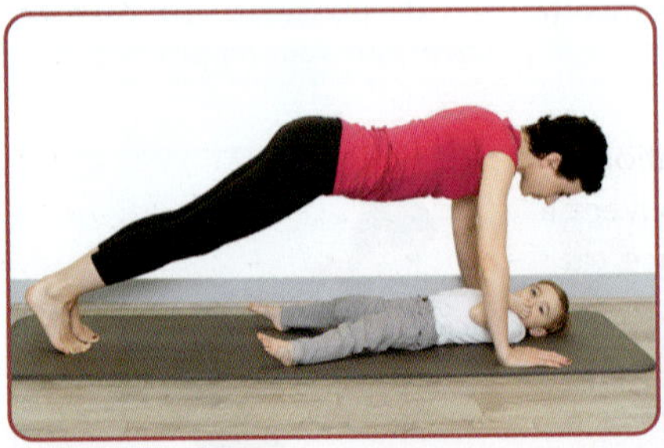

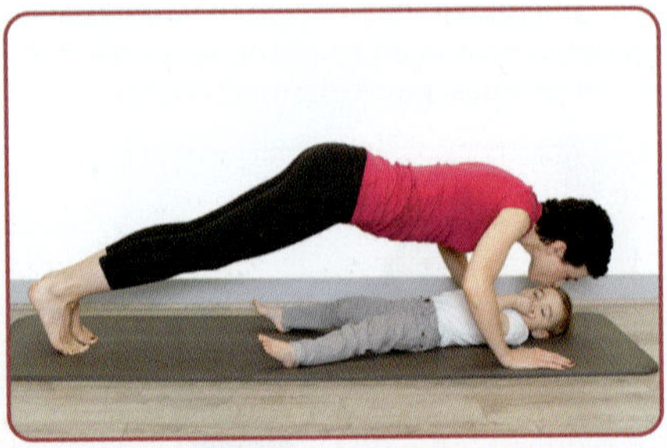

Pensez aussi à emmener vos enfants à la piscine, à faire des balades à vélo ou à leur faire découvrir la marche en forêt ; l'activité physique est bénéfique à tout âge !

> Programme 6

Votre silhouette a changé, vous avez pris du poids pendant les traitements.

Après la chimiothérapie ou au cours de votre hormonothérapie, il n'est pas rare que votre silhouette change. Quelles qu'en soient les raisons, il est essentiel de mettre en place une stratégie alliant un rééquilibrage alimentaire (pour ne pas manger plus que vos besoins), des efforts musclants (pour augmenter votre métabolisme de base et galber votre silhouette) et enfin une activité physique (pour brûler un maximum de calories avant qu'elles ne soient stockées ou pour les déstocker).

Autrefois le cancer était synonyme d'amaigrissement, signe de la maladie et de l'affaiblissement de l'organisme. Aujourd'hui il existe tout au long des traitements de multiples raisons de prendre du poids. La première étape de cette ascension de la courbe qui va gêner beaucoup de femmes est la chimiothérapie. En moyenne elle s'accompagne d'une prise de poids de l'ordre de 2 à 3 kg. Celle-ci peut s'expliquer par la fonte musculaire[1] qui peut être chiffrée ; en moyenne elle est de l'ordre de 1,3 kg et elle a pour conséquence directe la baisse du métabolisme. Si l'organisme brûle moins, une alimentation identique à celle qui existait avant les traitements engendre du stockage. Or, malheureusement, pendant cette chimiothérapie, l'alimentation est souvent passée au second plan et déséquilibrée en raison des effets secondaires des traitements. Nausée, transformation de la muqueuse buccale, perturbation du goût des aliments, douleur abdominale sont autant de raisons de manger parfois moins, parfois plus et en choisissant parfois des aliments trop caloriques (sodas, sucreries, etc.). À ceci s'ajoute la prescription fréquente de corticoïdes afin de diminuer les effets allergisants des produits. Même si leur prescription s'accompagne de conseils nutritionnels (moins de sucre, moins de sel) ils ont néanmoins une fâcheuse tendance à faire prendre du poids en favorisant la rétention d'eau.

À la fin de votre chimiothérapie, la situation ne se rééquilibre pas automatiquement ; moins de 10 % des femmes retrouvent leur poids d'avant les traitements. Parfois une sarcopénie apparaît à distance du traitement, l'excès de poids et la rétention d'eau ne s'éliminent pas, la courbe du poids continue à grimper.

À cette situation déjà préoccupante puisqu'il existe une corrélation entre la prise de poids et le risque de récidive, s'ajoutent dans deux cancers du sein sur trois, les traitements d'hormonothérapie qui contribuent encore à cette prise de poids. Les

1. Fonte musculaire due à une sarcopénie, c'est-à-dire à une perte de sarcomères. Le sarcomère est l'unité de base des myofibrilles des muscles striés. Les sarcomères sont des agencements de plusieurs protéines composés de trois systèmes différents de filaments, actine, myosine et connectine.

causes ? Elles sont nombreuses et sont souvent indirectes c'est-à-dire qu'elles ne sont pas en relation avec le traitement lui-même mais avec le contexte.

En effet, la prise de poids ne semble pas être le fait du médicament lui-même mais de ses conséquences sur l'état général. En effet, le Tamoxifène et les inhibiteurs des aromatases entraînent des douleurs articulaires qui n'aident pas à la pratique de l'exercice physique, bien que celui-ci soit l'un des principaux antidotes de ces mêmes douleurs. La fatigue qui persiste après le traitement est un frein supplémentaire à cette activité physique pourtant salvatrice et qui, bien organisée, limiterait l'état de fatigue permanent... Ces douleurs et cette fatigue génèrent souvent une dépression qui peut faire naître un désir de compensations alimentaires et des grignotages... et le cercle vicieux s'installe ; fatigue et douleurs articulaires, manque d'exercice, prise de poids, déprime, alimentation compensatoire, prise de poids, exercice de plus en plus difficile, etc. Lorsque s'ajoute à cela le vieillissement naturel avec la diminution du métabolisme année après année (-5 % tous les 10 ans), alors tous les paramètres sont réunis pour une prise de poids inéluctable. Malheureusement cette prise de poids est surtout le fait de la graisse abdominale (3 à 5 kg en moyenne) car la ménopause provoquée (ou existant naturellement) et majorée par les inhibiteurs des aromatases, conduit au stockage des graisses dans le haut du corps. Cet excès provoque la libération de cytokines, substances qui peuvent réguler ou perturber l'activité et la fonction de certaines de nos cellules, avec comme effets indésirables fatigue et troubles du sommeil mais aussi parfois une sarcopénie, en dérégulant certaines de nos cellules musculaires. Ce cercle vicieux particulièrement délétère doit donc être évité à tout prix.

Vous l'avez compris, la solution réside dans la masse musculaire maigre qui doit être maintenue voire augmentée (grâce à l'activité physique endurante et musclante), une alimentation qui équilibre les dépenses énergétiques et le bien-être trouvé dans cette même activité physique (grâce à la sécrétion d'endorphines) en fuyant un certain type d'alimentation, sucrée par exemple.

Et pourtant une majorité de femmes réduisent leur activité physique au décours du cancer du sein alors que c'est tout le contraire qui devrait se produire. Il vous faut une activité physique suffisamment intense et à la durée judicieusement choisie pour enclencher une dépense énergétique ; ce programme devra associer plaisir et sécurité[1] lors d'exercices en aérobie (fréquence cardiaque permettant de parler mais non de chanter) et contre résistance.

Tous les conseils donnés au fil de ce livre devraient vous inciter à la reprise d'une activité physique en toute sécurité avec la pratique du Rose Pilates qui prône le bon positionnement du corps comme base de départ. En même temps le Rose

1. Bouillet T., Zelek L., « Utilité et mécanismes de l'activité physique et sportive en oncologie mammaire », *La Lettre du Sénologue*, 2015, 69, 10-14.

Pilates participe à une musculation harmonieuse du corps même si, pour augmenter réellement le métabolisme, le Rose Pilates devra être complété par la pratique régulière d'autres activités musclantes comme le vélo, la natation, l'aviron, etc.

Côté alimentation, les conseils d'un nutritionniste seront nécessaires. Il ne s'agit pas de suivre des régimes contraignants mais plutôt d'organiser votre alimentation en fonction de vos besoins métaboliques qui varient en fonction du moment de la journée (www.la-chrononutrition.com) et de votre programme d'exercices. Certains aliments décrits comme des aliments éponges[1] (sucre, sel, farine de blé, protéines animales) seront à éviter si vos tissus se chargent de cellulite et de graisse localisée dans les hanches, les cuisses et les genoux. Si c'est la graisse abdominale qui domine, un rééquilibrage calorique (moins de graisse, moins de sucre, davantage de protéines) envisagé sous contrôle médical vous permettra en association avec une activité physique (parfois réalisée à jeun) de retrouver un tour de taille synonyme de qualité de vie et de bonne santé.

Pour associer à cette nouvelle alimentation moins riche une nutrition bonne santé, je vous conseille le petit livre du Dr Martine Cotinat, *L'assiette à malices, 101 astuces pour cuisiner sain, vite, bon, à petit prix*[2].

1. Blanchemaison Ph., *8 minutes par jour pour maigrir du bas*, Paris : Albin Michel, 2008.
2. Thierry Soucard Éditions, 2012.

CONCLUSION

Belle et en forme pour vivre bien avec son corps

Après une ou des chirurgies et de lourds traitements en rapport avec votre cancer du sein, la restauration de votre image corporelle est capitale pour renforcer vos chances de guérison[1]. Et d'autant plus que les conseils formulés par les professionnels de santé pour barrer la route aux récidives sont centrés sur l'activité physique et mettent le corps en première ligne. Un corps retrouvé, optimisé et pourtant un corps tellement malmené. Que faire avec certaines consignes qui frisent le paradoxe : ne pas porter de charges lourdes, ne pas porter un enfant, et pourtant faire du sport. Ne pas faire d'effort, ne pas lever le bras, et pourtant avoir une activité physique. Comment oublier l'appréhension bien normale qui entoure une chirurgie portant sur le sein, le thorax, le creux de l'aisselle ?

Résultat : des femmes qui aimeraient bouger, qui aimeraient vivre normalement, mais qui ont peur, qui souffrent parfois, qui n'osent pas bouger car on le leur a parfois interdit (dans un premier temps) et qui voient peu à peu leurs capacités musculaires s'effondrer. Elles aimeraient porter leur enfant, leurs petits-enfants, être autonomes, reprendre leur sport favori mais elles hésitent. Et quand l'activité physique est présentée comme un antidote contre la fatigue, les douleurs ou le risque de récidive et qu'on leur demande de reprendre peu à peu ces activités interdites un temps, elles ne le peuvent plus. Il serait paradoxal que la guérison du cancer qui est au bout du chemin, soit circonscrite par la douleur ou par des « camisoles de force » rendant tel ou tel geste impossible à effectuer, sans parler des moments de vie gâchés.

1. Mesny N., Vilcoq J., *De vous à moi*, Paris : Éditions Feuilles, 2013.

Dans un premier temps la kinésithérapie puis la gymnastique Rose Pilates et enfin l'activité physique sont autant d'étapes et de moyens permettant aux femmes de mieux gérer leur corps meurtri. Toutes les femmes subissant ce long parcours devraient pouvoir bénéficier de l'évolution de ces techniques et des connaissances pour vivre bien avec leur corps, en forme et en beauté.

Le Rose Pilates rend le sourire à de nombreuses femmes, quel que soit leur âge (femmes actives, jeunes mamans, seniors) qui se sentent atteintes dans leur féminité et dans leur autonomie. Trouvant sa source dans chaque geste, chaque posture, chaque activité physique, le Rose Pilates transforme toutes les activités, intenses, risquées, contraignantes en activités musclantes, sûres et sans risque. En parallèle il galbe et tonifie la silhouette, il rend les gestes élégants et fluides, sous contrôle. Mieux contrôler son corps dans l'après-cancer, progresser de séance en séance jusqu'à atteindre et restaurer la vie de tous les jours, aide à la reconstruction et optimise la conscience corporelle.

Ce sont les femmes avec leurs mots qui parlent le mieux de l'expérience en Rose Pilates : Activité physique « ré-équilibrante », la gymnastique Rose Pilates est aussi « énergisante », « relaxante », « structurante ». Adaptable à toutes les femmes, sportives ou non, jeunes ou moins jeunes, à tout moment de leur long parcours, elle apporte « estime » et « confiance en soi » par « une reprise en main du corps » pour mieux surmonter « la peur de l'avenir » [1].

Pratiquée seule chez soi ou entre amies, le Rose Pilates témoigne d'un style de vie dans lequel le corps à nouveau solide est l'objet de toutes les attentions. Pratiquée en groupe, dans « la bonne humeur », cette gymnastique évite dans un premier temps l'isolement face à la maladie. Au-delà ce sont des liens d'amitié très forts qui se nouent chez des femmes unies dans un même combat contre la ma-

1. Vocabulaire issu d'une enquête menée sur 50 femmes opérées du sein pratiquantes Rose Pilates.

ladie, allant ensemble affronter l'angoisse des différents contrôles et fêtant avec une joie partagée leurs bons résultats. Enfin, lorsque les traitements médicaux et chirurgicaux se terminent, le Rose Pilates permet aux femmes de ne pas se sentir « abandonnées » par les soignants. Après une année de soins constants, quand tous les traitements prennent fin c'est la « perte de l'objet », comme le disent les psychanalystes, qui est responsable de cette forme de déprime passagère bien connue des professionnels et des femmes qui ont traversé une épreuve de vie sans précédent. En continuant chaque semaine la pratique du Rose Pilates, sous le contrôle d'un praticien formé, la prise en charge se poursuit, mais une prise en charge dans laquelle domine un engagement actif et autonome.

Pour la prévention des récidives comme pour la lutte contre la fatigue, contre les douleurs et le surpoids, le Rose Pilates doit s'accompagner de marche à pied, de la pratique du vélo ou de la natation, de la course à pied, en fait de toute activité aérobie et musclante. Lors de la pratique de ces activités, les automatismes acquis pendant le Rose Pilates qui ont permis cette reprise du sport, ont toute leur place.

Comme le souligne le Dr Dominique Gros, « le cancer du sein affecte chacun des besoins représentés dans la pyramide de Maslow, à des degrés divers et à des moments variables du cheminement thérapeutique[1] ». Les besoins physiologiques comme le bien-être (j'ai mal aux articulations), le besoin de sécurité (j'ai peur que mon bras gonfle si je fais du sport), le besoin d'appartenance (suis-je toujours une femme ?), le besoin d'estime (est-ce que j'aime encore mon corps ?) et enfin le besoin de s'accomplir (je ne peux plus pratiquer le sport que j'aimais tant) sont à restaurer. Vous l'avez compris le Rose Pilates est beaucoup plus qu'une gymnastique, un moyen de lutter et de réaffirmer son identité et sa féminité qui s'appuie sur un corps solide, un « compagnon de route » sur lequel il est possible de compter à nouveau.

1. Gros Dominique, *Cancer du sein : entre raison et sentiments*, Paris : Springer-Verlag, 2009.

SITES INTERNET CONSEILLÉS

www.monreseau-cancerdusein.com

Développé à partir d'expériences vécues, dans le cadre de l'association Patients en réseau qui regroupe des patients touchés par des maladies sévères et leurs proches. L'association a pour vocation de développer des réseaux sociaux sécurisés, utiles et fiables en mettant le patient au cœur du projet afin de favoriser des liens concrets et de faciliter l'accès aux professionnels de proximité et à l'information scientifique de référence.

www.lavieaprescancer.com

Ou « comment se reconstruire (psychologiquement) après un cancer du sein alors que l'on est ni tout à fait la même ni tout à fait une autre ».

www.auseindesfemmes.com

Le site et l'association *Au Sein des Femmes* ont pour objectif la prévention du cancer du sein, en informant les femmes et en les accompagnant dans leur combat contre la maladie. La spécificité de leur action dans ce domaine est que la prévention ne se limite pas au seul dépistage (prévention secondaire). Elle s'inscrit dans une démarche de santé globale et durable qui regroupe 3 volets : prévention primaire, secondaire et tertiaire.

www.savoirresterbelle.com

De très nombreux conseils utiles et pratiques en matière d'Esthétique et d'Image, qui aideront les femmes à pallier les effets secondaires des différents traitements médicaux.

www.lamaisonducancer.com

Une information large, rigoureuse et indépendante sur toutes les questions soulevées par cette pathologie, des plus pratiques : aides juridiques et sociales, conseils pour mieux supporter les traitements, aux plus sensibles : problèmes de fertilité, discrimination etc. Une large place est accordée à la prévention, en amont de la maladie. Il ne s'agit pas d'un site médical mais d'un site « sociétal », qui a pour ambition de lever un tabou sur ce sujet, et d'engager une réflexion collective sur un meilleur « traitement » de cette population. En effet, cette dernière subit une «double peine» : la maladie et sa cohorte de problèmes professionnels, administratifs, financiers, affectifs, etc.

www.sereconstruireendouceur.com

Un lieu de rencontre, entre les professionnels, les femmes et les savoirs ; pour que toutes les femmes aient accès à la kinésithérapie et à la technique Rose Pilates après la chirurgie d'un cancer du sein, pour que les médecins ou chirurgiens prescripteurs puissent orienter leurs patientes, pour que la rééducation dans ce domaine si particulier n'ait plus de secrets pour les kinésithérapeutes. Toutes les adresses pour pratiquer le Rose Pilates chez un professionnel, toute l'actualité Rose Pilates.

Rejoignez la communauté Rose Pilates sur la page facebook :
https://www.facebook.com/rosepilatesfr/

ANNEXES

Annexe 1

Pour en savoir plus sur Joseph Pilates et sa gym « Contrology »[1]

Joseph Pilates est né en 1883 à Düsseldorf en Allemagne ; chétif, malingre, atteint de rhumatisme articulaire aigu, il grandit en rêvant à la Grèce antique et à ses gymnastes. À force de courage et de détermination, et il faut le dire aussi de créativité étant donné ses capacités à l'époque, il développe sa musculature. Devenu acrobate, il s'embarque pour l'Angleterre comme artiste de cirque alors que la première guerre mondiale éclate. Retenu et interné sur l'île de Man, il met à profit cette période sombre pour développer ses procédures de musculation et assouplissement qu'il destine à ses compagnons d'infortune parfois en bien mauvaise santé. Il devient aide-soignant dans un hôpital et à l'aide d'élastiques, de ressorts, de poulies, il bricole un lit d'hôpital pour faire pratiquer de l'exercice aux hommes hospitalisés ; cet ancêtre d'une machine de remise en forme il la baptise « Bednazium » association du mot lit en anglais, bed et gymnase en latin ! Joseph Pilates est en train d'inventer ce qui allait devenir quelques années plus tard le « Cadillac » ou le « Reformer », appareil d'auto-résistance typique de son ingéniosité. Gymnastique ? Rééducation ? Déjà à cette période on peut se poser la question de l'orientation de cette gym qui en est encore à ses prémices. À la fin de la guerre, Joseph alors âgé de 33 ans décide, après un bref retour en Allemagne, de s'expatrier aux États-Unis, destination New York. Il y arrive en 1923 et en 1926, il ouvre son premier studio : sa gym devient « Contrology » et ses adeptes, les danseurs de ballet, classique ou moderne, des plus grandes compagnies. Ceux-ci trouvent dans ses entraînements à la fois la force, la souplesse, le maintien et l'endurance qui sont nécessaires pour la pratique de leur art : Martha Graham (1894-1991), Georges Balanchine (1904-1983) seront les plus célèbres des contemporains et premiers passionnés ; le studio de Joseph Pilates ne désemplit pas mais sa technique reste réservée à une élite déjà très entraînée.

1. Pilates J. H., *Pilates's return to life with contrology*, Joseph H. Pilates &William J. Miller. 1945.

Hollywood et ses stars dans les années 50/60 s'intéressent à cette méthode qui continue de se développer grâce à l'épouse de Joseph, Clara, et à ses élèves qui deviennent eux-mêmes des instructeurs.

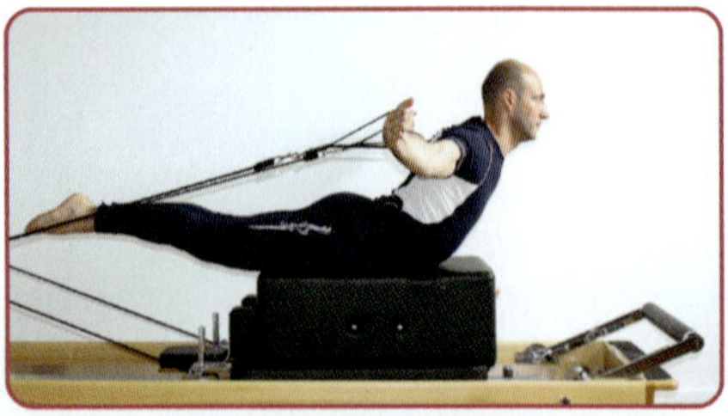

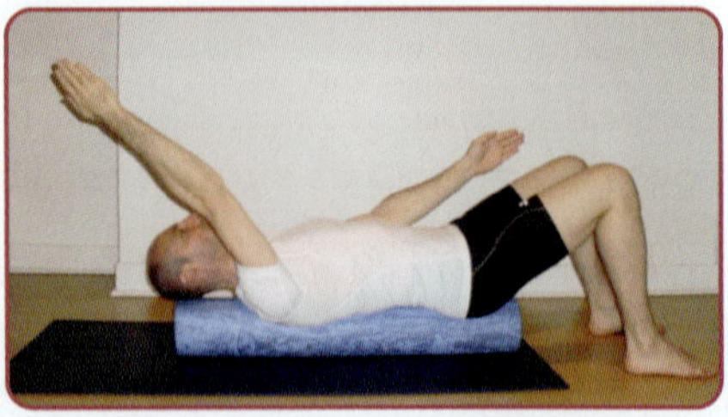

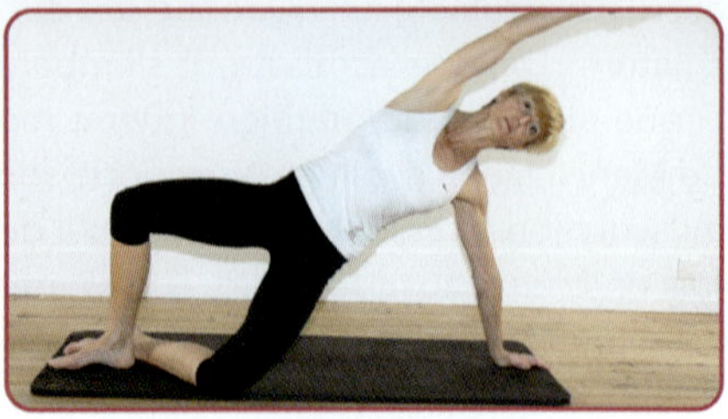

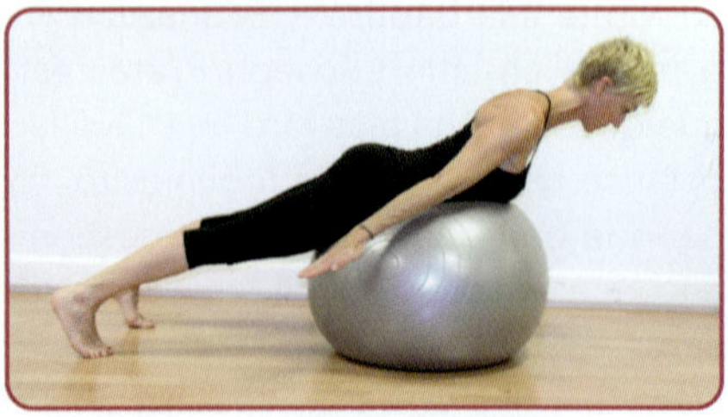

Lorsque Joseph meurt en 1967, sa méthode devient le « Pilates » ; la démocratisation est en marche[1]. Les danseurs ne sont plus les seuls à avoir accès à cette gymnastique qui en 1990 envahit le paysage du fitness américain. Ce n'est que vers la fin des années 90 que le Pilates arrive en France et qu'il commence à intéresser les salles de remise en forme, les éducateurs sportifs et les kinésithérapeutes.

Pourquoi la gym Pilates, tellement différente des autres gymnastiques, a-t-elle autant de pratiquants à travers le monde ? La réponse se trouve très certainement dans les principes de cette méthode et notamment le contrôle de la Position Neutre, leitmotiv durant les séances, ainsi que la fluidité, l'isolation et la précision des gestes et des exercices.

En Pilates, les exercices se réalisent de deux façons : sur des appareils de type Reformer ou Cadillac, reproduisant le matériel d'origine au tout début de la conception de cette méthode par Joseph Pilates ou plus simplement au tapis, conséquence de la démocratisation de cette technique dans les années 60. Le Matwork ou MatPilates (Mat = petit tapis en anglais), facile à mettre en œuvre en salle ou chez soi, peut être complété par de petits matériels. Des rouleaux en mousse dure (*foam roller*), des cercles flexibles résistants (*isotoner / magic circle*), des ballons de différentes tailles, ballon paille ou *swiss ball*, des balles lestées, des sangles élastiques font alors varier le type de résistance et le niveau de difficulté rendant ainsi les efforts plus ludiques, jamais répétitifs et faisant progresser rapidement les compétences développées.

1. Pilates J. H., Robbins J., Van Heuit Robbins L, *La méthode Pilates, des origines à nos jours*, Sissel. 2013.

Annexe 2

Précautions, limites et contre-indications du Rose Pilates

PAC[1], CIP, Port-à-Cath
La chambre implantable posée en général du côté opposé au sein opéré, pour les besoins de la chimiothérapie, ne constitue pas une contre-indication aux exercices ; toutefois dans les premiers jours qui suivent sa mise en place, il est préférable de ne pas effectuer de contractions contre-résistance des bras et de ne pas mettre en étirement les membres supérieurs. Si le PAC gêne les mouvements de votre bras parlez-en à votre oncologue.

Pendant la chimiothérapie ?
La chimiothérapie ne constitue pas en soi une contre-indication ; par contre, en période d'aplasie, vous serez plus fragile avec moins de défense face aux infections. Effectuer un cours dans un groupe multiplie le risque d'être exposé à des microbes et peut nécessiter d'attendre la remontée des globules et des plaquettes. Pendant cette période d'aplasie, toute fièvre ou la présence de frissons nécessitent d'aller rapidement consulter un médecin car il peut s'agir d'un épisode aigu de neutropénie fébrile qui débute.

Certificat médical ?
Le feu vert pour réaliser les exercices chez soi peut être donné par le médecin traitant ou le kinésithérapeute ; pour des cours sous contrôle d'un instructeur dans une salle de remise en forme il est toujours préférable de demander de fournir un certificat médical précisant que la personne ne présente pas de contre-indication à la pratique de la gymnastique Rose Pilates. Sur le site www.sereconstruireendouceur.com il est possible de télécharger un modèle de demande de certificat médical expliquant à votre médecin ce qu'est le Rose Pilates.

1. CIP : Chambre implantable percutanée, également appelée Port-à-Cath (PAC). Il s'agit d'un dispositif qui vous est implanté en cas de chimiothérapie par voie veineuse dans le but de protéger les veines superficielles.

Métastase ?
La présence d'une métastase osseuse, en particulier aux vertèbres ou au bassin, sera une contre-indication formelle à la pratique de tout exercice physique. Si un cimentage a lieu et sous contrôle de l'oncologue, des séances de gymnastique Rose Pilates peuvent être proposées en individuel sous contrôle d'un kinésithérapeute. Toute autre métastase (foie, cerveau, poumon) ne constitue pas une contre-indication formelle du moment que vous êtes régulièrement suivie par un médecin qui donnera son aval.

Lymphœdème du membre supérieur ?
Aucune contre-indication à la pratique du Rose Pilates en cas de lymphœdème ; tout au plus, il peut être intéressant de porter la contention habituelle pendant la séance de Rose Pilates car celle-ci favorise la résorption de l'œdème.
Il a été démontré scientifiquement qu'un exercice modéré et contrôlé ne présentait aucun risque quant à la survenue ou à l'aggravation d'un lymphœdème du membre supérieur.

TLS, cordes lymphatiques ?
Les TLS ou thromboses lymphatiques superficielles ou encore cordes lymphatiques seront prises en charge en kinésithérapie complétée par le Rose Pilates. La tension de ces cordes lors des exercices ne doit pas être trop violente ; progressive et en douceur, toujours soutenue par une respiration adéquate, l'étirement des cordes sera recherché dans les différents exercices tout en évitant les douleurs vives, jusqu'à ce qu'elles disparaissent.

Immunothérapie ?
La chimiothérapie ciblée à base de Trastuzumab ou Herceptin est indiquée pour les tumeurs qui surexpriment le gène HER2. Ce traitement qui dure en moyenne 1 an peut entraîner des troubles cardiaques, en particulier des troubles du rythme et des essouflements. Si vous êtes sous Herceptin vous êtes régulièrement suivie par un cardiologue à qui il sera nécessaire de demander un certificat médical autorisant la pratique de la gymnastique Rose Pilates en groupe ou donnant son feu vert pour des exercices à la maison.

Pendant la radiothérapie ?
Aucune contre-indication à la pratique du Rose Pilates pendant la radiothérapie ; au contraire la fatigue qui accompagne ce temps de traitement sera soulagée par l'exercice et la relaxation qui s'en suit. Les raideurs de l'épaule seront prises en charge en kinésithérapie complétée par le Rose Pilates.
Si les zones irradiées (sein ou paroi thoracique) sont douloureuses au contact du sol ou d'un ballon, il sera nécessaire de choisir des positions d'exercice sans contact ou de prévoir un coussin mou à interposer pour rendre le contact plus doux.

Délais de prise en charge ?
Les délais pour pratiquer le Rose Pilates sont de 2 mois après une chirurgie conservatrice du sein et après un ganglion sentinelle et de 3 mois après une chirurgie non conservatrice et un curage axillaire ; il peut être pratiqué avant l'intervention en cas de chimiothérapie néo-adjuvante, avant une reconstruction pour mieux la préparer et à partir de 3 mois après une reconstruction par prothèse, 4 mois après un lambeau de grand dorsal, 6 mois après une reconstruction par DIEP.

Annexe 3

Votre médecin traitant, votre oncologue, votre chirurgien ou votre kinésithérapeute connaissent-ils la gymnastique Pilates et le « Rose Pilates » ?

Voici une synthèse de ce qu'il faut savoir sur la gymnastique Rose Pilates. Cette méthode dérivée du Pilates permet aux femmes de se reconstruire après un cancer du sein[1] :

1. Le Rose Pilates est directement inspiré de la méthode développée à New York en 1926 par **Joseph Pilates (1883-1967)** pour les danseurs de ballet.

2. Le Rose Pilates permet aux femmes opérées d'un cancer du sein de suivre **un cours qui leur est réservé :** dynamique de groupe favorisant les échanges, ambiance détendue (la perruque peut rester au vestiaire) et ludique (exercices variés avec ajout de ballons, d'élastiques etc.), exercices fractionnés pour prendre en compte la fatigue, challenges physiques en progression pour reprendre confiance dans son corps.

3. Le Rose Pilates peut se pratiquer **seule à la maison** en suivant les conseils et principes expliqués dans *Belle et en forme après un cancer du seine, la méthode Rose Pilates,* Éditions Frison-Roche/Ellébore, 2016.

4. Les exercices sont tous réalisés au sol dans différentes positions mais toujours autour d'une position corrigée appelée « **Position Neutre** » ; ainsi les muscles profonds du tronc sont sollicités pour un gainage permettant le renforcement global du corps.

5. La respiration est contrôlée tout au long des exercices pour une meilleure mobilité de la cage thoracique et pour tonifier le muscle transverse de l'abdomen.

6. Pendant la séance qui dure environ **1 heure**, les exercices s'enchaînent pour combattre les déficits d'amplitude de l'épaule, l'appréhension à porter le poids du corps sur la main du côté opéré et sur le sein, la perte de contrôle de l'omoplate pendant les mouvements (à cause de l'attitude de protection du sein), la diminution de la force du ventre et du dos (après reconstruction), les déficits de la force du membre supérieur, les raideurs post-chimiothérapiques de toutes les articulations.

7. Les femmes présentant un **lymphœdème du membre** supérieur peuvent pratiquer le Rose Pilates en portant leur manchon.

8. La chimiothérapie, **la radiothérapie, l'hormonothérapie** permettent la poursuite de l'activité physique, y compris celle du Rose Pilates.

1. **www.sereconstruireendouceur.com**

9. Seules les **métastases osseuses** sont des contre-indications formelles à la pratique du Rose Pilates ; l'aplasie au cours de la chimiothérapie représente une contre-indication temporaire, surtout en groupe car elle augmente le risque de contamination virale et bactérienne. **L'immunothérapie** ne constitue pas une contre-indication à la pratique du Rose Pilates.

10. Les **délais** pour pratiquer le Rose Pilates sont de 2 mois après une **chirurgie conservatrice** du sein et après un **ganglion sentinelle** et de 3 mois après une **chirurgie non conservatrice** et après un **curage axillaire** ; il peut être pratiqué avant l'intervention en cas de chimiothérapie néo-adjuvante, avant une r**econstruction** pour mieux la préparer et à partir de 3 mois après une reconstruction par prothèse, 4 mois après un lambeau de grand dorsal, 6 mois après une reconstruction par DIEP.

11. Le Rose Pilates réalisé **une à deux fois par semaine** entre dans le programme de lutte contre la fatigue post-cancer, contre les douleurs articulaires et pour la prévention des récidives selon les recommandations de bonne pratique de l'**AFSOS**[1] (en complément d'une activité d'endurance).

Annexe 4

10 conseils de kinésithérapie contre les cordes ou thromboses lymphatiques superficielles (TLS)

Corde, thrombose, phlébite, bride ? Les thromboses lymphatiques superficielles (TLS) encore appelées cordes axillaires ou pseudo-maladie de Mondor sont la résultante du traumatisme chirurgical dans la région du creux axillaire et/ou du thorax ; le système lymphatique, fragile, s'enflamme et se sténose, rendant le vaisseau lymphatique touché, palpable ou visible, tendu comme une véritable corde de guitare à fleur de peau. Empruntant le plus souvent le trajet du pédicule radial antérieur, du creux de l'aisselle jusqu'au poignet, la douleur que vous ressentez est une brûlure avec la sensation que « le bras est trop court ». La mise en tension de cette corde est extrêmement douloureuse, ce qui limite peu à peu les mouvements. La prévalence de ces cordes est de 20 % dans le cas d'un ganglion sentinelle et de 72 % en cas de curage axillaire. Elles peuvent aussi survenir lors de la chimiothérapie, en particulier dans les cures utilisant les taxanes (Taxol, Taxotère), lors de certaines reconstructions et parfois sans facteur déclenchant identifié. Elles seront systématiquement recherchées puis traitées, et en urgence avant la radiothérapie qui nécessite une totale liberté de l'épaule. Plus insidieusement, les cordes peuvent se prolonger vers le tronc ; on les trouve alors sur le thorax voire sur la partie latérale de l'abdomen.

1. AFSOS : référentiels inter-régionaux en soins oncologiques de support. http://www.afsos.org Activité physique adaptée, rééducation et cancer du sein. 2013.

Tout ce que vous devez savoir sur les cordes en 10 points

1 **Les dépister**	**Vous avez peut-être une corde si...** ...Vous ressentez une douleur violente, comme une brûlure, votre bras semble trop court, votre épaule se limite peu à peu, la douleur descend jusqu'au poignet voire dans le côté de l'abdomen, l'appui sur ces cordes est douloureux. Attention : parfois la douleur d'étirement qui limite l'amplitude ne permet pas de mettre suffisamment en tension la corde pour la faire saillir ; elle peut donc passer inaperçue. Quoi qu'il en soit parlez à votre médecin ou à votre kinésithérapeute de cette douleur ; il mettra en évidence des éventuelles cordes en tendant la peau de la zone douloureuse.
2 **Les étirer**	Mettez en extension toutes les articulations que croisent les cordes : épaule, coude, poignet, doigts. Faites-le progressivement en sollicitant 1 puis 2 puis 3 articulations sans jamais déclencher la douleur. Faites des petits mouvements d'aller et retour dans le secteur choisi, par exemple flexion et extension du coude en restant dans des secteurs indolores. Même si les cordes ne sont pas visibles sur toute la longueur du membre supérieur elles sont néanmoins présentes, c'est pour cette raison que votre mouvement doit inclure les doigts. Et pour augmenter la mise en tension, vous pouvez souffler. Relâchez un peu la tension en inspirant puis recommencez.
3 **Les masser**	Les masser, cela signifie faire une mobilisation douce transversale, ou un pianotement sur les cordes pour leur donner un peu plus de longueur ; le kinésithérapeute va ainsi aider à défibroser les cordes. Si la fibrose est trop importante votre kinésithérapeute aura parfois recours au massage mécanique du Cellu M6.
4 **Masser les cicatrices**	Toute cicatrice peut être à l'origine d'une corde par les adhérences et le barrage du système lymphatique qu'elle occasionne. Votre kinésithérapeute lèvera les adhérences d'une cicatrice pour aider à faire diminuer les cordes. Si vous vous en sentez capable, vous pouvez vous aussi masser vos cicatrices, votre kinésithérapeute vous montrera comment procéder.
5 **Vous étirer tous les jours**	Votre épaule, votre coude, votre poignet, vos doigts risquent de s'enraidir à cause de la douleur provoquée par les cordes ; en complément des séances de kinésithérapie vous devez chaque jour étirer vos cordes en élevant le bras, coude tendu, poignet et doigts ouverts et tendus et en soufflant. Attention aux positions prolongées raccourcissant la corde, coude fléchi contre le thorax, poignet fléchi, doigts fermés comme par exemple face à un ordinateur, la main tenant la souris ; ces positions renforcent les cordes.

6 **Vous étirer globale-ment**	Si les cordes débordent sur le thorax et le tronc, il est capital d'effectuer des étirements plus globaux mettant en jeu l'ensemble du corps. Pour cela, en position allongée, placez le pied du côté atteint à l'extérieur du genou opposé et laissez tomber le genou vers l'extérieur en laissant tourner le bassin. La corde est tendue entre le bassin et le membre supérieur en extension.
7 **Respirer !**	Respirez, soufflez au maximum en rentrant le ventre permet d'abaisser la cage thoracique et donc de tirer un peu plus sur les cordes ; laissez-vous aller en inspirant, la respiration profonde active les zones lymphatiques profondes de l'abdomen ce qui agit sur le système lymphatique global. Chaque jour offrez-vous un temps de respiration ample avec les bras tendus en arrière du corps et à la verticale.
8 **Non à la violence**	Certains médecins ou kinésithérapeutes vous proposeront de faire craquer les cordes de manière violente. D'autres pensent que cette façon de faire va générer peu à peu de la fibrose en renforçant les cordes. En fait la douceur est préférable pour étirer et voir disparaître peu à peu les thromboses lymphatiques superficielles. Si lors d'une mobilisation une corde cède spontanément avec un bruit caractéristique, pas d'affolement ; mais pour éviter qu'elle ne revienne continuez les étirements en douceur plusieurs fois par jour pendant quelques jours en respirant bien profondément.
9 **Drainer et contenir les œdèmes**	Si en plus des cordes, le bras est lourd, plus ou moins gonflé, il est nécessaire de drainer grâce au drainage lymphatique manuel et éventuellement de proposer une contention avec un manchon de classe II ou des bandages multi-couches que vous apprendrez à poser vous-même.
10 **Un peu d'aide en plus…**	Du froid sur le membre supérieur grâce à des cold-packs achetés en pharmacie et refroidi dans votre congélateur, des pansements anti-inflammatoires sur la zone des cordes, un k-taping spécialement posé pour aider le système lymphatique, tout cela peut vous aider à diminuer l'inflammation et la stase qui peuvent exister sur certaines cordes. Vous serez plus rapidement soulagée et vos exercices d'étirement seront plus faciles.

Annexe 5

10 conseils de kinésithérapie pour prévenir le lymphœdème du membre supérieur (LMS)

1 **Évitez toute compression**	Tout ce qui peut entraver, même temporairement, le drainage lymphatique naturel du membre supérieur est à bannir: vêtement trop serré, garrot pour prise de sang, bague, bracelet ou bracelet-montre trop ajusté, tensiomètre gonflé pour prise de tension artérielle.
2 **Attention aux agressions**	Une agression pouvant entraîner une infection : piqûre (même pour une injection de médicament ou une prise de sang), blessure, égratignure, protégez-vous des moustiques et autres insectes qui peuvent piquer, des oursins, etc. Ayant toujours avec vous de quoi désinfecter même une plaie minime.
3 **Surveillez votre poids**	Plus vous prenez du poids plus vos tissus, épaissis par la graisse, ont des difficultés à drainer la lymphe. A la ménopause, la prise de poids se fait plus volontiers dans la partie haute du corps, estomac, membre supérieurs, dos, double menton. Donc en parallèle de votre poids sur la balance, il est important de surveiller votre tour de taille. Cette prise de poids et ce changement de morphologie peuvent être combattus en mangeant mieux et en brûlant des calories par une activité physique comme la marche réalisée quotidiennement (au moins 30 minutes et sans jamais vous essouffler).
4 **Positionnez votre épaule correctement**	Quand vous êtes debout, en marchant, assise en voiture ou face à un ordinateur évitez d'enrouler vos épaules, penser de temps en temps à serrer les omoplates et à vous redresser. En positionnant correctement votre épaule vous éviterez de fermer des zones clés pour le drainage naturel du membre supérieur et vous combattrez l'attitude de protection du sein (APS).
5 **Entretenez la souplesse de votre épaule et de vos cicatrices**	Effectuez chaque jour le mouvement suivant : croisez vos doigts, paumes des mains vers vous, tournez vos mains, le dos de vos mains sont maintenant vers vous ; tendez vos coudes puis élevez ainsi vos bras jusqu'à la verticale (le plus haut possible sans douleur si vous ne parvenez pas à la verticale) en soufflant profondément. Inspirez en redescendant les bras. Répétez ce mouvement 10 fois tous les matins. Pour plus d'efficacité vous pouvez aussi incliner votre dos pour étirer le côté opéré.

6 **Faites du sport**	Continuez à pratiquer le sport que vous aimiez pratiquer avant la chirurgie ; si ce sport met en jeu le membre supérieur, portez votre manchon (classe II). Si vous avez interrompu votre pratique à cause des traitements, reprenez progressivement, comme un sportif blessé se ré-entraîne peu à peu (voir chapitre 5).
7 **Évitez la sur-activité de votre membre supérieur**	C'est-à-dire toute activité qui fatiguerait même un membre supérieur n'ayant pas subi une chirurgie. Vous êtes seule juge mais voici quelques exemples de suractivité : porter des cartons de déménagement, peindre un plafond, repasser longtemps, bouger des meubles, promener en laisse un chien qui tire très fort, soulever une personne très lourde ou handicapée (demandez à votre kinésithérapeute de vous enseigner les techniques simples de manutention des malades).
8 **Combattez la rétention d'eau**	Si vous avez tendance à voir vos membres inférieurs gonfler à cause de la chaleur, de la sédentarité ou d'une alimentation trop salée ou trop riche en aliments « éponge » (sucre, lactose, etc.), vous devez savoir que votre membre supérieur suivra les mêmes variations. Tous les conseils que vous pouvez suivre au regard de cette tendance à la rétention d'eau auront le même impact bénéfique sur votre membre supérieur.
9 **Portez des gants et des manches longues** **Ne vous rongez pas les ongles**	Si vous jardinez même prudemment, si vous bricolez ou si vous faites du ménage avec des produits toxiques, afin de ne pas risquer des petites lésions cutanées qui risqueraient de ne pas cicatriser et de devenir une voie d'accès à des microbes. Ne grignotez pas les petites peaux autour des ongles, soignez vos ongles et hydratez bien vos mains, surtout en hiver.
10 **Si vous prenez l'avion**	Lorsque vous prenez l'avion portez le manchon qui vous a été prescrit (Classe II) car la différence de pression atmosphérique dans la cabine risque de faire gonfler votre bras comme elle fait gonfler les jambes de tous les voyageurs.

BIBLIOGRAPHIE

La gymnastique Pilates a fait l'objet de nombreuses études :

Mazzarino M., Kerr D., Wajswelner H., Morris M.-E., 2015, « Pilates Method for Women's Health: Systematic Review of Randomized Controlled Trials », *Arch Phys Med Rehabil*, Dec, 96(12):2231-42.

Patti A., Bianco A., Paoli A., Messina G., Montalto M.-A., Bellafiore M., Battaglia G., Lovane A., Palma A., 2015, « Effects of Pilates exercise programs in people with chronic low back pain: a systematic review », *Medicine (Baltimore)*, Jan; 94(4).

Kao YH, Liou TH, Huang YC, Tsai YW, Wang KM, 2015, « Effects of a 12-week Pilates course on lower limb muscle strength and trunk flexibility in women living in the community », *Health Care Women Int*, 36(3):303-19.

Shea S., Moriello G., 2014, « Feasibility and outcomes of a classical Pilates program on lower extremity strength, posture, balance, gait, and quality of life in someone with impairments due to a stroke », *Journal of bodywork and movement therapies*, 18(3), 332-360.

Stivala A., Hartley G., 2014, « The effects of a Pilates-based exercise rehabilitation program on functional outcome and fall risk reduction in an aging adult status-post traumatic hip fracture due to a fall », *Journal of Geriatric Physical Therapy*, 37(3), 136-145.

Franco C.-B., Ribeiro A.-F., Morcillo A.-M., Zambon M.-P., Almeida M.-B., Rozov T., 2014, « Effects of Pilates mat exercises on muscle strength and on pulmonary function in patients with cystic fibrosis », *Journal Brasileiro de Pneumologia*, 40(5), 521-527.

Mendonca T.-M., Terreri M.-T., Silva C.-H., Neto M.-B., Pinto R.-M., Natour J., Len C.-A., 2013, « Effects of Pilates exercises on health-related quality of life in individuals with juvenile idiopathic arthritis », *Archives of Physical Medicine and Rehabilitation*, 94(11), 2093-2102.

Mallin G., Murphy S., 2013, « The effectiveness of a 6-week Pilates program on outcome measures in a population of chronic neck pain patients: a pilot study », *J Bodyw Mov Ther*, Jul; 17(3):376-84.

Küçükçakır N., Altan L., Korkmaz N., 2013, « Effects of Pilates exercises on pain, functional status and quality of life in women with postmenopausal osteoporosis », *J Bodyw Mov Ther*, Apr; 17(2):204-11.

Miyamoto G.-C., Costa L.-O., Galvanin T., Cabral C.-M., 2013, « Efficacy of the addition of modified Pilates exercises to a minimal intervention in patients with chronic low back pain: a randomized controlled trial », *Phys Ther*, Mar; 93(3):310-20.

Altan L., Korkmaz N., Dizdar M., Yurtkuran M., 2012, « Effect of Pilates training on people with ankylosing spondylitis », *Rheumatology International*, 32(7), 2093-2099.

Newell D., Shead V., Sloane L., 2012, « Changes in gait and balance parameters in elderly subjects attending an 8-week supervised Pilates programme », *J Bodyw Mov Ther*, Oct; 16(4):549-54.

Stan D.-L., Rausch S.-M., Sundt K., Cheville A.-L., Youdas J.-W., Krause D.-A., Boughey J.-C., Walsh M.-F., Cha S.-S., Pruthi S., 2012, « Pilates for breast cancer survivors », *Clinical Journal of Oncology Nursing*, 16(2), 131–141.

Cruz-Ferreira A., Fernandes J., Laranjo L., Bernardo L.-M., Silva A., 2011, « A systematic review of the effects of Pilates method of exercise in healthy people », *Arch Phys Med Rehabil*, Dec; 92(12):2071-81.

Eyigor S., Karapolat H., Yesil H., Uslu R., Durmaz B., 2010, « Effects of Pilates exercises on functional capacity, flexibility, fatigue, depression and quality of life in female breast cancer patients: a randomized controlled study », *Eur J Phys Rehabil Med*, Dec; 46(4):481-7.

Siqueira Rodrigues B.G.D., Ali Cader S., Bento Torres N.V.O., Oliveira E.M.D., Martin Dantas E.H., 2010, « Pilates method in personal autonomy, static balance and quality of life of elderly females », *Journal of Bodywork and Movement Therapies*, 14(2), 195–202.

Levine B., Kaplanek B., Jaffe W.-L., 2009, « Pilates training for use in rehabilitation after total hip and knee arthroplasty a preliminary report », *Clinical Orthopaedics and Related Research*, 67 (6), 1468–1475.

Keays K.-S., Harris S.-R., Lucyshyn J.-M., MacIntyre D.-L., 2008, « Effects of Pilates exercises on shoulder range of motion, pain, mood, and upper-extremity function in women living with breast cancer: a pilot study », *Phys Ther*, Apr; 88(4):494-510.

Herrington L., Davies R., 2005, « The influence of Pilates training on the ability to contract the transverse abdominis muscle in asymptomatic individuals », *Journal of Bodywork and Movement Therapies*, 9, 52–57.

Segal N.-A., Hein J., Basford J.-R., 2004, « The effects of Pilates training on flexibility and body composition: an observational study », *Archives of physical medicine and rehabilitation*, 85(12), 1977-1981.

Bryan M., Hawson S., 2003, « The benefits of Pilates exercise in orthopaedic rehabilitation », *Techniques in Orthopaedic*, 18, 126- 129.

INDEX DES EXERCICES

Se référer aux pages indiquées

Toutes les photos du livre ont été réalisées avec de véritables Rose Pilateuses : Anne Lise, Anne, Céline, Claire, Yvonne, Élise (80 ans), Olivia et sa fille Jeanne (2 ans).

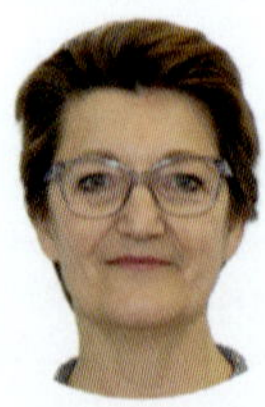

Jocelyne Rolland

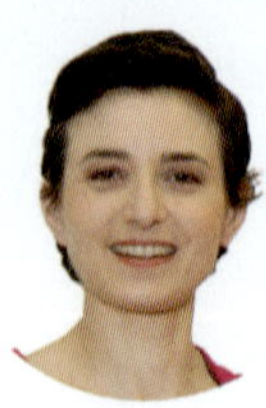

Olivia

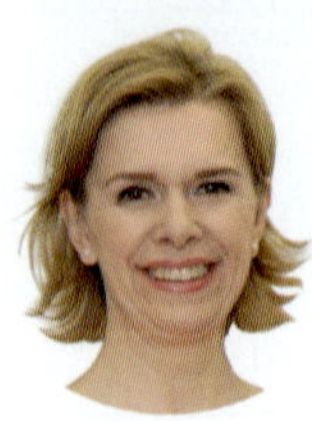

Céline

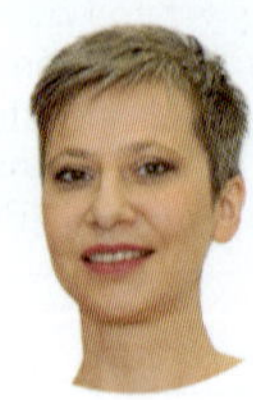

Anne Lise

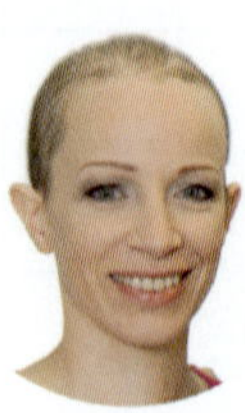

Claire

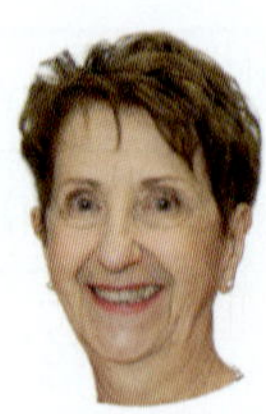

Élise

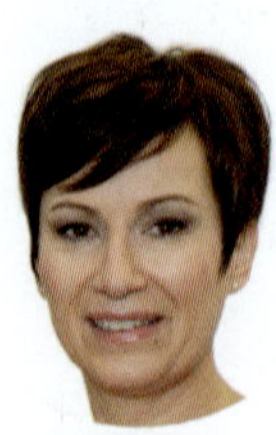

Anne

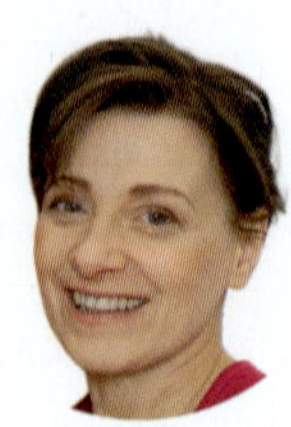

Yvonne

Merci…

à Anne pour sa générosité, toujours prête à témoigner,
à Anne Lise pour sa force tranquille,
à Elise et ses 80 ans de coquetterie,
à Claire pour sa gentillesse lumineuse,
à Yvonne pour sa sensibilité à fleur de peau,
à Céline pour son humour rose et noir,
à Olivia pour sa jeunesse tellement mature,
à Christelle pour son dynamisme communicatif,
à Virginie pour nos moments de complicité féminine,
à Louise pour son optimisme à toute épreuve,
à Joanne pour son énergie sans faille,
à Diane pour sa relecture patiente,
à Valérie pour ses conseils éclairés.
ET à toutes les Rose Pilateuses…

… mes héroïnes !

Et ma reconnaissance à Dominique Frison-Roche et à Edouard Frison-Roche pour leur soutien et leur bienveillance à toutes les étapes de la réalisation de ce livre.

Merci à Manon pour son aide précieuse.

Dépôt légal : mars 2021
Achevé d'imprimer par Typo'Libris en février 2021.